北京市中医药管理局西学中"双领军"项目成果

U0289005

肺结核病证中西医结合诊治精粹

王　涛　李志明　俞　珊◎主编

科学技术文献出版社
SCIENTIFIC AND TECHNICAL DOCUMENTATION PRESS
·北京·

图书在版编目（CIP）数据

肺结核病证中西医结合诊治精粹 / 王涛，李志明，俞珊主编. —北京：
科学技术文献出版社，2022.10（2025.2重印）
  ISBN 978-7-5189-9359-8

Ⅰ.①肺… Ⅱ.①王…②李…③俞… Ⅲ.①肺结核—中西医结合疗法
Ⅳ.① R521.05

中国版本图书馆 CIP 数据核字（2022）第 123377 号

肺结核病证中西医结合诊治精粹

策划编辑:薛士滨 责任编辑:刘英杰 张 睿 责任校对:张吲哚 责任出版:张志平

出 版 者	科学技术文献出版社	
地 址	北京市复兴路15号 邮编 100038	
编 务 部	（010）58882938，58882087（传真）	
发 行 部	（010）58882868，58882870（传真）	
邮 购 部	（010）58882873	
官 方 网 址	www.stdp.com.cn	
发 行 者	科学技术文献出版社发行 全国各地新华书店经销	
印 刷 者	北京虎彩文化传播有限公司	
版 次	2022 年 10 月第 1 版 2025 年 2 月第 2 次印刷	
开 本	710×1000 1/16	
字 数	319千	
印 张	19.75 彩插4面	
书 号	ISBN 978-7-5189-9359-8	
定 价	58.00元	

主编简介

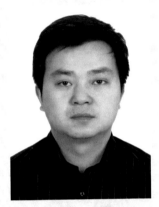

王　涛

　　王涛，1976年生，贵州省人。中国人民解放军总医院第八医学中心结核病科副主任兼四病区主任、副主任医师，硕士研究生导师，中国防痨协会委员、北京防痨协会委员、中国医促会全国耐药结核病协作组委员、中国医促会结直肠病学分会委员、北京肿瘤协会理事、中国防痨协会中西医结合专业分会副秘书长，同时是北京市医疗事故鉴定专家。

　　毕业于第三军医大学（现中国人民解放军陆军军医大学），曾留学于英国帝国理工学院。专业特长：耐多药结核病的治疗、肺外结核的诊断及治疗、中枢神经系统结核的诊疗、泌尿系结核的微创介入治疗、耐多药结核病的中西医结合诊治及研究。

　　作为主要研究者发表论文30余篇，参编专著4部（主编1部），承担和参与国家级重大专项任务课题1项、国家自然科学基金项目2项、省部级课题4项。

主编简介

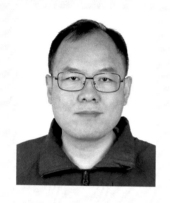

李志明

李志明，1980 年生，山西省人。医学硕士，中国人民解放军总医院第八医学中心结核病科四病区（中西医结合科）主治医师。中国中药协会呼吸病药物研究专业委员会青年委员、中国防痨协会中西医结合专业分会委员。

毕业于北京中医药大学，从事中西医结合防治结核病工作15年。主要研究领域为结核病的中西医结合治疗，肺痨、瘰疬、悬饮的中医辨证论治，以及结核药物引起胃肠道反应、过敏反应、肝功能异常、耐药的中医辨证论治。

作为主要参研人员参与"十一五""十二五""十三五"国家科技重大专项项目《肺结核证候规律及中西医结合治疗方案研究》，参与北京市"十病十药"课题"牛贝消核颗粒的临床研究"的研究。作为主要研究者发表论文10余篇，参编专著5部，主编（副主编）专著3部。

主编简介

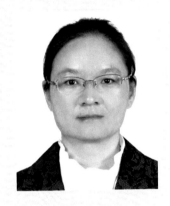

俞 珊

俞珊，1979年生，湖北省人。中西医结合临床医学博士，中国人民解放军总医院第八医学中心结核病医学部主治医师。中国中药协会呼吸病药物研究专业委员会青年委员、中国防痨协会中西医结合专业分会委员。

主要研究方向为中西医结合诊治结核病及相关并发症。擅长采用中药外敷辅助治疗淋巴结结核、胸壁结核，针药并用治疗结核性脑膜炎引起的功能障碍及肠梗阻，采用汤药治疗结核病，以及缓解抗结核药物引起的不良反应，如药物性肝损害、末梢神经炎等。

参与国家传染病专项及国家自然科学基金项目4项，在国内外期刊发表论文10余篇，参编专著5部，获新型实用专利2项。

编 委 会

序一

　　结核病历史悠久，早在公元前 8000 年人类就已经罹患这种疾病，约公元前 2400 年，埃及的木乃伊就有结核结节的存在。人类与结核病斗争已数千载，结核病的发现、诊断和治疗水平有了长足的进步。2014 年，WHO 制定了新的消除结核病的宏伟战略目标，即 2035 年发病率降低 90%，死亡率降低 95%，2050 年消除结核病。因结核分枝杆菌耐药、结核病与艾滋病共感染、人口迁徙及特殊类型结核病等，肺结核至今仍居我国法定传染病的第 2 位，我国乃至世界结核病防控之路依旧十分艰难。在单纯西医遭遇困难的情况下，中西医结合越来越受重视，两种不同体系的医学理念的交汇、思路的碰撞乃至技术的融合，为结核病防控打开了新的门窗，提供了可能的路径，产生了新的火花。

　　中医药是个伟大的宝库，在西医传入中国之前的漫长年代里，起着治疗疾病、维系中华民族健康的作用。中医药对结核的记载起始于商、周，早在华佗《中藏经》中之《传尸论》就提出了"痨病"传染之说。中医药对结核病的认识大致分为三个阶段：一是汉朝以前，认为肺结核属于虚劳病的范畴；二是从汉代至唐代，认识到肺结核具有传染性；三是宋代以后，对于肺结核的病因、病机的认识日趋系统、完善。随着西学东渐、中西汇通，20 世纪初以后中医相关书籍中逐渐出现结核的名词，但中医仍习惯称之为"痨病"，把肺结核称为"肺痨"。

　　中医药文库如浩瀚烟海，其中关于痨病的著述众多，但散落在各个古籍及文献当中，不仅不便于检索、查阅，更不利于系统研究乃至创新，目前国内外还没有人对中西医结合治疗肺结核的经验进行总结。针对以上空白和遗憾，王涛、李志明、俞珊等中西医结合新秀在国内率先破局，深思谋划，拟定编写大纲，然后历经千辛万苦，逐条逐字，查阅新中国成立后名中医医论医话，以及有关肺结核中医药和中西医结合诊治的相关文献，并对文献进行系统地归纳整理。按照肺结核中西医概论、中西医防治对策、中医药辨证论治、中药单味药、复方、针灸推拿、防护，以及名中医医案、医话的方式编排。这种探讨，有助于破除中医、西医之间的壁垒，更有利于广大读者对肺结核的中西医结合诊疗有更新、更系统、更深刻的认识。

回想 2007 年，我担任中国人民解放军总医院全军结核病研究所（现为结核病学部）所长，带领中医、西医成功申报国家中医药管理局结核病中西医结合重点建设专科，开设了国内第一家结核病中西医结合门诊和病房，申报了一系列课题。由于没有学科带头人，我这个纯西医勉为其难兼任，上述青年才俊们恰在此时加入团队，他们给学科注入了新鲜血液，增添了学术实力。大家不懈奋斗，终于在临床、科研和教学工作中取得了令人瞩目的成绩。

学科带头人角色的定位、中青年才俊成绩不断累积的鼓舞鞭策，促使我系统研习中医药 8 年有余，深入学习后感触良多，收益颇丰，更深刻地体会到编写一部结核病中西医结合汇编的重要性和紧迫感。看到当年的青年才俊已步入中年，学术思想日臻成熟，到如今著书立说，我内心充满自豪，犹如见到青苗渐成大树，无比欣慰，我自当前浪，可以放心地由他们接过重任，担当后浪，是故乐之为序！

中国人民解放军总医院第八医学中心　张广宇[1]

---

[1]　张广宇：主任医师、教授，博士研究生导师，原中国人民解放军总医院全军结核病研究所所长，北京市西学中双领军人才。

序二

肺结核，古称肺痨，又称痨瘵、尸注、鬼注等。2000 多年来的中医医籍记载了众多医家在与肺结核斗争中积累的丰富经验。早在春秋战国时期就有《灵枢·玉版》"咳脱形，身热，脉小以疾"，生动地描述了肺痨的一些主症及其衰弱性表现。汉代《中藏经·传尸》指出只要"人之血气衰弱，脏腑虚羸"即可"染而为疾"，认识到肺痨的传染性。唐代孙思邈《千金方·九虫》提出"治肺痨热生虫，在肺为病方"，已明确认定本病病位在肺。王焘《外台秘要》提出"肺虫"之说，已认识到肺痨由一种特殊的"肺虫"引起。元代朱丹溪《丹溪心法·痨瘵》"痨瘵主乎阴虚"，已较深入地认识到肺痨的病机。明代李梴《医学入门》指出了肺痨必具潮热、盗汗、咳嗽、咯血等六大主症，为临床诊断提出依据。李中梓《医宗必读》进一步指出"补虚以复其元，杀虫以绝其根"的治疗大法，明代汪绮石《理虚元鉴》总结治虚之经验，认为"治虚有三本，肺脾肾是也"。至此，肺痨的理法方药已趋完善。

20 世纪以后，随着有效抗结核药物的诞生、应用及全球医疗条件的进步，结核病已成为一种"防有措施，治有办法"的疾病。但是近几十年来新的问题不断出现，耐药菌株的出现、化疗药物的毒副作用、免疫力低下人群化疗效果差等，都给结核病的化学药物治疗带来了新的难题，结核病的病情控制不容乐观。WHO 于 2021 年 10 月发布《2021 年全球结核病报告》，估算全球结核病潜伏感染人群接近 20 亿，2020 年全球新发结核病患者 987 万，发病率为 127/10 万，全球结核病病死率为 15%。我国 2020 年结核病新发患者数为 84.2 万，结核病发病率为 59/10 万，在 30 个结核病高负担国家中结核病发病数排第 2 位。其中耐多药肺结核、广泛耐药肺结核的临床治愈率不高，已然成为我国严重的公共卫生问题之一。

　　"中西医并重，走中西医结合的道路"是我国医药学发展的基本国策，也是中西医结合防控结核病的基本方针。中医学、西医学具有不同的医学体系，但在治疗结核病的基本原则上具有高度统一性。中医治疗肺结核以抗痨杀虫和补虚培元为基本原则，《医学正传·劳极》即提出"一则杀其虫，以绝其根本，一则补其虚，以复其真元"的两大治则。西医化疗药物具有明确的杀菌或抑菌作用，可以直接针对结核病的病原菌进行治疗，这与中医药"杀虫"理念不谋而合。而中医在调整机体脏腑整体功能方面具有得天独厚的优势，因此中西医结合防控结核病是结核病防控的新方向和理想途径。

　　"中国医药学是一个伟大的宝库"，新中国成立以来，广大中西医工作者对肺结核的诊断和防治做了大量的基础理论研究和临床应用实践，提出了许多有价值的治疗方法，积累了大量验方验案。如安徽老中医徐恕甫提出"肺痨诊治六法"、李可老中医则运用"劳者温之"的理论治疗了许多重症结核病例，诸如此类，不胜枚举。其中尤以培土生金法、活血化瘀法、调和营卫法为中医治疗特色，而中医药治疗的切入点也多是西医治疗面临的难点。但这些宝贵的治疗经验、验方、医案散在各家医著中，零散且不成系统，亟待发掘整理。

　　中国人民解放军总医院第八医学中心结核病医学部是国家二级学科重点专科，也是国家中西医结合治疗结核病重点专科，他们在长期结核病临床研究中积累了丰富的经验，并取得了丰硕成果。该部的中西医结合科通过系统整理近现代肺结核病证文献，编著了《肺结核病证中西医结合诊治精粹》。该书深入挖掘了中西医家诊治肺结核的理论与经验，全面剖析了中西医学治疗结核病各自优势及不足之处，系统阐述了中西医结合防治结核病的策略，为提高肺结核的诊疗水平，提供可借鉴的宝贵经验。

　　"蓬山此去无多路，青鸟殷勤为探看。"该书深入挖掘近代肺结核文献，去粗取精，去伪存真，择其要者，汇编成书，为难治性肺结核提供了新的"门径"与"舟楫"，也为中西融合、守正创新提供了新的思路与方法。值此书付梓之际，谨志数语，爰以为序。

北京中医药大学　严季澜 [1]

---

[1]　严季澜：北京中医药大学教授，主任医师，博士研究生导师。主持编写《十部医经类编》《二续名医类案》《中国现代名医验方荟海》等中医文献巨著。

前　言

　　结核病是一种古老的疾病。在古埃及的木乃伊及我国湖南长沙马王堆汉墓出土的女尸身上都发现有结核病的病变痕迹。人类与结核病斗争的历史已长达数千年，20 世纪以后，随着有效抗结核药物的诞生、应用及全球医疗条件的进步，结核病已成为一种"防有措施，治有办法"的疾病。但是近几十年来出现的新问题，如耐药菌株的出现、化疗药物的毒副作用、免疫力低下人群化疗效果差等，都给结核病的化学药物治疗带来了新的难题，结核病的病情控制不容乐观。

　　中医学对于结核病（中医称之为"痨病"）的认识可以追溯到 2000 多年前，公元 14 世纪前叶元代葛可久著《十药神书》，为我国现存的第一部治疗肺结核的专著，标志着中医药防治结核病逐步形成理论体系框架。近现代结核病中医药防治出现停摆，加之 20 世纪 80 年代我国结核病实施严格的定点医院管理，中医系统彻底退出了痨病的防治体系，中医药防痨的理论认识及能力处于极度萎缩的状况。

　　"中西医并重，走中西医结合的道路"是我国医药学发展的基本国策，也是中西医结合防控结核病的基本方针。中医学、西医学具有不同的医学体系，但在治疗结核病的基本原则上具有高度统一性。结核病的西医治疗包括化学药物治疗及免疫治疗，其中以化学药物治疗为主。中医治疗肺结核以抗痨杀虫和补虚培元为基本原则，《医学正传·劳极》即提出"一则杀其虫，以绝其根本，一则补其虚，以复其真元"的两大治则。西医化疗药物具有明确的杀菌或抑菌作用，可以直接针对结核病的病原菌进行治疗，这与中医药"杀虫"理念不谋而合。因此，中西医结合防控结核病是结核病防控的新方向和理想途径。

　　新中国成立以来，广大中西医工作者对肺结核的诊断和防治做了大量的基础理论研究和临床应用实践，提出了许多有价值的治疗方法，积累了大量验方验案，但这些文献散在各家医疗论著中，零散且不成系统，亟待发掘整理。为此，我们组织编纂了《肺结核病证中西医结合诊治精粹》。旨在系统地整理近代肺结核病证文献，挖掘中西医家诊治肺结核的理论与经验，剖析中医学、西医学治疗结核病各自优势及不足之处，系统地阐述中西医结合防治结核病的策略，为中西医结合治疗肺结核提供新的辨治思路与方法，为提高肺结核的诊疗水平，提供可借鉴的宝贵经验。

全书分 3 篇：上篇为本书的第一、第二章，简要介绍现代医学及中医学对肺结核的认识，系统论述肺结核的中西医结合防治策略；中篇为本书的第三章至第八章，分别从辨证论治、单味药、复方、针灸推拿、饮食调护、现代研究等方面详细介绍中医治疗肺结核的各种方法；下篇为本书的第九、第十章，介绍了近代医家治疗肺结核验案及经验集萃，其中既介绍了一般治法和著名老中医的经验，也介绍了不同医家对本病的独到认识，从而从不同角度深化和丰富了肺结核的诊治。肺结核的中医治疗多在西医抗结核药物治疗基础上进行，书中侧重论述中医治法，兼顾中西医结合研究，力求全面反映新中国成立以来中西医结合治疗肺结核的临床水平。

本书参编人员多为长期工作于结核病临床一线的医生，所学专业涉及中医学、中西医结合、西医学、文献学等各个学科，我们力求编写贴近临床。本书为北京市"双领军"西学中高级研修项目"中医结核病治疗策略研究"资助项目，同时也得到"十三五"国家科技重大专项课题（2018ZX10725-509）资助。此外，本书顺利出版得到中国人民解放军第八医学中心吴雪琼、梁建琴主任大力支持指导，以及中国人民解放军总医院第八医学中心张广宇教授、北京中医药大学严季澜教授为本书作序，在此一并表示衷心感谢。尽管我们在整理编写方面做出了很大努力，进行了有益的尝试，但由于水平有限，书中不足之处敬祈广大读者指正。

编　者

目 录

下篇　名医验案选析与经验集萃

上　篇
概　　论

第一章　肺结核中西医学概论

肺结核是发生在肺组织、气管、支气管和胸膜的结核病变。结核分枝杆菌，简称结核杆菌，是人类结核病的病原菌。肺结核占各器官结核病总数的80%～90%，其中痰中排菌阳性者称为传染性肺结核。典型病变为结核结节形成，沿支气管播散、浸润，干酪样变和结核干酪空洞。临床多呈慢性过程，表现为长期低热、咳嗽、咳痰、咯血等。其病理特征为结核结节伴干酪样坏死，单核或巨噬细胞浸润。传染源是排菌的患者和动物（主要是牛）。以空气传播为主要传播途径，普遍易感。婴幼儿、青春期及老年人发病率较高。根据肺结核临床表现及传染特点，与中医学的肺痨基本相同。

20世纪80年代中期以来，由于人口流动增加，耐药及耐多药、泛耐药结核增多，以及结核杆菌与艾滋病合并感染人数上升等原因，肺结核出现全球性恶化趋势，大多数结核病疫情很低的发达国家结核病卷土重来，众多发展中国家的结核病疫情也出现明显回升。据世界卫生组织（WHO）2000年公布的资料，全世界有20亿人感染过结核杆菌，年新发病例800万，死亡患者30万。在我国，结核病仍是危害我国人民健康和生命的主要传染病，疫情十分严重，在全球22个结核病高负担国家中仅次于印度，位于第二。年结核杆菌感染率为0.72%，全国近半人口，约5.5亿，曾感染过结核杆菌。2000年活动性肺结核患病率、痰涂片阳性（简称涂阳）肺结核患病率和结核杆菌阳性（简称菌阳，含涂片阳性和培养阳性）肺结核患病率分别为367/10万、122/10万和160/10万，估算病例数分别约为500万、150万和200万。2005年、2006年全国报告的肺结核患者数均超过10万，患者数和死亡人数均居法定疫情报告传染病的首位；同时我国结核病原发耐药率高达18.6%，是全球高发区。

第一节　现代医学对肺结核的认识

一、病原学

结核病的病原菌为结核分枝杆菌（简称结核杆菌），属放线菌目、分枝杆菌科、分枝杆菌属，包括人型、牛型、非洲型和鼠型等类型。人肺结核的致病菌90%以上为人型结核杆菌（标准株$H_{37}R_v$），少数为牛型和非洲型结核杆菌。结核杆菌的生物学特性如下。

1.多形性

结核杆菌是细长稍弯曲、两端圆形的杆菌，大小为（0.3~0.6）μm×（1~4）μm，单个排列，或偶成串状，有分枝生长倾向或集簇样生长，在液体培养基中生长呈蜿蜒样，同轴方向平行索状生长是结核杆菌的形态特征，在临床痰标本可呈"T""V""Y"字形及丝状、球状、棒状等多种形态。

2.抗酸性

结核杆菌抗酸染色呈红色，可抵抗盐酸酒精的脱色作用，故称抗酸杆菌。抗酸杆菌除结核杆菌外，还包括一些非结核杆菌。一般细菌无抗酸性，因此，抗酸染色是鉴别结核杆菌和其他细菌的方法之一。在我国，临床上一旦在标本涂片中发现抗酸杆菌，绝大多数代表结核杆菌，但仍需分离培养和进一步菌种鉴定。

3.生长缓慢

结核杆菌的增代时间为14~20小时，在液体培养基中的增代时间比固体培养基短。结核杆菌对营养有特殊的要求；结核杆菌为需氧菌，但含5%~10% CO_2的环境能刺激其生长；适宜生长温度为37℃左右。培养时间一般为2~8周。

4.抵抗力强

结核杆菌对外界抵抗力较强，耐干燥，在干痰中可存活6~8个月；对热、紫外线、乙醇比较敏感；煮沸1分钟，于5%~12%甲酚皂中（来苏）2~12小时、75%乙醇2分钟均可将其灭活。

5.菌体结构复杂

结核杆菌菌体成分复杂，主要是类脂质、蛋白质和多糖类。类脂质占总量的 50%～60%，其作用与结核病的组织坏死、干酪液化、空洞发生及结核变态反应有关。如索状因子（6，6–双分枝菌酸海藻糖）能抑制白细胞游走，引起慢性肉芽肿；磷脂能促进单核细胞增生，使吞噬细胞转为类上皮细胞，形成结核结节；蜡质 D 可激发机体产生迟发型超敏反应；菌体蛋白质以结合形式存在，是结核菌素的主要成分，诱发皮肤变态反应；多糖与血清反应等免疫应答有关。

二、流行病学

1.传染源

开放性肺结核患者（痰里检测出结核杆菌阳性的患者）是结核病的主要传染源。传染性的大小取决于痰内菌量的多少及细菌的毒力。直接涂片法查出结核杆菌者属于大量排菌，直接涂片法检查阴性而仅培养出结核杆菌者属于微量排菌。部分患者常规涂片阴性，而特殊涂片阳性，如 L 型菌，也是潜在的传染源。

2.传播途径

传播途径主要为患者与健康人之间的空气传播。咳嗽产生的带菌飞沫被吸入肺部是肺结核最重要的感染途径。传染源排菌量愈多，与其接触时间愈长，感染概率愈大。而飞沫直径亦是重要影响因素，大颗粒多在气道沉积，随体液、纤毛运动排出体外，直径 1～5 μm 的颗粒最易在肺泡沉积，情绪激昂地讲话、用力咳嗽，特别是打喷嚏所产生的飞沫直径小、影响大。患者随地吐痰，痰液干燥后结核菌随尘埃飞扬，亦可造成吸入人感染。其他途径经消化道感染、经胎盘传染给胎儿、经皮肤伤口感染和上呼吸道直接接种均极罕见。

3.易感人群

遗传因素可影响机体对结核杆菌的自然抵抗力。社会经济发展水平低下的人群因居住拥挤、营养不良等原因发病率较高。婴幼儿细胞免疫系统不完善，老年人、妊娠妇女、HIV 感染者，硅沉着病、恶性肿瘤、糖尿病患者，以及免疫抑制剂长期使用者（如器官移植）等免疫力低下人群，都是结核病的易感人群。

三、病机病理

1. 发病机制

当首次吸入含结核杆菌的微滴后，是否感染取决于结核杆菌毒力和肺泡内巨噬细胞固有的吞噬杀菌能力。结核杆菌的类脂质等成分能抵抗溶酶体酶类的破坏作用，如果结核杆菌能够存活下来，并在肺泡巨噬细胞内外生长繁殖，这部分肺组织即出现炎性病变，称为原发病灶。原发病灶中的结核杆菌沿着肺内引流淋巴管到达肺门淋巴结，引起淋巴结肿大的气管支气管淋巴结结核称为原发综合征或原发性结核。病灶继续扩大，可直接或经血流播散到邻近组织器官，发生结核病。

当结核杆菌首次侵入人体开始繁殖时，人体通过细胞介导的免疫系统对结核杆菌产生特异性免疫，使原发病灶、肺门淋巴结和播散到全身各器官的结核杆菌停止繁殖，原发病灶炎症迅速吸收或留下少量钙化灶，肿大的肺门淋巴结逐渐缩小、纤维化或钙化，播散到全身各器官的结核杆菌大部分被消灭，这就是原发感染最常见的良性过程。但仍然有少量结核杆菌没有被消灭，长期处于休眠期，成为潜在病灶，这些潜在病灶中的结核杆菌在机体免疫功能下降时，可重新生长繁殖发生结核病。

（1）细胞介导免疫反应（cell mediated immunity，CMI）：CMI 是机体获得性抗结核免疫力最主要的免疫反应。当致敏的 CD4+T 细胞再次受到抗原刺激而激活，产生、释放氧化酶和多种细胞因子，如 IL-2、IL-6、TNF-γ 等，与 TNF-α 共同作用加强对病灶中结核杆菌的杀灭作用。当 CD8$^+$T 细胞溶解已吞噬结核杆菌和受抗原作用的吞噬细胞时，可导致宿主细胞和组织破坏，并同时伴有结核杆菌的释放与扩散。

（2）迟发型超敏反应（delayed type hypersensitivity，DTH）：DTH 是机体再次感染结核杆菌后对细菌及其产物（结核蛋白及脂质 D）产生的一种超常免疫反应。结核杆菌注入未受感染的豚鼠，10～74 天注射局部形成结节、溃疡、淋巴结肿大，周身血行播散而死亡；豚鼠感染少量结核杆菌后 3～6 周，再注射等量的结核杆菌，2～3 天注射局部迅速形成溃疡，随后较快愈合，无淋巴结肿大与全身播散，豚鼠存活，此即为 Koch 现象。前者为初次感染；后者为再次感染，局部剧烈反应说明超敏反应参与，但因获得免疫力，病灶趋于局限。Koch 现象可被解释为原发性肺结核和继发性结核的不同发病机制。人体感染结核杆菌后仅 5% 的人发病为原发性肺结核；5% 的人在免疫力低时发病为继发性肺结核，90%的人终身不发病。初次感染的结核杆菌潜伏于淋巴结处，或因菌血症随血流到全身脏器潜伏，成为肺外结核发病的来源。

2. 病理改变

基本病变有渗出、增生和变质（干酪样坏死）三种基本病变。

（1）渗出性病变：渗出为主的病变主要出现在结核性炎症初期阶段或病变恶化复发时，病变的主要改变是充血、浆液、纤维蛋白及炎细胞渗出。结核性渗出在开始时的炎细胞是中性粒细胞，之后被巨噬细胞、淋巴细胞替代。肉眼观察渗出病灶呈灰白或灰黄色半透明混浊状的改变，边缘模糊，分界不清。镜下观察病灶中渗出物为含有蛋白的浆液、纤维素、巨噬细胞和淋巴细胞等，病灶内可查见结核杆菌。渗出性病变是不稳定病变，机体抵抗力增强时，渗出物可全部被吸收；恶化时易于发展成干酪样坏死。

（2）变质性改变：干酪样坏死为主的病变多发生在结核杆菌毒力强、感染菌量多、机体超敏反应增强、抵抗力低下的情况。干酪样坏死是结核病具有的特征性病变，表现为组织呈干酪样坏死，坏死呈凝固性是本病特点之一。肉眼观察病变部位的坏死组织呈灰黄色或浅黄色，干燥、质硬略似干酪。镜下观察细胞坏死、崩解，失去原来的组织结构和轮廓，呈一片红染无结构的颗粒状物质，病灶周围往往有渗出样改变。干酪样坏死物中含结核杆菌，菌量不等，当坏死组织液化时，干酪样的结核杆菌可大量繁殖。

（3）增生性病变：增生为主的病变发生在机体抵抗力较强、病变恢复阶段。此时结核杆菌数量少而致敏淋巴细胞增多，表现为典型的结核结节形成。结节中央为朗格汉斯细胞，周围是类上皮细胞及淋巴细胞、浆细胞。结核性肉芽肿是增生性病变的另一种表现，多见于空洞壁、窦道及干酪样坏死灶周围。当病变恶化变质时则表现为干酪样坏死。镜下组织细胞混浊肿胀、胞质脂肪变性、胞核碎裂溶解；肉眼观坏死组织呈黄色干酪样。

结核病的病理过程是破坏和修复常同时进行，上述三种病变在人体可以先后发生，同时存在，往往以其中某一种病变为主，在一定条件下可互相转化。当人体免疫力较强或结核杆菌致病力减弱时，变质、渗出性病变可转为增生性病变，形成结核结节；反之若人体免疫力减弱，变态反应或结核杆菌致病力增强时，渗出和增生性病变也可转变为变质性病变，发展成干酪样坏死。

3. 病理演变

抗结核化学药物治疗问世前结核病的病理转归特点为吸收愈合十分缓慢、多反复恶化和播散。采用化学药物治疗后早期渗出性病变可完全吸收消失或仅留下少许纤维索条，局限的干酪样病灶可脱水形成钙化灶。纤维化和钙化是机体免疫力增强，病变静止、愈合的表现。空洞壁可变薄，空洞可逐渐缩小、闭合，遗留瘢痕。空洞久治不愈或严重免疫抑制可引起结核杆菌扩散，包括局部病灶蔓延邻近组织、支气管、淋巴管和血行播散到肺外器官。钙化灶或其他静止期结核杆菌可重新活跃。

【临床表现】

1. 临床类型

根据中华医学会结核病学分会 2017 年修改、制定的《中国结核病分类法》，结核病可分为以下五个类型。

（1）原发性肺结核（Ⅰ型）：为原发结核感染所致的临床病症。包括原发综合征及胸内淋巴结结核。多见于少年儿童，无症状或症状轻微，多有结核病接触史，结核菌素试验多为强阳性，X 线胸片表现为哑铃型阴影，即原发病灶、引流淋巴管炎和肿大的肺门淋巴结，形成典型的原发综合征。原发病灶一般吸收较快，可不留任何痕迹。若 X 线胸片只有肺门淋巴结肿大，则诊断为胸内淋巴结结核。肺门淋巴结结核可呈块状、边缘清晰和密度高的肿瘤型或边缘不清、伴有浸润的炎性型。

（2）血行播散性肺结核（Ⅱ型）：包括急性、亚急性及慢性血行播散性肺结核三种类型。结核杆菌短期大量入侵引起的急性血行播散性肺结核，临床上有严重的急性中毒症状，常伴结核性脑膜炎等肺外结核。少量结核杆菌入侵或机体免疫力较好时，表现为亚急性及慢性血行播散性结核，起病较缓，症状较轻，X 线胸片呈双上、中肺野为主的大小不等、密度不同和分布不均的粟粒状或结节状阴影，新鲜渗出与陈旧硬结和钙化病灶并存。慢性血行播散性肺结核多无明显中毒症状。

（3）继发性肺结核（Ⅲ型）：多发生于成人，病程长、易反复。肺内病变多为含有大量结核杆菌的早期渗出性病变，易进展，多发生干酪样坏死、液化、空洞形成和支气管播散；同时多出现病变周围纤维组织增生，使病变局限化和瘢痕形成。病变轻重多寡相差悬殊，活动性渗出病变、干酪样病变和愈合性病变共存。因此，继发性肺结核 X 线表现特点为多态性，好发在上叶尖后段和下叶背段。痰结核杆菌检查常为阳性。

（4）气管、支气管结核（Ⅳ型）：是指发生在气管、支气管黏膜和黏膜下层的结核病，成人气管、支气管结核最常见的感染途径为肺内病灶中结核杆菌直接植入支气管黏膜，其次肺内病灶也可通过支气管周围组织侵及支气管黏膜，结核杆菌也能经血行播散和淋巴引流首先侵袭支气管黏膜下层，然后累及黏膜层。儿童气管、支气管结核多因邻近纵隔淋巴结结核侵蚀支气管，引起结核性支气管炎。原发性支气管结核极少见。

（5）结核性胸膜炎（V型）：是结核杆菌及其代谢产物进入处于高度过敏状态的胸膜引起的炎症。常发生于原发感染后数月，为播散性结核病的一部分。在病情发展的不同阶段有干性胸膜炎、渗出性胸膜炎及结核性脓胸等表现，以结核性渗出性胸膜炎最常见。

2. 症状与体征

结核病的临床表现多种多样。临床表现与病灶的类型、性质和范围，以及机体反应性有关。

（1）症状

咳嗽、咳痰时间≥2周，或痰中带血或咯血为肺结核可疑症状。

肺结核多数起病缓慢，部分患者可无明显症状，仅在胸部影像学检查时发现。随着病变进展，可出现咳嗽、咳痰、痰中带血或咯血等，部分患者可有反复发作的上呼吸道感染症状。肺结核还可出现全身症状，如盗汗、疲乏、间断或持续午后低热、食欲不振、体重减轻等，女性患者可伴有月经失调或闭经。少数患者起病急骤，有中、高度发热，部分伴有不同程度的呼吸困难。

病变发生在胸膜者可有刺激性咳嗽、胸痛和呼吸困难等症状。

病变发生在气管、支气管者多有刺激性咳嗽，持续时间较长，支气管淋巴瘘形成并破入支气管内或支气管狭窄者，可出现喘鸣或呼吸困难。

少数患者可伴有结核性超敏感症候群，包括：结节性红斑、疱疹性结膜炎/角膜炎等。

儿童肺结核还可表现为发育迟缓，儿童原发性肺结核可因气管或支气管旁淋巴结肿大压迫气管或支气管，或发生支气管淋巴瘘，常出现喘息症状。

当合并有肺外结核病时，可出现累及相应脏器的症状。

（2）体征

早期肺部体征不明显，当病变累及范围较大时，局部叩诊呈浊音，听诊可闻及管状呼吸音，合并感染或合并支气管扩张时，可闻及湿性啰音。

病变累及气管、支气管，引起局部狭窄时，听诊可闻及固定、局限性的哮鸣音，当引起肺不张时，可表现为气管向患侧移位、患侧胸廓塌陷、肋间隙变窄、叩诊为浊音或实音、听诊呼吸音减弱或消失。

病变累及胸膜时，早期于患侧可闻及胸膜摩擦音，随着胸腔积液的增加，患侧胸廓饱满，肋间隙增宽，气管向健侧移位，叩诊呈浊音至实音，听诊呼吸音减弱至消失。当积液减少或消失后，可出现胸膜增厚、粘连，气管向患侧移位，患侧胸廓可塌陷，肋间隙变窄，呼吸运动受限，叩诊为浊音，听诊呼吸音减弱。

原发性肺结核可伴有浅表淋巴结肿大，血行播散性肺结核可伴肝脾增大、眼底脉络膜结节，儿童患者可伴皮肤粟粒疹。

3. 并发症

肺结核可并发气胸、脓气胸、支气管扩张、肺不张和肺源性心脏病等。

【实验室及辅助检查】

1. 一般检查

外周血白细胞计数一般正常，可有血红蛋白降低。在急性进展期白细胞可增多，重症感染时可发生类白血病样血常规。红细胞沉降率可增快，但无特异性。

2. 细菌学检查

（1）涂片镜检：痰、尿、胸水、粪便等各种分泌物、排泄物及淋巴结穿刺吸引物涂片可查到抗酸杆菌，但阳性率低。

（2）病原菌分离：分离培养法检出率高于涂片镜检法，同时可鉴别非结核杆菌。一般采用改良罗氏培养基，培养时间为 4～6 周。新近的 BACTEC 培养检测系统是采用放射技术快速培养，进行药敏实验和菌型鉴定的方法。该法较常规改良罗氏培养法提高初代分离率约 10%，检测时间也明显缩短。

（3）特异性核酸检测：核酸探针、聚合酶链式反应及 DNA 印迹杂交等可测结核杆菌 DNA。基因芯片技术也已用于结核杆菌鉴定、耐药性检测、基因组分析等。

3. 血清学诊断

随着对分枝杆菌分子生物学和免疫学研究的深入，酶联免疫吸附试验、间接荧光法、蛋白印迹法等方法已应用于临床，检测血清、痰液、胸水等体液中相关抗体。血清学检测是结核病的快速辅助诊断方法，但仍存在特异性欠佳等问题，有待进一步研究。

4. γ 干扰素释放试验

外周血 γ 干扰素释放试验（interferon-γ release assay，IGRA）是一种检测结核杆菌感染的免疫诊断技术。检测原理是人体感染结核杆菌后，产生记忆性 T 淋巴细胞，当特异性结核抗原再次入侵时，记忆细胞就会迅速增殖活化形成大量的效应 T 淋巴细胞，释放 γ 干扰素（IFN-γ）。IGRA 通过测定 IFN-γ 或能够释放 IFN-γ 的效应 T 细胞来判断体内是否存在结核杆菌感染。IGRA 对结核感染检测的敏感度为 81.7% ~ 97.1%，特异度为 75.2% ~ 95.6%。

5. 结核菌素皮肤试验

结核菌素皮肤试验目前国内均采用国产结核菌素纯蛋白衍生物，是判断机体是否感染过结核杆菌的主要手段。结核菌素试验对儿童、少年和青年的结核病诊断有参考意义。由于许多国家和地区广泛推行卡介苗接种，结核菌素试验阳性不能区分是结核杆菌的自然感染还是卡介苗接种的免疫反应。因此，在卡介苗普遍接种的地区，很大程度上限制了结核菌素试验对结核杆菌感染的检出。

结核菌素试验选择左侧前臂曲侧中上部 1/3 处，0.1 mL（5 IU）皮下注射，用 26 号 10 mm 长的一次性短斜面的针头和 1 mL 注射器，注射后应能产生凸起的皮丘，边界清楚，上面可见明显的小凹。试验后 48 ~ 72 小时观察和记录结果，手指轻摸硬结边缘，测量硬结的横径和纵径，得出平均直径=（横径+纵径）/2，而不是测量红晕直径，硬结为特异性变态反应，而红晕为非特异性反应。硬结直径 ≤ 4 mm 为阴性，5 ~ 9 mm 为弱阳性，10 ~ 19 mm 为阳性，≥ 20 mm 或虽 < 20 mm 但局部出现水疱和淋巴管炎为强阳性反应。结核菌素试验反应愈强，对结核病的诊断，特别是对婴幼儿的结核病诊断愈重要。凡是阴性反应结果的儿童，通常表明没有受过结核杆菌的感染，可以除外结核病。

6. 影像学检查

影像学检查是肺结核的重要诊断手段之一，包括 X 线胸透、胸片、CT 等。有助于确定病变范围、部位、形态、密度、与周围组织的关系、病变阴影的伴随影像，判断病变性质、有无活动性、有无空洞、空洞大小和洞壁特点等。

7. 内镜检查

内镜检查包括支气管镜、胸腔镜、电子肠镜、腹腔镜、膀胱镜等，对某些结核病可提供病原学和病理学诊断。其中支气管镜检查常应用于支气管结核和淋巴结支气管瘘的诊断，支气管结核表现为黏膜充血、溃疡、糜烂、组织增生、形成瘢痕和支气管狭窄，可以在病灶部位钳取活体组织进行病理学检查、结核杆菌培养。对于肺内结核病灶，可以采集分泌物或冲洗液标本做病原体检查，也可以通过经支气管镜肺活检术获取标本检查。

8. 活体组织检查

对不排菌的肺结核及与外界不相通的脏器结核病，如淋巴结、骨、关节、肝、脾等，可通过活体组织来进行病原学和病理学诊断。

【诊断与鉴别诊断】

1. 诊断要点

（1）肺结核的诊断

1）肺结核的一般诊断：肺结核的诊断是以病原学（包括细菌学、分子生物学）检查为主，结合流行病史、临床表现、胸部影像、相关的辅助检查及鉴别诊断等，进行综合分析做出诊断。以病原学、病理学结果作为确诊依据。

儿童肺结核的诊断，除痰液病原学检查外，还要重视胃液病原学检查。

2）症状和体征：肺结核患者的症状一般没有特异性，但明确症状的发生发展过程对结核病诊断有重要参考意义，其中重点追溯肺结核的接触史、治疗过程及症状演变情况。体征对肺结核的诊断意义有限。有下列表现应考虑肺结核的可能，应进一步做痰和胸部 X 线检查：①咳嗽、咳痰 2 周或以上，可伴有咯血、胸痛、呼吸困难等症状；②发热（常为午后低热），可伴盗汗、乏力、体重减轻、月经失调；③结节性红斑、关节疼痛、泡性结膜炎等表现而无免疫性疾病依据；④未接种卡介苗且结核菌素皮肤试验阳性的儿童，提示已受结核杆菌感染或体内有活动性结核病，当呈现强阳性时表示机体处于超敏状态，发病概率高；⑤密切接触开放性肺结核的婴儿或儿童。

3）影像学诊断：细菌学检查是肺结核诊断的确切依据，但不是所有的肺结核都可得到细菌学证实。胸部 X 线检查也常是重要的。一般而言，肺结核胸部 X 线表现可有如下特点：①多发生在肺上叶尖后段、肺下叶背段、后基底段；②病变可局限也可多肺段侵犯；③ X 线影像可呈多形态表现（同时呈现渗出、增生、纤维和干酪样病变），也可伴有钙化；④易合并空洞；⑤可伴有支气管播散灶；⑥可伴胸腔积液、胸膜增厚与粘连；⑦呈球形病灶（结核球）时直径多在 3 cm 以内，周围可有卫星病灶，内侧端可有引流支气管征；⑧病变吸收慢（1 个月以内变化较小）。

4）痰结核杆菌检查：是确诊肺结核的主要方法，也是制定化疗方案和考核治疗效果的主要依据。每一个有肺结核可疑症状或肺部有异常阴影的患者都必须查痰。通常初诊患者要送 3 份痰标本，包括清晨痰、夜间痰和即时痰，如无夜间痰，宜在留清晨痰后 2 ~ 3 小时再留一份痰标本。复诊患者每次送两份痰标本。无痰患者可采取痰诱导技术获取痰标本；痰涂片常采用的是齐-内染色法。痰涂片检查阳性只能说明痰中含有抗酸杆菌，不能区分是结核杆菌还是非结核分枝杆菌，但由于非结核分枝杆菌少，故痰中检出抗酸杆菌有极重要的意义；结核杆菌培养为结核杆菌检查提供准确可靠的结果，常作为结核病诊断的金标准。常用的培养方法为改良罗氏法和小川法。一般培养时间为 2 ~ 6 周，阳性结果随时报告，培养至 8 周仍未生长者报告阴性。

5）药物敏感性测定：主要为临床耐药病例的诊断、制定合理的化疗方案及流行病学监测提供依据。

（2）菌阴肺结核的诊断

3 次痰涂片及 1 次培养阴性的肺结核定义为菌阴肺结核，具备以下标准①~⑥中 3 项或⑦、⑧中任何 1 项可确诊。

① 典型肺结核临床症状和胸部 X 线表现；

② 抗结核治疗有效；

③ 临床可排除其他非结核性肺部疾患；

④ PPD（5 IU）强阳性，血清抗结核抗体阳性；

⑤ 痰结核菌 PCR＋探针检测呈阳性；

⑥ 肺外组织病理证实结核病变；

⑦ 支气管肺泡灌洗液（BALF）检出抗酸杆菌；

⑧ 支气管或肺部组织病理证实结核病变。

（3）其他类型肺结核的诊断

其他类型肺结核的诊断可详参本节"临床类型"内容及中华医学会结核病学分会 2017 年修订的《肺结核诊断标准》与《肺结核分类标准》。

2. 鉴别诊断

结核病临床表现多种多样，易与许多疾病相混淆，临床应结合症状、体征、影像学及实验室资料做全面分析。

（1）肺炎：主要与继发性肺结核相鉴别。各种肺炎因病原体不同而临床特点各异，但大都起病急，伴有发热，咳嗽、咳痰明显，胸片表现密度较淡较均匀的片状或斑片状阴影，抗菌治疗后体温迅速下降，1 ~ 2 周阴影有明显吸收。

（2）肺脓肿：肺结核空洞需与肺脓肿相鉴别，后者起病较急、发热高、脓痰多、血白细胞及中性粒细胞增高、痰细菌培养阳性。空洞型肺结核继发细菌感染应注意与慢性肺脓肿相鉴别。

（3）肺癌：肺癌多有长期吸烟史，表现为刺激性咳嗽、痰中带血、胸痛和消瘦等症状，胸部 X 线表现肺癌肿块常呈分叶状，有毛刺、切迹。癌组织坏死液化后，可以形成偏心厚壁空洞。多次痰脱落细胞和结核杆菌检查和病灶活体组织检查是鉴别的重要方法。

（4）支气管扩张：可见慢性反复咳嗽、咳痰，多有大量脓痰，常反复咯血。轻者 X 线胸片无异常或仅见肺纹理增粗，典型者可见卷发样改变，CT 特别是高分辨 CT 下能发现支气管腔扩大，可确诊。

（5）其他疾病：肺结核常有规律性的发热，需与伤寒、败血症、白血病等发热性疾病相鉴别。伤寒有高热、白细胞计数减少及肝脾大等临床表现，易与急性血行播散性肺结核混淆，但伤寒常呈稽留热，有相对缓脉、皮肤玫瑰疹，血、尿、便的培养检查和肥达试验可以确诊。败血症起病急，寒战及弛张热表现，血细胞及中性粒细胞增多，常有近期感染史，血培养可发现致病菌。急性血行播散性肺结核有发热、肝脾大，偶见类白血病反应或单核细胞异常增多，需与白血病相鉴别，后者多有明显出血倾向，骨髓涂片及动态 X 线胸片随访有助于诊断。

【预后】

经早期诊断、正规治疗患者多可痊愈。而治疗的成败又受诸如细菌对抗结核药物的敏感性、治疗时机、药物配伍、药物质量、督导情况、患者体质、社会环境等多种因素的影响，特别是随着耐多药结核病（multidrug resistant tuberculosis，MDR – TB）的出现及 AIDS 等免疫力低下疾病的增多，结核病的治疗也迎来新的难题。

【治疗】

1. 治疗原则

结核病的治疗主要包括抗结核化学药物治疗、对症治疗和手术治疗，其中化疗是治疗和控制疾病、防止传播的主要手段。肺结核化学药物治疗的原则是早期、规律、全程、适量、联合。早期化学药物治疗有利于迅速发挥早期杀菌作用；规律用药、不漏服、不停药，是预防耐药性产生的重要环节；保证完成规定的治疗期是提高治愈率和降低复发率的重要措施；"适量"指严格遵照适当的药物剂量用药，药物剂量过低不能达到有效的血浓度，不仅影响疗效还易产生耐药性，而剂量大易发生药物毒副反应；联合用药系指同时采用多种抗结核药物治疗可提高疗效，同时通过交叉杀菌作用减少或防止耐药性的产生。

2. 西医治疗方法

结核病的西医治疗主要包括化学药物治疗、对症治疗和手术治疗，其中化学药物治疗是治疗和控制疾病、防止传播的主要手段。中华医学会结核病学分会于 2018 年制定了《肺结核基层诊疗指南》。

（1）化学药物治疗

1）常用抗结核药物：目前国际上通用的抗结核药物有 10 余种，世界卫生组织制定的一线药物为异烟肼、利福平、吡嗪酰胺、乙胺丁醇、链霉素，是治疗的首选，常用抗结核药物的主要种类如下。

异烟肼（isoniazid，INH，H）问世已有 50 年，但迄今仍然是单一抗结核药物中杀菌力，特别是早期杀菌力最强者。INH 对巨噬细胞内外的结核杆菌均具有杀菌作用。最低抑菌浓度为 0.025 ~ 0.05 μg/mL。口服后迅速被吸收，血中药物浓度可达最低抑菌浓度的 20 ~ 100 倍，脑脊液中药物浓度也很高。药物用后经乙酰化而灭活，乙酰化的速度取决于遗传因素。成人剂量每日 300 mg，顿服；儿童每日 5 ~ 10 mg/kg，最大剂量每日不超过 300 mg。结核性脑膜炎和血行播散性肺结核患者的用药剂量可加大，儿童每日 20 ~ 30 mg/kg，成人每日 10 ~ 20 mg/kg。偶可发生药物性肝炎，肝功能异常者慎用，用药期间需注意观察。如果发生周围神经炎可服用维生素 B_6（吡哆醇）。

利福平（rifampicin，RFP，R）最低抑菌浓度为 0.06 ~ 0.25 μg/mL，对巨噬细胞内外的结核杆菌均有快速杀菌作用，特别是对 C 菌群有独特的杀菌灭菌作用。INH 与 RFP 联用可显著缩短疗程。利福平在口服 1 ~ 2 小时后达血高峰浓度，半衰期为 3 ~ 8 小时，有效血浓度可持续 6 ~ 12 小时，药量加大，持续时间延长。口服后药物集中在肝脏，主要经胆汁排泄，胆汁药物浓度可达 200 μg/mL。未经变化的药可再经肠吸收，形成肝肠循环，能保持较长时间的血高峰浓度，故推荐早晨空腹或早饭前半小时服用。利福平及其代谢物呈橘红色，服后大小便、眼泪等为橘红色。成人剂量为每日 8 ~ 10 mg/kg，体重在 50 kg 及以下者为 450 mg，50 kg 以上者为 600 mg，顿服。儿童每日 10 ~ 20 mg/kg。间歇用药为 600 ~ 900 mg，每周 2 次或 3 次。用药后如出现一过性转氨酶上升可继续服药，加保肝治疗观察，如出现黄疸应立即停药。流感样症状皮肤综合征、血小板减少多在间歇疗法出现。妊娠 3 个月以内者忌用，超过 3 个月者要慎用。其他利福霉素类药物有利福喷丁（rifapentine，RFT），该药血清峰浓度和半衰期分别为 10 ~ 30 μg/mL 和 12 ~ 15 小时。RFT 的最低抑菌浓度为 0.015 ~ 0.06 μg/mL，比 RFP 低很多。上述特点说明 RFT 适于间歇使用。使用剂量为 450 ~ 600 mg，每周 2 次。RFT 与 RFP 之间完全交叉耐药。

吡嗪酰胺（pyrazinamide，PZA，Z）具有独特的杀菌灭菌作用，主要是杀灭巨噬细胞内酸性环境中的 B 菌群。在 6 个月标准短程化疗中，PZA 与 INH 和 RFP 联合用药，是第 3 个不可缺的重要药物。对于新发现初治涂阳患者 PZA 仅在头 2 个月使用，因为使用 2 个月的效果与使用 4 个月和 6 个月的效果相似。成人用药每周 3 次，用药为 1.5 ~ 2.0 g/d，儿童每日为 30 ~ 40 mg/kg。常见不良反应为高尿酸血症、肝损害、食欲不振、关节痛和恶心。

乙胺丁醇（ethambutol，EMB，E）对结核杆菌的最低抑菌浓度为 0.95 ~ 7.5 μg/mL，口服易吸收，成人剂量为 0.75 ~ 1.0 g/d，每周 3 次用药为 1.0 ~ 1.25 g/d。不良反应为视神经炎，应在治疗前测定视力与视野，治疗中密切观察，提醒患者发现视力异常应及时就医。鉴于儿童无症状判断能力，故不用该药治疗儿童。

链霉素（streptomycin，SM，S）对巨噬细胞外碱性环境中的结核杆菌有杀菌作用。肌内注射，每日量为 0.75 g，每周 5 次；间歇用药每次为 0.75 ~ 1.0 g，每周 3 次。不良反应主要为耳毒性、前庭功能损害和肾毒性等，严格掌握使用剂量，儿童、老人、孕妇、听力障碍和肾功能不良者等要慎用或不用。

2）初治、复治肺结核的治疗：

初治指新发病或抗结核化疗正规疗程未满或不规则化疗未满 1 个月者。初治肺结核标准化方案：方案中强化期 2 个月以异烟肼（H）、利福平（R）、吡嗪酰胺（Z）为基础或加链霉素（S）或加乙胺丁醇（E），巩固期 4 个月用 HR 或加 E［2HRZE（S）/4HR 或 2HRZE（S）/4HRE 或 2HRZE（S）/4H₃R₃。药名前数字表示用药月数，药名右下方数字表示每周用药次数］，初治强化期第 2 个月末痰涂片仍阳性，强化方案可延长 1 个月，总疗程 6 个月不变；若第 5 个月痰涂片仍阳性，第 6 个月阴性，巩固期延长 2 个月，总疗程为 8 个月；对于治疗满 6 个月病灶仍在吸收的患者，疗程可适当延长至 9 ~ 12 个月，耐药者可达 24 个月以上。

复治指初治失败、正规足够疗程后痰菌复阳、不规律化疗超过 1 个月及慢性排菌者。复治标准化方案为：强化期 3 个月/巩固期 6 个月。常用方案：3HRZE/6HRE；3HRZE/6H₃R₃E₃；3H₃R₃Z₃E₃/6H₃R₃E₃。

复治患者需做药敏试验，对于上述方案无效的复治排菌病例可参考耐多药结核病化疗方案，并根据药敏试验加以调整；慢性排菌者用上述方案疗效不理想，具备手术条件时可行手术治疗。

3）耐药、耐多药结核病的治疗：

耐药结核病的出现对全球结核病控制构成严峻的挑战。世界卫生组织估算全球 MDR－TB 约有 100 万例。其治愈率低，死亡率高，特别是发生在 HIV 感染者的病例，治疗昂贵，传染危害大。我国为耐多药结核病高发国家之一，初始耐药率为 18.6%，获得性耐药率为 46.5%，初始耐多药率和获得性耐多药率分别为 7.6% 和 17.1%。解决耐药病例的最佳办法就是通过采用全程督导化疗使新发现初治涂阳患者达到高治愈率，从源头上防止耐药病例的产生。根据其耐药种类又可以分为以下几种。

单耐药结核病（MR－TB）：是指结核病患者感染的结核杆菌菌株经体外 DST 证实对 1 种一线抗结核药物耐药的结核病。

多耐药结核病（PDR－TB）：是指结核病患者感染的结核杆菌菌株经体外 DST 证实对 1 种以上抗结核药物耐药（但不包括同时对异烟肼和利福平耐药）的结核病。

耐多药结核病（MDR－TB）：是指结核病患者感染的结核杆菌菌株经体外 DST 证实至少同时对异烟肼和利福平耐药的结核病。

准广泛耐药结核病（Pre－XDR－TB）：符合 MDR－TB 定义，同时对任意氟喹诺酮类药物耐药的 M.tb 菌株引起的结核病。

广泛耐药结核病（XDR－TB）：符合 MDR－TB 定义，同时对任意氟喹诺酮类药物及至少一种其他 A 组药物耐药的 M.tb 菌株引起的结核病。

利福平耐药结核病（RR－TB）：是指结核病患者感染的结核杆菌菌株经体外 DST 证实对利福平耐药的结核病，包括任何耐利福平的结核病。

对于（利福平敏感）异烟肼耐药结核病（Hr－TB）的治疗，推荐方案为：RZE＋LFX，疗程 6 个月或（H）RZE＋LFX。注意：治疗前需要明确对氟喹诺酮类是敏感的；不推荐加 SM 或其他注射剂。治疗前必须用 WHO 推荐的基因型或表型方法除外利福平耐药。RZE＋LFX 的疗程足够，保证 LFX 用满 6 个月。

利福平耐药及多耐药，以及泛耐药肺结核治疗：

（利福平敏感）异烟肼耐药结核病治疗，将现有药物分为 3 组，具体分组及药物如下（表 1-1）。

表 1-1　抗结核药物分组

抗结核治疗药品	药物名称（缩写）
A 组	左氧氟沙星（LFX）；莫西沙星（MFX）；利奈唑胺（LZD）；贝达喹啉（BDQ）；普瑞马尼（Pretomanid）
B 组	氯法齐明（CFZ）；环丝氨酸（CS）/特立齐酮（TRD）
C 组	乙胺丁醇（EMB）；德拉马尼（DLM）；吡嗪酰胺（PZA）；亚胺培南/西司他丁（IPM/CLN）美罗培南（MPM）；阿米卡星（AMK）/链霉素（SM）/卷曲霉素（CM）；乙硫异烟胺（ETO）/丙硫异烟胺（PTO）；对氨基水杨酸（PAS）；帕司烟肼（PA）

选用药物原则：①所有三种 A 组药物，至少一种 B 组药物。BDQ 停用以后至少 3 种有效药物。如 A 组选择 1～2 种药物，B 组 2 种药物都需要选用。② LFX/MFX 应该选择，强烈推荐。③在成人或 6～17 岁青少年长疗程治疗中，应该选用 BDQ。④ LZD 应该选用，强烈推荐。含有 LZD、BDQ 与只含有 BDQ 的方案相比，有较低的死亡率和较好的治疗结果。⑤ EMB、DLM、PZA 均可选用长程治疗。⑥ AMK，只有经敏感性试验证实敏感才可使用。⑦ PTO 和 PAS：当 BDQ、LZD、CFZ、DLM 不能应用时才用。⑧总疗程为 18～20 个月，可以调整。培养阴转后为 15～17 个月。注意：卡那霉素和卷曲霉素增加了治疗失败和复发的风险，不再推荐使用。阿米卡星无类似关联，需注意安全性。阿莫西林-克拉维酸仅和碳青霉烯类药物同时使用。

药物使用提示：① BDQ 使用超过 6 个月的安全性和有效性证据不足。② LZD 的最佳疗程尚未确定，使用至少 6 个月是非常有效的。（我国 LZD 抗结核共识推荐使用 9～24 个月。）③ DLM 使用超过 6 个月的安全性和有效性证据不足。④同时使用 BDQ 和 DLM 的安全性和有效性证据不足。⑤只有 DST 结果证实敏感时，PZA 才能作为一种有效药物。⑥只有 DST 结果证实敏感时，才能考虑使用 AMK 和 SM，同时应进行高质量听力监测。

2018 年 WHO 推荐 9～12 个月时化疗方案：4～6 个月 AMK-MFX-PTO-CFZ-Z-H high-dose-E/5 个月 MFX-CFZ-Z-E。如强化期结束痰菌阳性，需增加 2 个月的强化期。药物均可使用，不能使用的则退出。

2020 年 WHO 推荐的全口服短程化疗方案：4～6 个月 BDQ，LFX/MFX，PTO，EMB，INH，PZA，CFZ。5 个月 LFX/MFX，CFZ，EMB，PZA。

短程化疗方案适应证：确定 MDR/RR-TB；除外氟喹诺酮类药物耐药；暴露于二线药物小于 1 个月；无广泛病变（双肺空洞、广泛肺实质损害）；无严重的肺外结核；不适用孕妇及 6 岁以下儿童。

（2）对症治疗：肺结核的一般症状可通过合理的化疗减轻或消失，无须特殊处理。咯血是肺结核的常见症状，在活动性和痰涂阳肺结核患者中，咯血症状分别占 30% 和 40%。咯血处置要注意镇静、止血，患侧卧位，预防和抢救因咯血导致的窒息并防止肺结核播散。一般少量咯血，多以安慰患者、消除紧张、卧床休息为主，可用氨基己酸、氨甲苯酸（止血芳酸）、酚磺乙胺（止血敏）、卡络柳钠（安络血）等药物止血。大咯血时先将垂体后叶素 5~10 U 加入 25% 葡萄糖液 40 mL 中缓慢静脉注射，一般为 15~20 分钟，然后将垂体后叶素加入 5% 葡萄糖液按 0.1 U/（kg·h）速度静脉滴注。垂体后叶素收缩小动脉，使肺循环血量减少而达到较好止血效果。高血压、冠状动脉粥样硬化性心脏病、心力衰竭患者和孕妇禁用。对支气管动脉破坏造成的大咯血可采用支气管动脉栓塞法。在大咯血时，患者若突然出现停止咯血，并出现呼吸急促、面色苍白、口唇发绀、烦躁不安等症状，常为咯血窒息，应及时抢救。置患者于头低足高的俯卧位，同时拍击健侧背部，保持充分体位引流，尽快使积血和血块由气管排出，或直接刺激咽部以咳出血块。有条件时可进行气管插管，硬质支气管镜吸引或气管切开。

（3）手术治疗：手术指征为经规律抗结核治疗 9~12 个月痰菌仍阳性的干酪样病灶，厚壁空洞，纤维空洞，再通的阻塞空洞。耐多药结核病化疗 4 个月痰菌未转阴，或只对 2~3 种效果较差的药物敏感，对其他抗结核药物均已耐药，有手术适应证者。单侧毁损肺、支气管结核管腔狭窄伴远端不张或肺化脓症；慢性结核性脓胸、支气管胸膜瘘。反复多量咯血不能控制等。诊断不能排除肺癌或合并肺癌。

【预防】

1. 控制传染源

加强本病防治知识宣传。早发现、早诊断、早治疗痰菌阳性肺结核患者。直接督导下短程化疗是控制本病的关键。

2. 切断传播途径

管理好患者的痰液。用 2% 煤酚皂或 1% 甲醛（2 小时）消毒，污染物用阳光暴晒。

3. 保护易感人群

新生儿出生时接种卡介苗后可获免疫力，但不提倡复种。对儿童、青少年或 HIV 感染者等有感染结核杆菌好发因素而结核杆菌素试验阳性者，酌情预防用药。如每天 INH 300 mg，儿童每天 5 ~ 10 mg/kg，1 次顿服，疗程 6 ~ 12 个月。疑耐 INH 结核杆菌感染可用 OFLX 和 EMB（或 PAZ）预防。

第二节　中医学对肺结核的认识

肺痨是由于痨虫侵蚀肺叶引起的一种具有传染性的慢性衰弱性疾病。其病理本质为阴虚，发病过程中常因辗转传变而致五脏亏损。临床症状以咳嗽、咯血、潮热、盗汗、胸痛、消瘦为特征。肺痨病包括西医的肺结核。

肺结核，古称肺痨，又称痨瘵、尸注、鬼注等。两千多年来的中医医籍，记载了众多中医临床家在同肺结核的斗争中积累的丰富经验。早在春秋战国时期就有《灵枢·玉版》"咳脱形，身热，脉小以疾"，生动地描述了肺痨的一些主症及其衰弱性表现。汉代《中藏经·传尸》指出只要"人之血气衰弱，脏腑虚羸"即可"染而成疾"，认识到肺痨的传染性。唐代孙思邈《千金方·九虫》提出"治肺痨热生虫，在肺为病方"，已明确认定本病病位在肺。王焘《外台秘要》提出"肺虫"之说，已认识到肺痨病由一种特殊的"肺虫"引起。元代朱丹溪《丹溪心法·痨瘵》说："盖劳之由，因人之壮年，气血完聚，精液充满之际，不能保养性命，酒色是贪，日夜耽嗜，无有休息，以致耗散真元，虚败精液"强调痨瘵形成的内在因素。说"痨瘵主乎阴虚"，已较深入地认识到肺痨的病机。明代李梴《医学入门》指出了肺痨必具潮热、盗汗、咳嗽、咯血等六大主症，为临床诊断提出依据。李中梓《医宗必读》进一步指出"补虚以补其元，杀虫以绝其根"的治疗大法，明代汪绮石《理虚元鉴》总结治虚之经验，认为"治虚有三本，肺脾肾是也"。至此，肺痨的理法方药日趋完善。

一、中医病因病机

有关肺痨的致病因素，主要有两个方面，一方面为外因感染，"痨虫"伤人；另一方面为内伤体虚，气血不足，阴精耗损。病变脏腑主要在肺，日久可累及脾肾，甚则传遍五脏。病理性质主要在于阴虚。兹分别阐述如下。

（1）痨虫传染：痨虫，又称瘵虫、肺虫，是指引起肺痨的生物性病源。《三因方》："诸证虽曰不同，其根多有虫啮其心肺。"《仁斋直指方》"瘵食人骨髓"明确指出瘵虫传染是形成本病的外部因素。直接接触本病患者，"瘵虫"侵入人体而成病，如问病吊丧、看护、骨肉亲属与患者朝夕相处，都是感染的条件。正如《医学正传》所言"其侍奉亲密之人，或同气连枝之属，熏陶日久，受其恶气，多遭传染。"

（2）正气虚弱："正气存内，邪不可干"。凡先天禀赋不强，后天嗜欲无节，如酒色过度，青年早婚，忧思劳倦，或大病久病失于调治，如麻疹、外感久咳及胎产之后，耗伤气血津液，正气先虚，抗病力弱，则"痨虫"乘虚伤人。如《外台秘要·灸骨蒸法图》，突出"婴孺之流，传注更苦"，说明小儿发育未充，妇女胎产体弱者最易感染。《古今医统·痨瘵门》提到"凡人平日保养元气，爱惜精血，瘵不可得而传，惟夫纵欲多淫，若不自觉，精血内耗，邪气外乘"，并提出"气虚血痿，最不可入痨瘵之门，吊丧问疾，衣服器用中，皆能乘虚而染触"，指出青年早婚、摄生不当等导致正气内虚，实是发病的重要内因。生活贫困、营养不良而致正虚，也是患病的重要因素，如《理虚元鉴》即曾指出"因境遇者……贫贱而窘迫难堪"是构成本病的原因之一。

由此可见，痨虫是致病的外因，而正虚是发病的内因，两者之间可以互为因果。一方面正气强弱是发病的关键，同时是肺痨病变传变、转归的决定性因素。因正气旺盛，感染后不一定发病，正气不强则感染后易于致病。即病之后如正气较强，则能抗御痨虫，使病变局限于肺部，而逐渐好转。如正气虚弱，则往往辗转传变，由轻转重。另一方面外因感染也是重要的致病条件，它既是耗伤人体气血的直接原因，又是决定发病后反映病变发展规律，区别于他病的特殊因素。

（3）病机传变："瘵虫"侵犯的病变部位主要在肺。临床以咳嗽、咯血、潮热、盗汗、消瘦为临床特征，病理性质以阴虚为主。由于脏腑之间有互相资生、制约的关系，因此在病理情况下，肺脏局部病变，也必然会影响其他脏器和整体，故有"其邪展转，乘于五脏"之说。

二、诊断及鉴别诊断

本节主要介绍结核病的诊断要点。详尽内容可参考《肺结核诊断》（WS288-2017）、《肺结核基层诊疗指南》等文献。

（一）诊断要点

（1）有与肺痨患者长期密切接触史。

（2）以咳嗽、咯血、潮热、盗汗及形体明显消瘦为主要临床表现。

（3）初期患者仅感疲劳乏力、干咳、食欲不振，形体逐渐消瘦。

（4）痰或肺泡灌洗液涂片抗酸染色、结核杆菌培养、胸部影像学等可以帮助或确定诊断。

（二）鉴别诊断

（1）虚劳：肺痨（痨瘵）具有传染特点，是一个独立的慢性传染性疾病，有其发生发展及传变规律；虚劳病缘内伤亏损，是多种慢性疾病虚损证候的总称；肺痨病位主要在肺，不同于虚劳的五脏并重，以肾为主；肺痨（痨瘵）的病理主在阴虚，不同于虚劳的阴阳并重。但合而言之，肺痨（痨瘵）后期表现虚劳重证者，也可按照虚者补之、损者益之的原则施治。

（2）肺痿：在临床上肺痿以咳吐浊唾涎沫为主症，而肺痨以咳嗽、咯血、潮热、盗汗为特征；若肺痨晚期出现干咳、咳吐涎沫等症，即已转属肺痿之候。

三、治疗

1. 治疗原则

中医治疗当以补虚培元和抗痨杀虫为原则，如《医学正传·劳极》即提出"一则杀其虫，以绝其根本，一则补其虚，以复其真元"的两大治则。应根据体质强弱分别主次，但尤需重视补虚培元，增强正气，以提高抗病能力。调补脏器重点在肺，并应注意脏腑整体关系，同时补益脾肾。治疗大法应根据"主乎阴虚"的病理特点，以滋阴为主，但应注意慎用寒凉之品，免伤胃气，以甘平滋阴法为肺痨补虚的主要治法。火旺的兼以降火，合并气虚、阳虚症状者，则当同时兼顾。在疾病进程中，因虚可产生痰、瘀、饮等病理产物，亦须辨证立法对治。杀虫主要是针对病因治疗。

2. 中医辨证论治

肺痨病证临床以咳嗽、咯血、潮热、盗汗、消瘦为主症。

对于本病的辨证，当前有按病理属性从阴阳分型者，有按脏腑病机从肺、脾、肾分型者，有按病情轻重从初、中、末病期分型者，一般多以"阴阳为纲，五脏为目"进行辨证分型。区别阴虚、阴虚火旺、气虚、阴损及阳的不同，掌握肺与脾、肾、肝、心的关系。同时还当注意四大主症的主次轻重及其病理特点，结合其他兼症，辨其证候所属。

（1）肺阴亏损

证候：干咳，咳声短促，痰中有时带血，如丝如点，色鲜红，午后手足心热，皮肤干灼，或有少量盗汗，口干咽燥，胸部隐隐闷痛，苔薄，边尖质红，脉细或兼数。

治法：滋阴杀虫，润肺清热。

方药：月华丸加减。沙参、麦冬、天冬、生地、熟地、阿胶、山药、茯苓、桑叶、菊花、獭肝、百部、三七、川贝母。

加减：潮热盗汗甚者可加银柴胡、功劳叶、地骨皮、青蒿、鳖甲等清退虚热以敛汗；若痰中带血可加藕节炭、白茅根、仙鹤草等和络止血。

（2）阴虚火旺（肺肾阴虚）

证候：咳呛气急，痰少质黏，或吐稠黄多量之痰，时时咯血，血色鲜红，午后潮热、骨蒸、五心烦热，颧红，盗汗量多，口渴，心烦，失眠，性急善怒，胸胁掣痛，男子可见遗精，女子月经不调，形体日渐消瘦，舌质红绛而干，苔薄黄或剥，脉细数。

治法：补益肺肾，滋阴降火。

方药：百合固金丸合秦艽鳖甲散加减。百合、麦冬、玄参、生地、熟地、川贝母、鳖甲、知母、秦艽、银柴胡、地骨皮、青蒿、白及、百部等。

加减：咳嗽痰黏或色黄量多者酌加桑白皮、马兜铃、鱼腥草等清化痰热；胸痛剧烈咯血不止者可加丹皮、山栀、紫珠草、大黄炭、煅人中白等凉血止血；血出紫黯成块，伴胸痛可加三七、血余炭、花蕊石、广郁金等化痰和络止血；失音或声音嘶哑可加诃子、凤凰衣、胡桃肉、白蜜以调肺肾、通音声。

（3）气阴耗伤

证候：咳嗽无力，气短声低，痰中偶或夹血，血色淡红，午后潮热，热势一般不剧，面色㿠白，颧红，舌质嫩红，边有齿印，苔薄，脉细弱而数。

治法：益气养阴，肺脾同治。

方药：保真汤加减。党参、黄芪、白术、茯苓、大枣、天冬、麦冬、生地、熟地、五味子、当归、白芍、莲须、地骨皮、银柴胡、陈皮、生姜、黄柏、知母、甘草等。

加减：咳嗽痰稀，可加紫菀、款冬花、苏子等温润止嗽；夹有湿痰者，可配二陈汤以健脾化痰；咯血可酌加阿胶、仙鹤草、三七配合补气药共奏益气摄血之功；骨蒸、盗汗者可加鳖甲、牡蛎、乌梅、银柴胡等补阴配阳，清热除蒸；便溏、腹胀、食少等脾虚症状明显者，应酌加扁豆、薏苡仁、橘白、莲肉等甘淡健脾之品，忌用地黄、麦冬、阿胶等滋腻之品。

（4）阴阳两虚

证候：潮热不休，形寒肢冷，自汗盗汗，面浮肢肿，大肉尽脱，心慌气怯，口唇紫黯，或口舌生糜，或五更泄泻，男子滑精阳痿，女子经少经闭，舌光剥而淡，或呈紫黯，或有黄苔，少津，脉微细而数，或虚大无力。咳逆喘息，少气不续，动则更甚，痰呈泡沫状，或夹暗淡色血液。

治法：滋阴补阳，培元固本。

方药：补天大造丸加减。人参、白术、当归、黄芪、枣仁、远志、芍药、山药、茯苓、枸杞、紫河车、龟板、鹿角、熟地。

加减：肾虚作喘者可加冬虫夏草、诃子等补肾纳气；心慌气短者可加紫石英、丹参合方中远志镇心安神；五更肾泻者，可去熟地黄、阿胶，加入煨肉豆蔻、补骨脂以补火暖土。

3. 专方结合主症治疗

1）咳嗽：用润肺宁嗽法。方取海藏紫菀汤、加味百花膏，偏于气虚者予补肺汤。

2）咳血、咯血：用补络止血法。方取白枇杷丸、补络补管汤，有瘀象者应祛瘀止血，配花蕊石、广郁金、血余炭，另吞三七粉。

3）潮热、骨蒸：用清热除蒸法。方取柴胡清骨散，如属气虚劳热，则当合入甘温除热之意，用黄芪鳖甲散固卫助阳，清热养阴。

4）盗汗、自汗：用和营敛汗法，方取当归六黄汤；气虚明显者，可用牡蛎散、玉屏风散以补气实表，固卫止汗。

5）泄泻：用培土生金法以补脾助肺。方取参苓白术散。

6）遗精、月经不调：用滋肾保肺法以资化源。取大补元煎加减。男子遗精酌加煅龙骨、煅牡蛎、金樱子、芡实、莲须、鱼鳔胶等固肾涩精；女子月经不调，合入芍药、丹参、丹皮、益母草调其冲任。

4. 中成药治疗

白及散：白及、百部、牡蛎、泡山甲各等份研细，每服 3 ~ 5 g，每日 3 次。适用于病情稳定者。

葎草合剂：葎草 1500 g，百部、白及各 500 g，夏枯草 250 g，糖 2000 g，反复加水蒸馏浓缩至 5000 g，每天 50 mL，分 3 次服。各型肺痨均可服用。

薯蓣丸：怀山药 600 g，当归、桂枝、神曲、生地、扁豆各 200 g，炙甘草 560 g，新开河参、阿胶各 140 g，川芎、白芍、白术、麦冬、杏仁、防风各 120 g，柴胡、桔梗、茯苓各 100 g，干姜 60 g，白蔹 40 g，共为细末，大枣 200 枚去核为膏，炼蜜为丸服用。

金盾胶囊：由蜂蛹、猫爪草、黄连、百部、冬虫夏草、苦参等药组成，将上述药物粉碎、研细、装入胶囊，每粒合生药为 0.4 g，口服每日 3 次，每次 3 粒。

芪甲利肺胶囊：由黄芪、鳖甲、地骨皮、蛤蚧、冬虫夏草、白及、珍珠、连翘、夏枯草、乌梢蛇、百部、川贝、黄芩、鱼腥草组成。每日 3 次，每次 3 粒。主要用于耐药性、空洞型肺结核的治疗。功能主治：益气养阴、退热抗痨。与规范方案抗结核化学药品配合用于肺结核的辅助治疗，可促进发热，咳嗽无力，气短，咳痰少而黏，或痰中带血，或少量咯血，或咳甚胸痛，或午后潮热、乏力、盗汗、恶心呕吐，食欲不振等症状的缓解和改善；可促进痰（结核）菌阴转及肺部病灶的吸收。

另外常用结核丸、肺泰胶囊。

5. 单味药治疗

已知对痨虫有抑制、杀灭作用的中药有大蒜、白果、黄连、黄芩、地榆、葎草、夏枯草、金银花、石榴皮、穿破石、獭肝、百部、安息香等。白及糯米粥，将白及磨粉，每晨早煮糯米粥一碗，放一汤匙白及粉及适量白糖，调匀后吃食，连续 1 个月以上。这些药物都可配合在主方中使用。但是单味中药杀痨虫的作用强度，目前尚不够满意，必要时应配合西药抗痨治疗，以免错过治疗时机。中医方面仍应以辨证论治为主。

6. 针灸疗法

针刺以手足太阴经穴为主，背部俞穴为辅，如太渊、肺俞、膏肓、足三里、三阴交。具体作用：针刺取穴太渊、肺俞培土生金、补益肺气；膏肓是主治各种虚损的要穴；足三里健脾和胃、扶正祛邪；三阴交助脾气。若咳嗽痰多加曲池、丰隆；咯血加尺泽、巨骨；盗汗加阴郄、合谷；潮热加大椎、鱼际。针刺时选用 2～4 个主穴及 1～2 个配穴，每日 1 次，20 日为 1 个疗程。间隔 1 周，再行第 2 个疗程，一般针刺 3～5 个疗程。

四、预防及护理

在预防及护理方面，历代医家一贯强调对本病应注意防重于治，如元代上清紫庭追痨仙方，就主张将病者死后尸体火化，防其传染旁人，以至灭门。《古今医统》指出气虚饥饿忌接近，以免在吊丧问疾时乘虚染触。并对家属、医生提出保健预防措施和药物消毒方法，要求在接触患者时，饮食适宜，不可饥饿，体若虚时，可服补药，身佩安息香，或用雄黄擦鼻。只要平素保养元气，爱惜精血，痨不可得而传，认为增强正气是防止传染的重要措施。

既病之后，不但要积极耐心治疗，更应重视摄生，戒酒色，节起居，禁恼怒，息妄想，慎寒温，节饮食，适当进行体育锻炼，如太极拳、呼吸功等。加强食养，可吃甲鱼、牛羊乳、蜂蜜等，或常食猪羊肺以脏补脏，宜食白木耳、百合、山药、梨、藕、枇杷等补肺润燥生津之品。忌辛辣刺激动火燥液之物，如辣椒、葱、姜等。

可针对不同证型进行辨证施护，对肺阴亏损的肺痨患者应忌辛辣刺激性食物，如辣椒、葱、姜等，以防伤及肺阴；宜加强食养，可常食动物肺脏，以脏补脏，且应多食营养丰富的水果、蔬菜，如白木耳、百合、山药、梨、藕、枇杷之类。对阴虚火旺型肺痨患者应多食滋阴生津清火的食品，如生梨、罗汉果等，忌食辛辣，以免更助火旺之势；如有盗汗要做好皮肤清洁，及时更换衣物，可在入睡前肚脐处敷五倍子粉，亦可用浮小麦代茶饮。对气阴耗伤型肺痨患者应忌食滋腻厚味之品，以碍脾运；应予营养丰富易消化的饮食，如精米粥等，亦可予梨、橘子等水果，滋阴润肺；出现食欲不振时，可根据患者口味改善饮食，增进食欲，可在饭前予话梅或乌梅饮。对阴阳两虚型肺痨患者应忌食辛辣刺激性食物可予营养丰富的食品。

参考文献

［1］中华医学会，中华医学会杂志社，中华医学会全科医学分会，等.肺结核基层诊疗指南（2018年）［J］.中华全科医师杂志，2019，18（8）：709-717.

［2］中华人民共和国国家卫生和计划生育委员会.肺结核诊断标准（WS 288—2017）［J］.新发传染病电子杂志，2018，3（1）：3.

［3］中华人民共和国国家卫生和计划生育委员会.结核病分类（WS 196—2017）［J］.新发传染病电子杂志，2018，3（3）：191-192.

［4］钱宏波，郭蕊，赵汉东，等.γ-干扰素体外释放试验在艾滋病并发结核感染诊断中的应用价值探讨［J］.现代检验医学杂志，2016，31（4）：35-37，40.

［5］夏秀英，王春梅.肺痨病的中医护理［J］.湖南中医杂志，1994，11（6）：41.

［6］梁定，恽敏.肺结核X线影像与中医辨证分型关系的研究［J］.南京中医药大学学报，1999（3）：142－143.

［7］韩树立.X射线影像在肺结核病辨证论治中应用的构想［J］.天津中医学院学报，1995（2）：46－48.

［8］石广仁.V型肺结核X线影象中医辨证［J］.天津中医，1994（4）：37－38.

［9］方药中.实用中医内科学［M］.上海：上海科学技术出版社，1999：184－185.

［10］张伯臾，董建华，周仲瑛，等.中医内科学［M］.5版.上海：上海科学技术出版社，1985：76－82.

［11］周仲瑛，中医内科学［M］.4版.中国中医药出版社，2007：104－110.

［12］陆再英，钟南山.内科学［M］.7版.北京：人民卫生出版社，2008.

［13］杨绍基，任红.传染病学［M］.7版.北京：人民卫生出版社，2008.

［14］马玙，朱莉贞，潘毓萱.结核病［M］.北京：人民卫生出版社，2006.

第二章 肺结核的难治性及中西医结合防治策略

第一节 结核病的治疗难点及中西医结合防治对策

结核病是一种古老的疾病。古埃及的木乃伊及我国湖南长沙马王堆汉墓出土的女尸身上都发现有结核病的病变痕迹。人类与结核病斗争的历史已长达数千年，20世纪以后，随着有效抗结核药物的诞生、应用及全球医疗条件的进步，结核病已成为一种"防有措施，治有办法"的疾病，但是近几十年来新的问题不断出现，耐药菌株的出现、化疗药物的毒副作用、免疫力低下人群化疗效果差等，都给结核病的化学药物治疗带来了新的难题，结核病的疫情控制不容乐观。本节就肺结核的化学药物治疗难点及中西医结合防治对策做一简要分析。

一、结核病的难治性

肺结核的治疗难点可总结为以下几个方面：①耐多药结核病疗效差；②化学药物的不良反应及对西药严重过敏反应影响化疗效果；③免疫力低下人群西药疗效差。

（1）耐多药结核病已经成为结核病治疗中的重要难点问题：2021年10月WHO发布的《2021年全球结核病报告》，估算2020年全球结核病发病人数为987万，发病率为127/10万，其中耐药人数48.4万；我国发病人数为84.2万，其中耐药人数为6.6万。MDR-TB 6个月治疗，痰培养阴转率为62.2%。接受治疗患者不良反应发生率为62.6%，治愈率不高，不良反应大，耐受差，影响最终康复。MDR-TB治疗费用惊人，治疗期长达2年，对健康人群威胁亦极大。MDR-TB不仅是严重的公共卫生问题，也是社会问题。此外，由于对多种抗结核药物不敏感，新型抗结核药物的研发严重滞后，许多患者因抗结核药物的肝肾功能损害不能坚持治疗等因素，MDR-TB 已经成为现代结核病治疗的瓶颈。

（2）化学药物的不良反应及对西药严重过敏反应影响治疗效果：化学药物可以直接杀灭结核菌，但其对人体的不良反应也不容忽视，最常见的为肝损害及胃肠道反应，临床表现为转氨酶升高及食欲缺乏、恶心、呕吐、腹胀等不适症状。目前结核病的化疗多在保肝药和增强免疫药物的"保驾"下进行。但免疫力低下人群、营养不良患者，有肝脏疾病、糖尿病、高血压等基础疾病的患者，往往对化疗药物不良反应敏感，有的甚至不能使用西药，从而影响化疗效果，其已成为目前肺结核治疗难点之一。

（3）免疫力低下人群西药疗效差：肺结核与糖尿病及 AIDS 并见时，患者免疫低下、营养不良、代谢障碍、有严重的并发症及感染机会增多，导致对药物有严重不良反应而被迫停药，致使不能规则用药。这也是造成肺结核的难治性的重要因素。另外老年人、移植术后、儿童等人群免疫力低下，也是肺结核治疗的难题。

二、中医药治疗结核病的优势及不足

中医具有整体观念和辨证论治两大特点。认为人与自然界、社会，以及人体内在脏腑是一个有机整体，彼此相互制约，相互影响，息息相关。对疾病的治疗具有个体化的特点，"因时、因地、因人"不同而辨证施治，从不同角度调整人体的平衡状态，体现了灵活的辨证法思想。其治疗着眼于人体正气，著名中医经典著作《伤寒杂病论》体现的"保胃气、存津液"的治疗法则，就是从保护人体正气着眼，所谓"正气存内，邪不可干"。现代中医临床着眼于脾肺脏腑相关、母子相生以培土生金法治疗肺结核，即体现了整体扶正以驱邪的思路。亦有临床及现代药理研究表明培土生金法配合西医治疗，对难治性肺结核、抗结核药物所致的肝损害（能有效降低 ALT、AST，改善肝功能）具有良好的协同作用。因此，中医药在结核病的防治中具有巨大的潜力及优势。

但是中医药在治疗结核病方面也存在着一定的不足，如对于某些重症结核病患者或脏腑器官损害严重的患者，中医汤剂往往不能救急，中药具有抑菌作用，但是单味中药杀痨虫的作用强度，目前尚不够满意，必要时应配合西药抗痨治疗，以免错过治疗时机。临床上也常见有患者盲目崇信中医，发病后只是口服中药，不及时就诊而延误了病情。

三、中医药治疗结核病的难点

（1）肺结核患者往往病程比较长，病情复杂，配合中医治疗的依从性差，如肺结核合并结核性脑膜炎患者处于昏迷状态不能口服中药，又如某些老年体弱患者常需插胃管以营养支持，再如一些经济条件差的患者常因经济问题不愿在西医治疗的基础上再加服中药，这些都给治疗带来一定困难。

（2）中医药治疗肺结核着眼于人体正气，不但可以消灭病源、去除病因、改善症状，而且可以扶助人体正气，提高机体免疫力，调节全身状态，以达到治疗目的，具有减毒、增效的作用。但目前研究表明中草药对结核杆菌只能抑制生长，杀菌作用不明确。单纯运用中药治疗显得力度不够，怎样在不停用西医抗结核药物和抗结核方案的基础上，有效地运用中医药治疗，中西医结合，优化治疗方案，提高治疗效率，成为目前难点之一。

（3）目前肺结核缺乏统一的辨证分型和诊疗标准，如个别报道中无规范的对照研究和远期疗效观察，致使疗效无法相互比较，影响对药物的正确评价。

四、结核病的中西医结合防控策略

"中西医并重，走中西医结合的道路"是我国医药学发展的基本国策，也是中西医结合防控结核病的基本方针。中西医学具有不同的医学体系，但在治疗结核病的基本原则上具有高度统一性。西医学治疗包括结核病的化学药物治疗及免疫治疗，其中以化学药物治疗为主，化疗药物运用的基本原则为"早期、联合、适量、规律、全程"。中医治疗肺痨以抗痨杀虫和补虚培元为基本原则，《医学正传·劳极》提出"一则杀其虫，以绝其根本。一则补其虚，以复其真元"的两大治则。西医化疗药物具有明确的杀菌或抑菌作用，可以直接针对结核病的病原菌进行治疗，这与中医药"杀虫"理念不谋而合。因此，中西医结合防控结核病是结核病防控的新方向和理想途径。

中西医结合治疗结核病，有具体可行的实施方法，首先在治疗方面以结核病的化学药物治疗为基础，同时发挥中医药整体观念、辨证论治的特点，治疗慢性病以守方守法为基本原则，发挥中医丸、散、膏方的特点，中西医并重，取长补短，以达到"1+1＞2"的临床效果。如临床常见口服抗结核药物有胃肠道反应的患者，主要以恶心、呕吐、进食困难为主要临床表现，重者甚至不能进食，中医认为根本原因为脾胃虚弱，此时运用"培土生金"的中医理论，运用汤药、针灸等具体方法，提高患者的消化能力，以利于化学药物的顺利运用。又如，临床很多液气胸患者需要外科手术治疗，但术前营养状况差，反复低热，且抗生素运用效果不佳，达不到手术条件，运用经验方柴竹石膏汤，可达到控制体温的目的，取得较好临床疗效，为患者手术提供有利条件。这些都是中西医结合解决临床具体问题的基本例证。

结核病的中西医结合预防策略，首先根据传染病的现代医学防控策略控制传染源、切断传播途径、保护易感人群。除此之外中医防控主要从养护正气着眼，达到未病先防、已病防变的目的。未病先防，可以从养生、饮食、体育锻炼三方面着手，达到预防疾病的目的。首先是重养生，应该做到节起居，禁恼怒，息妄想，慎寒温，节饮食，戒酒色，即平时注意起居有节、作息规律、戒除烟酒、随季节及时添加衣物、预防感冒；其次是饮食，可以多饮牛羊奶、鸡蛋、冬菇等富含蛋白的食物，另外宜食白木耳、百合、山药、梨、藕、枇杷等补肺润燥生津之品，少吃油炸、煎炒等燥热之品；最后体育锻炼要适度，可以选择太极拳、八段锦、呼吸操等作为基本锻炼项目，增强心肺功能，注意循序渐进，不可过度劳累，加重体能消耗。

综上所述，中西医并重，互相借鉴，取长补短，守正创新。走中西医结合的道路，建立中西医并重的结合病防控体系，符合我国国情且切实可行，成为防控结核病的具有广阔前景的理想途径。

第二节　我国中医药防治结核病的现状与展望

中医学是"以中医药理论与实践经验为主体，研究人类生命活动中健康与疾病转化规律及其预防、诊断、治疗、康复和保健的综合性科学"，至今已有数千年的历史。中医学对结核病（中医称之为"痨病"）的认识可以追溯到 2000 多年前，公元 14 世纪前叶元代葛可久著《十药神书》，为我国现存的第一部治疗肺痨的专著，标志着中医药防治结核病逐步形成理论体系框架。近现代结核病中医药防治出现停摆，加之 20 世纪 80 年代我国结核病实施严格的定点医院管理，中医系统彻底退出了痨病防治体系，中医药防痨的理论认识及能力处于极度萎缩的状况。基于笔者团队几代人传承中医药防痨工作，就当前结核病防治领域中医药的临床状况、主要研究方向进行分析和论述，抛砖引玉，呼吁更多的中医药力量加入到防痨体系，延续发展中医药痨病理论体系，为人类健康贡献更多的中国智慧。

一、我国结核病防治的严峻形势与需要创造了中医药融入与发展的机遇

目前，结核病耐药及潜伏感染问题依然严峻，2035 年要达到 WHO 消灭结核病的目标与任务任重道远。WHO 于 2018 年 9 月 18 日发布《2018 年全球结核病报告》，据估算 2017 年全球的结核病潜伏感染人群约为 17 亿，潜伏感染率为 23%，仍是全球前 10 位死因之一。估算我国 2017 年结核病新发患者数为 88.9 万例，结核病发病率为 63/10 万，其中耐多药结核病、广泛耐药结核病的临床治愈率不高，已然成为我国最为严重的公共卫生问题之一。我国抗结核药物研发能力及基础非常薄弱，且国际新研发的抗结核上市药物被西方国际大公司垄断，使得防治成本巨大。2012 年 12 月，Bedaquiline 经美国食品药品监督管理局（FDA）批准在美国上市，这是自 20 世纪 70 年代以来，全球首个全新化学结构的抗结核上市新药，也是首个被批准用于 MDR－TB 治疗的新药。《WHO 耐药结核病治疗指南（2018 更新版）》对传统抗结核药物进行了新的界定，核心治疗药物中多为国外进口药物，如果在我国不加选择地使用，患者治疗费用将进一步大幅提高。中国防痨协会于 2019 年 10 月公布的《耐药结核病化学治疗指南（2019 年简版）》。根据我国结核病防治实践及具体情况，制定了符合我国耐药结核病化学治疗的方案，肯定了中医药参与耐药结核病治疗的作用，给中医药参与防治结核病提供了新的发展机遇。

2006 年我国启动《国家中长期科学和技术发展规划纲要（2006—2020 年）》，传染病重大专项课题结核病中医项目给我国开展中西医结合防治结核病工作提供了新的契机。重大专项课题主要围绕制定针对复治肺结核、耐药结核病（耐多药、多耐药、广泛耐药）切实有效的中医药治疗方案，在全国范围内联合攻关，以降低结核病发病率和病死率、提高治愈率为主要目标任务而开展相关的研究工作；先后由国内 3 个中医团队牵头，联合国内 50 余个结核病西医团队，开展了长达 10 余年的全国中西医联合攻关研究，为我国中西医结合防治结核病奠定了一定的基础。与此同时，中医肺病学科团队积极联合西医结核病专科团队与技术平台，扎实推进中医肺病学科和结核病学科的融合发展，推动形成一大批肺结核中西医结合防治专科领军/骨干人才和后备青年才俊，为肺结核中西医结合防治奠定了学科基础和人才储备。重大专

项的研究成果表明，基于现代结核病检测技术、诊断标准和化疗方案，中医药通过辨证论治和中医综合疗法辅助治疗肺结核，可以发挥并起到改善患者临床症状、调节宿主免疫功能和防治药物不良反应等作用，能够有效弥补西医化疗方案的不足，提高治愈率，降低病死率，是推进肺结核防控事业发展不可或缺的专业领域。结核病的中西医结合防治必将成为助力我国结核病防控体系优化提升的新模式。

二、中医药的潜力及优势

中医药理论体系对外源感染性疾病积蓄了丰富的临证施治方案与智慧。1972 年我国成功提取到了一种分子式为 $C_{15}H_{22}O_5$ 的无色结晶体，并将其命名为青蒿素。其解决了长期的抗疟治疗失效难题，标志着人类抗疟步入新纪元。以双氢青蒿素、青蒿琥酯等衍生物为基础的联合用药疗法是国际抗疟第一用药，挽救了全球特别是发展中国家数百万患者的生命，产生了巨大的经济、社会效益，为中医药科技创新和人类健康事业做出了重要贡献，基于此，屠呦呦获得了 2015 年度诺贝尔生理学或医学奖。2011 年王辰院士领衔的研究团队，在国际权威医学期刊《内科学年鉴》（*Ann Intern Med*）发表了第一篇针对中药汤剂治疗外感热病的随机对照试验研究，研究依照"同病、同证、同方、同量"的原则进行治疗，中药汤剂（银翘散、麻杏石甘汤）在缓解甲型 H1N1 流行性感冒引起的发热症状方面与磷酸奥司他韦同样有效，这是国际权威医学期刊对我国中医药学研究的认可。

2014 年北京大学循证医学中心刘建平教授团队完成的系统评价显示，中医药治疗 MDR – TB 临床研究多为在西医规范抗结核治疗方案基础上加入中药而取得了更好的临床疗效，但鲜有清晰阐释协同优效机制的报道，联合应用疗效不理想的报道更是少之又少。诸多研究显示，中医药治疗 MTB 感染/利福平耐药结核病，多具抑菌杀菌与免疫调控双重效应，且多与抗结核西药联合应用。如单味中药水车前、猫爪草、苦参、黄连等在体外均被证实有抑制 MTB 生长的作用，复方回生膏药油 30 ~ 110 mL/L 对临床多种 MTB 耐药菌株都有抑制作用。同时诸多研究表明，中药单体及复方在调控机体免疫防御系统方面具有独特的优势。黄芩苷可以抑制 Toll 样受体 2（TLR2）、TLR4、核苷酸结合寡聚化结构域蛋白 2（NOD2）的表达，抑制核转录因子（NFκB）向核内的转移，进而下调下游炎性因子 IL–1、IL–6 和肿瘤坏死因子（TNF–α）的表达，从而起到抗感染作用，而对凋亡因子无明显的影响。李华等的多中心研究发现，百合固金片辅助治疗初治继发性肺结核可调节免疫，有效改善结核中毒症状及缩短咳嗽消失时间，安全性好。有学者报道，人参皂苷通过增加自噬相关基因 7（autophagy related gene 7，ATG7）、同源结构域蛋白（Beclin-1）、自噬微管相关蛋白 1 轻链 3B（microtubule-associated protein 1 light chain 3B，MAPl-LC3B）蛋白的量，增加 LC3-绿色荧光蛋白和自噬泡诱导自噬。白藜芦醇诱导人乳腺癌细胞 MDA-MB-231 细胞凋亡，增加 LC3-Ⅱ 蛋白的量并诱导自噬。丹酚酸 B 能抑制饥饿心肌细胞自噬，从而发挥保护作用。苦参碱也可诱导人胃腺癌细胞 SGC-7901 细胞产生自噬空泡和自噬体，诱导细胞自噬，其机制与苦参碱抑制组织蛋白酶运输过程和蛋白酶的活性、抑制溶酶体蛋白酶活性、上调溶酶体的 pH 相关。槲皮素可诱导 2 种胃癌细胞系（AGS 和 MKN28）细胞凋亡，且通过抑制蛋白激酶 B（Akt）-雷帕霉素靶蛋白（mTOR）通路和激活缺氧诱导因子-1（HIF-1）信号通路从而诱导自噬。姜黄素可有效诱导巨噬细胞凋亡并杀死 MTB，且不易发生耐药。另外，中药在 MDR-TB 的治疗中也发挥着重要的作用，联合西医化疗的个体化治疗方案可攻补兼施，减毒增效。

三、前景与展望

（一）汇聚、培育、提升我国中医药防治结核病力量

中医药防痨理论和能力的发展需要大量中医、中西医结合专业的医生投入到临床实践工作，加快丰富相关的理论与实践积累；需要政策引导全国结核病临床及基层防治单位吸纳培养中医专业人才，鼓励有能力的中医医院增加结核病诊疗资质及定点诊疗单位。

（二）聚焦结核病诊治中的难点问题，持续开展临床实践与研究工作

中医学的精华与创新源泉在于医学问题的整体解决能力，可以重点针对耐药、潜伏感染、抗结核药物不良反应、无西药可用患者等当前西药结核病防治的难点问题，开展中医、中西医结合的临床实践及研究工作。同时，利用现代科学技术，科学客观地验证中医经方、古方、治则治法的确切疗效，客观公正地定位与引导中医药在结核病防治中的应用。

（三）鼓励抗痨中药研发，加快中医药融入我国防痨体系的速度

聚焦中药复方，完善临床实践—基础实验—转化推广的一体化平台构建，推动构建全国中西医联合防治结核病体系及结核病中药复方创新研发的能力建设，产出代表性中药产品，并通过示范区快速扩大应用评价，获取符合国际规范的循证数据。围绕研发高效能抗结核中药及天然组分药物，开展国际合作，输出中国方案，积极争取将中医药方案纳入 WHO 结核病防治方案。

参考文献

［1］全国结核病流行病学抽样调查技术指导组.2000 年全国结核病流行病学抽样调查报告［J］.中国防痨杂志，2002，24（2）：65–108.

［2］王巍.耐多药结核病的现状及诊断、处理对策［J］.军医进修学院学报，2006，27（6）：471–472.

［3］马屿.要重视人类免疫缺陷病毒感染/艾滋病并发结核［J］.中华结核和呼吸杂志，2000，23（11）：645.

［4］姚钦江.82 例难治性肺结核形成原因及防治对策［J］.右江医学，2004，32（5）：482–483.

［5］刚光霞，徐良珍，张秋红，等.难治性肺结核86 例临床分析［J］.洛阳医专学报，1995（2）：91–92.

［6］方药中.实用中医内科学［M］.上海：上海科学技术出版社，1999：184–185.

［7］张俊明.培土生金法治疗抗结核药物所致肝损害43 例［J］.江苏中医药，2004，25（2）：26–27.

［8］罗世伟.难治性肺结核中西医结合治疗体会［J］.四川中医，2008，26（4）：63–64.

［9］鹿振辉，张惠勇，张洪春，等.我国中医药防治结核病的现状与展望［J］.中国防痨杂志，2020，42（2）：88–90.

中 篇
肺结核病证临床研究

第三章　近代中医治疗肺结核辑要

综观近年的文献报道，对肺痨的辨证分型尚不统一。如赵泽英将肺结核分为肺阴虚、肺气虚、肺脾两虚、肺肾两虚4型；赖平芳将其分为肺阴虚、肺肾两虚，水亏火旺、肺脾同病，阴伤气耗、风热犯肺，邪热壅肺、阴虚火旺，肝郁气滞5型；中医药院校第五版教材《中医内科学》将肺痨分为肺阴亏损、阴虚火旺（肺肾阴虚）、气阴耗伤、阴阳两虚4型；《实用中医内科学》将其分为心气不足、心阴亏虚、心脾两虚、肝肾阴虚、脾肾阳虚、心虚胆怯、痰浊阻滞、血脉瘀阻8型；《临床中医内科学》则将本病分为外感风热、温毒内侵、痰浊阻滞、心血瘀阻、心气不足、气阴两虚、心脾两虚、心肾阳虚8型。邵长荣随机调查了包括各种类型的肺结核1000例，以阴阳为纲，五脏为目，从虚证分析，结果阴虚者占60.5%，而阴虚中又以肺阴虚为多见，605例中占461例（76.2%），基本符合历代不少医家认为的本病以清养肺金为常法的观点；郭晓燕等从文献研究的角度，对56篇中医药治疗肺痨的有关报道进行分析研究，从文献中筛选出肺痨辨证分型中比较公认的证型，再从公认的证型中提取证素，结论是表面耐多药结核病患者病性证素中气虚最常见，以气虚、阴虚合并火热、痰浊为主。综观各家分型，虽众说不一，但都认为本病的病机是本虚标实，本虚主要指脏腑气血阴阳亏损，标实则多指痰饮、瘀血、气滞之夹杂等。进一步做归类分析，可分为三大类型：一是实证类；二是虚证类；三是虚实错杂类。现择其要者列举如下，以供临床参考。

第一节　现代中医治疗肺结核治法举要

一、培土生金法

人体是一个统一的有机整体。脏腑之间关系密切，既相辅相生，又相互制约。脏腑病变，有本脏自病，也有他脏相累，以致影响疾病的转归预后。

生理上，脾属土，主运化，为气血生化之源；肺属金，主气司呼吸。土能生金，脾胃所化生的气血，首先上归于肺，为肺脏生理活动提供物质后援，这是相生关系。正如《医碥》云："饮食入胃，脾为营运其精英之气，虽曰周布诸脏，实先上输于肺，肺气受其益，是为脾土生肺金，肺受脾之益，则气愈旺，化水下降，泽及百体。"因此，肺气的盛衰，在很大程度上，取决于脾气的强弱，即补脾有助于益肺气。病理上，肺痨病变，痨虫侵蚀肺脏，导致肺失宣降，从而引发咳嗽，耗伤肺气，久则子耗母气，导致脾胃虚弱，正气不足，无力抗邪，导致肺痨缠绵难愈；根据虚则补其母的原则，从补脾入手治疗肺病，则为培土生金法。肺痨治疗过程并非一帆风顺，抗结核药物对结核菌具有明确的杀灭或抑制作用，但随着化学药物的长期运用，许多患者对结核药物不能耐受，出现恶心呕吐，甚至药食不进的情况，抗结核药物引起的肝肾功能失常，也严重影响结核药的顺利运用，甚至单纯结核药治疗效果差。肺痨属虚损性疾病，上述诸多情况究其原因均属于脾胃虚弱，所以培土生金法在结核病的治疗中具有广泛的运用。

临床研究表明，以中药益气扶正固本为主要原则。临床常用四君子汤化裁，对提高患者抗病能力、改善病情、提高疗效是非常有益的，可作为治疗活动性肺结核的辅助手段。临床及现代药理研究证实培土生金法配合西医治疗，对难治性肺结核、抗结核药物所致的肝损害有较好的疗效。

培土生金法临床用于治肺结核多着眼阴阳，以脏腑辨证为基础，兼顾痰湿等标实因素辨证施治。常辨证分型为脾阳不足、土不生金型，脾阴虚、虚火刑金型，气阴两虚、肺脾同病型，脾肺气虚、腠理不固型，痰湿困脾、上渍于肺型，脾有湿热、湿热袭肺型，脾有寒湿、寒湿袭肺型。常以二陈汤、四君子汤、参苓白术散、益胃汤、平胃散、沙参麦冬汤等方剂化裁论治。常用药物有黄芪、党参、茯苓、白术、苍术、陈皮、砂仁、薏苡仁、山药、沙参、麦冬、百合等。下文选取培土生金法治疗肺痨医案 7 则，供读者阅读参考。

1. 培土生金止咯血

周某，男，52 岁，教师。患肺结核 10 余年，每年夏秋之交咯血，此次咯血量达 200 ~ 300 mL，在县医院住院，经输血及用肾上腺色腙、垂体后叶素等药对症治疗后，出血量减少，但痰中血丝持续半月余。

初诊为阴虚肺燥，以百合固金汤养阴清肺，服药 5 剂未效，反觉口淡乏味，食欲骤减，精疲力尽，动则喘息，舌质淡，苔少津，脉细弱。

忆五行学说中，土能生金，脾与肺属母子关系，故以培土生金为法，重在调理脾胃，选参苓白术散化裁：白参 10 g（另煎）、云苓 15 g、白术 15 g、扁豆 20 g、山药 20 g、白莲 15 g、白及 15 g、仙鹤草 15 g、陈皮 6 g、大枣 6 枚、炙甘草 6 g，5 剂后患者自觉精神爽快，食欲渐增，痰中无血丝。于上方续服 20 余剂，病情稳定，照常上班。

2. 渗湿醒脾镇咳嗽

王某某，女，45 岁，1993 年 3 月 11 日初诊。咳嗽 2 周，咳声重浊，痰黏腻难咳。诊见形体偏胖，头身倦怠，舌苔白腻，脉濡滑。曾自服抗生素未效。做胸部透视诊断为左上肺结核。证属痰湿困脾、上渍于肺。治以渗湿醒脾。方药：半夏、茯苓、苍术、厚朴、杏仁、贝母、桑白皮各 10 g，党参 20 g，陈皮、甘草各 6 g。每日 1 剂，水煎服，5 剂后咳嗽痰少，纳谷渐增，上方加麦冬、百合各 15 g，更进 4 剂而安。

3. 祛瘀温脾止咯血

丁某某，男，52 岁，1995 年 4 月 15 日初诊。患肺结核 9 年，断续服抗痨西药，病时重时轻。近 1 个月来，咯血量多，血色淡红。诊见咳嗽无力，气短声低，胸痛如刺，肢冷畏风，喜热饮，纳呆，便溏，舌体淡胖紫气、苔薄，脉细数无力。证属脾阳不足、血失统摄、肺气被遏。治以健脾温中、活血止血。方药：党参、黄芪、熟地各 30 g，白术、茯苓、当归、三七、仙鹤草、川芎、白芍各 10 g，炮姜 3 g，白及 15 g，炙甘草 8 g，每日 1 剂，水煎服。7 剂后咯血、胸痛、咳嗽、肢冷诸症明显改善，再进 7 剂，皆瘥。

4. 滋阴补脾退潮热

孙某，男，30 岁，1993 年 12 月 2 日初诊。午后低热半年余，体温在 37.6 ~ 38.2 ℃波动，偶有干咳，渴不欲饮，纳谷少思。诊见面色㿠白，形体消瘦，腹胀肠鸣，舌淡、苔剥少津，脉沉细无力。虽多次胸部透视均未发现病灶。CT 示两肺尖部可见小片状活动性结核病灶。证属气阴两虚、肺脾同病。治以补脾助肺、益气养阴。方药：党参、沙参、黄芪各 30 g，百合、茯苓、白术各 10 g，银柴胡、青蒿、地骨皮各 12 g，黄芩、知母、贝母各 9 g。每日 1 剂，水煎服。进 3 剂后潮热即退，续服 6 剂巩固疗效，未见反复。

5. 益气健脾止盗汗

黄某某，女，39 岁，1994 年 10 月 20 日初诊。因右上肺结核而行肺叶切除术 2 月余，一直夜寐盗汗不止。诊见口干苦欲饮，心慌，气短，面色无华，纳少,神疲乏力,舌质淡、苔薄,脉细数。曾服补肺敛汗之剂无效。证属肺脾气虚、腠理不固。治以健脾益气、固表敛汗。方药:黄芪、党参、牡蛎各30 g,防风、陈皮、五味子各6 g,白术、薏苡仁、麦冬、麻黄根、浮小麦各10 g。每日1剂,水煎服。进6剂盗汗即止,烦渴、气短、心慌等症状消失。

6. 常规化疗难治结核

韩某,女,46岁。2004年6月15日初诊。患者肺结核住院治疗3个月,临床症状缓解,X线胸片显示结核病灶无明显吸收,药敏报告不耐药,出院后继续门诊治疗,3个月后复片依旧。患者要求中医治疗,见其面色萎黄,纳差,稍多食则脘痞不适,大便时干时稀,小便调,舌淡苔白腻、有齿痕,脉缓无力。辨证为脾虚不运、聚湿生痰犯肺,以参苓白术散化裁:泡参(南沙参)、茯苓、薏苡仁、扁豆、麦芽各30 g,白术、陈皮、神曲各15 g,砂仁、木香、佩兰、法半夏各10 g。治疗半月,饮食转佳,大便调,改为每周2剂中药调理脾胃,维持原西医化疗方案不变,继续治疗9个月而愈。

7. 滋生健脾理虚损

李某,男,31岁,已婚,1981年3月27日初诊。因咳嗽、潮热、盗汗、痰中带血丝、遗精6年而就诊。患者自1975年2月起,常有咳嗽、吐痰并带血丝,劳则气短,动则汗出,午后低热,遗精频作。经X线断层摄片,诊为右上肺结核并有3 cm×2 cm空洞。近3年来除上述症状外,又出现腹痛绵绵,大便溏薄,日行5~6次,纳呆。经用各类抗痨药物(链霉素、异烟肼、利福平等)治疗亦无效,故求中医治疗。患者形体消瘦,肌肤甲错,面色㿠白,两颧发红,咳声低怯,痰中有血丝,饮食少进,腹痛便溏,遗精失眠,呼吸短促,六脉细数无力,舌质淡红苔白。根据临床表现,咳嗽,痰中带血,潮热盗汗诊断肺痨无疑,后又腹痛便溏,食纳不佳,证属子病犯母、肺脾同病,治宜培土生金、以资化源。方选资生丸,因方中黄连对结核杆菌有抑制作用,故将其用量加至60 g,作散剂,每次15 g,水煎2次,合为一处,每早晚饭后半小时服之,服至3个月后诸症皆有转机,饮食增加,腹痛便泻消失,咳嗽、痰中带血,潮热盗汗,遗精明显减轻。持续服药至1982年3月16日,历时1年多X线断层摄片肺部空洞已缩小1/2。脾虚证消除后,又服补天大造丸1年多,肺痨基本告愈。

二、活血化瘀法

（一）病因病机探讨

纵观现代文献，关于肺痨血瘀证的病因病机多着于眼虚、瘀两端，可总结为肺痨久病必虚，久病必瘀，阴虚致瘀及因瘀致虚。如袁宝瑞较为全面地论述了瘀血与痨虫、阴虚、气虚及阴虚火旺等一系列病理联系："……瘀血既停，痨虫得以依附，据为巢穴，始能滋生蔓延；瘀血不去，新血不生，真阴不得滋长，遂致阴虚日甚，诸症蜂起；瘀血阻滞，百脉不得朝肺，肺气日衰，故多气阴两虚之证；瘀血不去，新血不得归经，已损之肺络不得愈合，故有咯血、痰中带血之症；瘀血阻滞，肺气不得肃降，心肾不得相交，津液不得上布，故有咳嗽、心烦、失眠、遗精、咽干、口燥等症；且肝经血滞，木失条达，郁而化火，反侮肺金，致使君相火旺，诸症加重……"

（二）证候特点

瘀血型肺痨多表现为胸部刺痛、咳痰咯血、舌质紫或有瘀斑瘀点或舌下静脉曲张、脉沉涩等症。袁宝瑞认为肺痨瘀血临床多表现为两寸沉芤，或右寸沉伏，或寸脉略芤，余脉弦虚而洪，细数之脉很少出现。两寸沉芤乃上焦瘀血阻滞、脉道不通所致，芤脉亦为瘀滞不通，不能连续。

（三）辨证要点

一般而言：肺结核早期（播散期），或患者出现咯血时，慎用或忌用本法，可在辨证的基础上加用止血药如三七、白及等。待咯血症稳定后，可根据病程的长短、病情的轻重、阴虚血瘀的轻重，来选择养阴益气和活血祛瘀的主次，如体弱者选以滋养肺阴为主，体壮实者可选以活血祛瘀为主，病情久者可加养血活血之品如丹参以祛瘀生新。活血药的用量宜由小到大。

梁东云认为瘀血型肺痨多表现为胸部刺痛、咳痰咯血、舌质紫或有瘀斑瘀点或舌下静脉曲张、脉沉涩等症。顺"瘀血不去，新血不生"之理，可大胆使用活血药，若配合三七粉口服，疗效更佳。三七不但有止血而不留瘀、化瘀而不伤正之功，还兼能补血治疗血虚，对于虚寒之体用之最当。对于肺痨咳痰、咯血患者，当慎用或不用桔梗、半夏等宣发升散类药，以防其温燥伤阴。

（四）运用举例

1. 活血化瘀法治疗耐药结核病

上海中医药大学附属龙华医院邵长荣先生认为肺痨单纯使用养阴清肺法辨证治疗，虽然可以缓解症状，但对痰菌转阴和病灶修复的效果却不明显。结合久病必瘀的理论，以及肺结核病灶呈纤维增殖和干酪样坏死的病理表现，最终定下了"清肺、杀虫、行瘀"的治疗原则，创研了"芩部丹"，用于治疗已产生耐药性的慢性空洞型肺结核复治病例，取得了较好效果。

贡佳平等认为结核病治疗时间长，化学药物治疗不良反应大，易产生耐药，因而给患者造成很大的痛苦和负担。对肺结核球和大块干酪样病变，因其病理结构特殊，一般常规治疗更难奏效。笔者根据"当机体免疫力强，细菌繁殖被抑制时，不易产生耐药"的医学原理，结合"正气存内、邪不可干"的中医理论，采用西药杀菌，中药补虚，提高免疫力，并逐渐加大中药所特有的活血化瘀之力，软通病变处的坏死干酪血管，逐瘀生新，并可使西药杀菌之力直达病所，中西药合用，疗效显著。在常规抗痨治疗基础上，以补虚化瘀立法，用月华丸化裁治疗肺结核患者 21 例，结果 18 例结核患者经 2～4 个月的治疗而愈。2 例肺结核球患者与 1 例大块干酪样病变患者最长也只用了 6 个月就痊愈了。以上患者摄片示病灶吸收，痰检（－），后均给予 INH＋RFP 继续服用 2～3 个月，随访 2 年无复发。

2. 活血化瘀法治疗慢性纤维空洞型肺结核

李禾等也认为慢性纤维型空洞型肺结核中医病理基础为血瘀及气阴两虚，运用活血祛瘀法治疗慢性纤维型空洞型肺结核 10 例，辨证分为血瘀阴虚型和血瘀气虚型两型。①血瘀阴虚型：症见面色晦暗，胸痛，消瘦，潮热盗汗，咳嗽，气促，咳痰，痰中带血丝色暗，舌暗见瘀点，少苔，脉细涩。治宜活血祛瘀、滋阴养肺。方药：丹参、赤芍、没药、百部、郁金、桃仁、百合、白及、桔梗、黄精、麦冬、龟板。②血瘀气虚型：症见面色㿠白，气促气短，胸痛，神疲乏力，咳痰，痰中带血丝，形体稍胖，纳差，便溏，舌淡胖边见瘀点，苔薄白，脉沉细。治宜活血祛瘀，健脾益气。方药：丹参、赤芍、没药、当归、桃仁、黄芪、太子参、怀山药、百部、百合、白及。结果显示多种活血祛瘀药对结核菌具有中等度的抑菌作用，促进吞噬细胞的吞噬功能，利于增殖包块的吞噬消化。活血养阴益气并用，有"祛邪而不伤正"的作用，对促进增殖性病灶的消除和吸收起到很好的协同作用。

3.病案举例

（1）血府逐瘀汤案

案一：张某，男，42岁，1999年6月18日初诊。

咳嗽，痰中带有血丝，伴右侧胸胁疼痛1个月。患者肺痨反复发作3年，服用大量抗痨药物治疗无效。刻诊：身体消瘦，面白颧红，日晡潮热，夜寐不安，食欲不振，小便赤，大便干。舌质红，尖边有小赤点，舌苔薄黄，两寸脉独沉，右寸更甚，余脉虚洪。证属上焦瘀血、阴虚火旺。治宜活血祛瘀、育阴泻火。方药：生地黄20g，当归12g，桃仁12g，红花12g，黄芪15g，赤芍药12g，牡丹皮12g，桔梗10g，三七粉（冲服）6g，白及12g，百合15g，炙鳖甲30g，甘草6g。水煎服，每日1剂，连服3剂。

二诊：药后胸痛舒缓，咳嗽亦减，痰中仍有少量血丝，发热转轻，夜能入寐，脉仍两寸较沉，余脉虽虚而不洪。此瘀血已去、真阴来复之兆。原方加银柴胡、地骨皮各12g，再服4剂。

三诊：潮热已退，夜卧甚安，食欲有增，精神爽，二便通调，咳嗽轻微，痰中血丝亦尽。两寸脉由沉转起，余脉虚静。舌红苔薄，赤点已无。心情不畅，急躁后仍有发热，原方去三七，加白芍药20g，再进4剂。

四诊：诸症悉除，体重增加，能外出活动，言谈有力。寸脉略沉于他脉，且有缓象。瘀血已去，真阴渐复，宜丸剂善后调理。方药：白及120g，百合120g，鳖甲240g，沙参120g，麦门冬120g，为末，炼蜜为丸，每次10g，日服2次，长期服用。6个月后行胸部X线检查，病灶已钙化，痊愈。

按语：活血祛瘀以血府逐瘀汤为主，补肺滋阴以白及、百合为主，根据兼证加减治疗。白及甘寒而涩，有补肺生肌、收敛止血之效，对肺络损伤之愈合颇为满意；百合甘淡微寒，有润肺止咳、清心安神之功，其色白入肺，故补肺之损伤甚合。袁氏常以此二味为散，长期服用，治疗肺痨多效，简便价廉，优于西药抗痨药物。肺痨的脉象多数医籍记载为细数、虚数、虚洪等，而笔者临床观察当用活血化瘀治疗之后，症状改善，脉象渐复，说明应用活血化瘀治疗肺痨确有疗效。

案二：尹某，男，50岁，以双肺浸润性结核收入院。患者咳嗽胸闷，间断咯血，右胸刺痛，伴夜间低热、双膝以下发凉，舌质暗边有瘀点，苔薄白，脉沉涩。辨证为瘀血内阻，治以活血化瘀、温经通络。用血府逐瘀汤加减治之。方药：桃仁6g，红花12g，当归12g，川芎9g，熟地9g，白芍

18 g，牛膝 9 g，延胡索 12 g，白芷 15 g，肉桂 6 g，三七粉 3 g（冲），川贝母 12 g，炙甘草 6 g。水煎服，每日 1 剂，早晚分服，服药 6 剂，诸症皆除。

按语：瘀血型肺痨多表现为胸部刺痛、咳痰咯血、舌质紫或有瘀斑瘀点或舌下静脉曲张、脉沉涩等症。顺"瘀血不去，新血不生"之理，可大胆使用活血药，若配合三七粉口服，疗效更佳。三七不但有止血而不留瘀、化瘀而不伤正之功，还兼能补血治疗血虚，对于虚寒之体用之最当。对于肺痨咳痰咯血患者，当慎用或不用桔梗、半夏等宣发升散类药，以防其温燥伤阴。

（2）桃红四物汤案

陈某，男，39 岁，教师。间歇性咳嗽、咳痰、乏力月余，发烧半个月。X 线胸片示双肺弥漫性粟粒状影，细菌学检查痰结核杆菌培养阳性，确诊为初治活动性肺结核。抗痨强化阶段给予异烟肼（INH）0.3 g/d，利福平（RFP）0.45 g/d，乙胺丁醇（EMB）0.75 g/d，链霉素（SM）0.75 g/d 治疗，自觉症状逐渐改善消失，1 个月后痰菌培养转阴，3 个月后复查胸片，肺内病灶未见吸收。患者心情不佳，纳差，无其他不适症状及阳性体征，舌红苔薄，脉弦细数，证属痰湿凝滞、气血失畅，治以调理气血、化瘀行滞。方用桃红四物汤加味（基础方加怀山药、陈皮）配合化疗促进肺内病灶吸收，原抗痨用药不变，强化期延长，其中链霉素改为间歇用药，共服中药 60 剂后复查胸片，肺内病灶吸收 2/3 以上，伴随症状亦消除，巩固治疗阶段停中药按原定方案停链霉素，继续异烟肼、利福平、乙胺丁醇治疗。

（3）百合固金汤化裁治疗咯血

刘某某，女，35 岁，1992 年 4 月 5 日初诊。患肺痨 5 年余，反复咯血 2 年。每于咯血时服用百合固金汤加用止血药方能见效，近 3 个月来咯血频频，多方治疗效果不显，前来求诊。诊见：面色苍白，两颊潮红，午后发热，夜间盗汗，手足心发热，口唇发绀，心烦气短，咯血量少，呈暗红色，痰中夹有血块，舌红少苔，脉细涩。辨证为肺阴虚灼络，离经之血瘀阻肺器，阻塞肺道，血不归经；证属肺阴虚兼瘀证，治以滋阴通脉、活血止血。方用百合固金汤加丹参、桃仁、红花、川芎、花蕊石。服 3 剂咯血立止，再继服百合固金汤加黄精、丹参 30 剂，咯血未发，配合西医抗结核药治疗 1 年后肺痨痊愈。

（五）常用方药

（1）月华丸加减：天冬、麦冬各 10 g，生地、熟地各 15 g，山药 15 g，百部 20 g，百合 15 g，夏枯草 20 g，沙参 15 g，煅牡蛎 30 g。

（2）桃红四物汤加味：当归、生地、白术、党参各 12 g，赤芍、川芎、桃仁、红花、夏枯草、百合、茯苓、柴胡、桔梗、枳壳、甘草各 10 g，丹参 15 g。

（3）血府逐瘀汤化裁：桃仁、红花、甘草、赤芍、桔梗、百合、白及、百部。

（4）芩部丹颗粒：黄芩、百部、丹参。

（5）痨康汤（长沙市中心医院）：南沙参 12 g，北沙参 12 g，麦冬 10 g，党参 10 g，地骨皮 20 g，猫爪草 20 g，炙百部 15 g，制黄精、炒黄芩 12 g，白及 10 g，百合 12 g，生黄芪 12 g，失笑散（包煎）10 g，泽漆 12 g。每日 1 剂，水煎，早晚分服。

（6）自拟结核方（长沙市中心医院）：黄精、百合、百部、白及、白芥子、前胡、田三七、丝瓜络、知母等。

三、调和营卫法

营卫即阴阳调和的一个层面，《伤寒论·平脉法》言："寸口脉缓而迟，缓则阳气长，其色鲜，其颜光，其声商，毛发长。迟则阴气盛，骨髓生，血满，肌肉紧薄鲜硬。阴阳相抱，荣卫俱行，刚柔相得，名曰强也。"论荣卫协和的脉象。对于肺痨的治疗，现代医家也多有着眼营卫论之者。如徐氏认为，调营卫盖阴阳为人体养命之源，阴阳调和，则百病不生。若肺气虚，其阴必然不能与之协和，所以肺病往往出现寒热似疟者，为之多见，审其乃为营卫不和，非他疾所及，当须调和营卫。予以人参黄芪五物汤，先其时服，意在寒热未起之前服下，以达调和阴阳之目的，每每用之无不奏效，至于其他兼症不难而解。兹举两案以例证之。

1. 案一（徐恕甫）

占某，50 岁，西医检查诊断为肺结核空洞。住院 6 年无法解决，身形消瘦日甚一日。兹诊脉来细弱，面色白无血泽，口淡不知味。此阴阳两虚之证，首先补肺体、宣肺气，以解肺疾之苦。生黄芪 9 g，高丽参 4.5 g，川贝母 6 g，广橘络 6 g，川郁金 6 g，马兜铃 4.5 g，苏梗 6 g，法半夏 6 g，旋覆花 4.5 g（布包），广三七 2.5 g，粉甘草 3 g，生姜 3 片，红枣 3 枚，枇杷叶 6 g。

二诊：上方 3 剂，自述颇好，痰不黄，胸痛减，但脉象细缓，上方再服 3 剂，加干姜 4.5 g 以温之。

三诊：两进上方，效力显著，痰少不黄，胸痛轻微，诊之脉右缓，左有弦象，嘱其勿以病为念，仍服上方 2 剂。

四诊：上方续服 2 剂，胸痛全消，而脉象仍未转变，四肢厥逆，口淡无味，多汗，改桂枝黄芪加味为主，桂枝尖 6 g，生黄芪 9 g，贡白术 6 g，广橘红 4.5 g，旋覆花梗 4.5 g，炒白芍 4.5 g，高丽参 4.5 g，煅牡蛎 9 g，白蔻仁 4.5 g，粉甘草 3 g，干姜 3 g，红枣 3 枚。

五诊：上方续服 3 剂，自述肺病已愈，无不适之处，转侧自如，唯脉未变，肢仍厥逆。拟原方加附子、白蔻仁、干姜以温之。

六诊：服黄芪五物增其制，自述病已治愈，精神谷食俱佳，面色亦改变，四肢温，无须服药。经无毒治病十衰其九，其予以谷食滋养之，不必服药。

2. 案二（章次公）

马某，男。

凡以似疟非疟为主诉者，最不可忽视。有不少温病初起如疟状，盖从少阳开始发病者也。患者今年曾 2 次痰中带红，面容清瘦，舌光剥，脉虚数，畏风自汗，食少便溏，则又是一种情况。予仲景黄芪建中汤加补阴药。

炙黄芪 12 g，杭白芍 12 g，川桂枝 2.4 g，干地黄 12 g，麦冬 9 g，阿胶珠 9 g，侧柏叶 9 g，仙鹤草 15 g，清炙草 2.4 g，生姜 3 片，大枣 5 枚，饴糖 9 g（烊冲）。

按语：肺病日久，阴伤及阳，以致卫阳不固，而恶风自汗，脾气不振而食少便溏。用黄芪建中汤加补阴药，是阴阳兼顾，即阳生阴长，劳损得复。黄芪建中汤仲景本治虚劳里急不足之症，后人一见痨瘵概予养阴，殊不知有此症即用此方，温建中焦也是治疗劳损的一大方法。

第二节　现代中医辨证论治肺结核举要

一、辨证分型

（一）辨证分型

1. 分型一

赵泽英对 100 例肺结核进行了初步的分型及治疗。

肺阴虚：咳嗽少痰或咯血，咽喉干痒或声音嘶哑，身体消瘦，舌红少津，脉细无力。二冬二母汤：天冬、麦冬、知母、贝母。方中重用二冬，口干舌燥加入沙参、百合、生地，咳嗽甚者加用百部、紫菀、款冬花。

肺气虚：咳嗽无力，气短懒言，声音低微，出汗，面色㿠白，舌淡嫩，脉虚弱。补肺汤：党参、黄芪、熟地、五味子、紫菀、桑白皮。方中重用党参、黄芪。

肺脾两虚：气短咳嗽有痰，胸闷纳呆，神疲乏力，语言低微，面色㿠白，舌淡脉细数。四君子汤：党参、云苓、白术、甘草，加山药、薏苡仁甘淡益脾，五味子摄纳肺气。

肺肾两虚：咳嗽咳痰，咽发干，五心烦热，盗汗，腰膝酸软，舌红，脉细数。四君子汤加金水六君煎：熟地、党参、云苓、白术、陈皮、黄精、山萸肉、泽泻、五味子。

其中肺阴虚型 54 例，肺气虚型 8 例，肺脾两虚型 14 例，肺肾两虚型 24 例。

2. 分型二

赖平芳等对肺结核患者分两期三型进行辨证论治，同时配合化疗。

早期：阴虚为主，根据患者具体情况辨证施治，用沙参、麦冬、天冬、生地、熟地滋阴润肺，配百部、獭肝杀虫，山药、茯苓甘淡补脾益阴，川贝母化痰止咳，桑叶、菊花疏风清热，阿胶、三七活血止血养阴，配制丸剂，用于潮热、盗汗、五心烦热、干咳少痰，或痰中带血等早期症状的患者。

中晚期：肺肾两虚，水亏火旺，虚火内灼，而骨蒸潮热，腰膝酸软，头晕耳鸣，男子遗精，女子闭经，形体消瘦，呛咳气急，时时咯血，舌质红，苔光剥或薄黄少津，脉沉细无力。用炙龟板、冬虫夏草、五味子、胡黄连、银柴胡、百合、山萸肉、玄参、桔梗、当归等配伍，以补肺益肾、滋阴降火。

肺脾两虚型：脾为肺之母。肺部有疾，必致肺脾同病，出现阴伤气耗，咳嗽声低气短，咳吐血痰，乏力消瘦，面色萎黄，纳差便溏等，用党参、茯苓、白术、炙甘草、干姜、大枣、黄芪、陈皮、肉豆蔻、川贝母、知母、百部配伍，治疗病程较久、病灶活动、全身症状较重、影响消化功能的肺脾两虚患者。

邪热壅肺型：肺结核患者素体多虚、抵抗力低下。除自身症状外，又易合并其他感染，而出现一些急性发热症状，中医称之为风热犯肺或邪热壅肺，常见症状为发热，气喘息粗，痰色黄稠，甚则咳吐脓血腥臭痰，治疗上以黄芩、知母、黄柏、夏枯草、鱼腥草、蛤蚧、地骨皮、三七、瓜蒌、阿胶、炙龟板等，配伍汤剂，在结核病合并感染时服用。以清热化痰，固本杀虫，标本兼治，重在治标，因有苦寒治标药，以清肺中郁热，一般不宜长久服用，以免碍胃，损伤正气。

肝郁气滞型：结核病阴虚者居多，由于阴虚火旺，往往出现气机紊乱引起肝郁气滞的表现，从现代医学角度讲，肺结核是机体内慢性器质性病变，其病灶不断地向大脑皮层发出不良刺激，使中枢神经紊乱，患者情绪发生改变，出现经气不利，胸闷，情绪抑郁，或烦躁易怒，头昏眼花，女性患者多见乳房胀满、疼痛或窜动作痛、月经不调等症。用柴胡、黄芩、栀子、香附、佛手花、檀香、枳壳、党参、大枣、百部等配伍，以疏肝解郁、理气健脾，用于肺结核合并肝郁症患者。

3. 分型三

张映池对肺痨分为三型进行辨证论治。

阴虚劳热型：症见阴分亏损已久，肺虚有痰，咳嗽劳喘。舌质红而少津，脉象虚数。治则：养阴清热、补气止咳。方药：参麦散，人参、麦冬、生山药、清半夏、牛蒡子、苏子、杭芍、甘草。

气阴两虚型：症见阴虚潮热，热则汗出，肺气已虚，外卫不固，津液外泄为汗，汗不止则液愈伤。舌质淡，脉细而数。治则：益气固表、养心敛汗。方药：黄芪、白术、炙甘草、麦冬、五味子、青蒿子、白薇、煅牡蛎、煅龙骨、淮小麦、糯稻根。

阴虚火旺型：症见骨蒸潮热、汗出、咳嗽、咯血，肝火偏旺，致阴虚灼伤肺络，见咳痰带血或症见纯血鲜红，经久不止；舌红绛而干，脉细数而弦。治则：滋阴壮水、活血止血。方药：月华丸加味（天冬、麦冬、熟地、山药、百部、沙参、川贝、阿胶、茯苓、三七）。

阴虚火旺，若症见肝火偏旺，阴虚灼伤肺络，咳嗽带血，或纯血鲜红，经久不止，可用泻白散合黛蛤散加味。黛蛤散清肝化痰，泻白散清肺热，麦冬养肺阴，黛蛤平肝火，又因阴伤日久，必有留瘀，故用桃仁、赤芍等活血化痰，大黄推陈出新。

病案举例：

患者，男，70 岁，患肺结核合并肺不张，在本院结核门诊服抗痨药 1 年停药，痰菌由菌阳转菌阴，胸片显示两肺大部分纤维硬结。左肺上呈损毁改变，停药后身体消瘦，经常反复感染。症见潮热、咳嗽、痰中带血，偶有咯血量多。脉细数，舌红绛而干。考虑久病阴虚内热，灼伤肺络，致咯血。治以滋阴壮水、清肺止血。方药：月华丸加味，麦冬、天冬、生地、熟地、沙参、贝母、丹皮、百部、白芍、山药、茯苓、阿胶、三七。

上药3剂后，咯血量少，潮热渐退。又以养阴清肺丸加服三七片，数日后，咳嗽见轻，咯血停止。至今2年未见咯血。

二、病证结合专方专药

着眼主症咳嗽、咳（咯）血、发热、盗汗，辨证论治，突出整体，积极探索。

1. 咳嗽

阴虚火旺：呛咳少痰，或黄痰黏稠，痰中带血，气短咽干，五心烦热，盗汗，骨蒸潮热，心烦失眠，舌红少津，脉细数。治以滋阴清热、润肺止咳。方用清金保肺汤。

肺气虚（气阴两虚）：短气不足以息，干咳少痰，痰中带血，咳声无力，语言低微，恶寒自汗。口燥咽干，咳痰多泡沫，舌质淡苔薄白，脉细弱。治以养阴清肺、益气止咳。方用养阴清肺汤加减。

痰浊蕴肺：咳嗽痰多，黏稠不爽，甚则咳引胸痛或兼有恶心呕吐，胸脘痞闷，舌苔白腻，脉滑。治以健脾燥湿、化痰止咳。方用二陈汤、三子养亲汤。

外感咳嗽：咳嗽稀薄，胸闷喘息，或有发热汗出，头痛鼻塞，咽干而病，口不渴，舌苔白滑，脉浮或浮缓。治以宣肺散寒、化痰止咳。方用止嗽散加减。

2. 咳（咯）血

（1）分型一

心火燔灼：血如泉涌，身热便秘，小溲赤少，舌红，苔厚腻，脉弦数。治以泻火祛瘀，方用大黄泻心汤。

阴虚火动：咳呛痰血，或小量咯血，治以清热祛瘀，方用十灰丸。

用药4～6剂即可止血。

（2）分型二

阴虚火旺：咯血反复，痰中带血，量少色暗，伴有咳嗽无力，自汗盗汗，五心烦热，颧红潮热，食少消瘦，舌红无苔，脉细数。治以滋阴降火、润肺止血。方用百合固金汤、十灰散加减。

风热伤肺：喉痒咳嗽，痰中带血或纯血鲜红，兼有头痛发热，口干咽燥，舌红，苔薄黄，脉浮数等。治以清疏风热、润肺宁络止血。方用桑杏汤、四生丸加减。

肝火犯肺：咯血纯红，血出如泉或痰中带血，平素咳痰不爽，痰质黏稠，伴有胸胁引痛，烦躁易怒，便秘溲赤，舌红苔薄黄，脉弦数。治以清热解毒、凉血止血。方用十灰散、犀角地黄汤加减。

3. 发热

（1）分型一

肝胆偏亢：发热起伏大，便秘，舌红，苔薄黄，脉弦数。治以平肝潜阳。方用清骨散。

阴虚内热：潮热、神疲、盗汗、咳嗽，舌红，苔薄白，脉细数。治以益气清热。方用加减黄芪鳖甲散。

气血两虚：乍寒乍热，少气不足息，舌红，面色㿠白，脉细无力。治以甘温除热。方用人参养营汤加减。

结果：在 17 例潮热患者中，14 例使用清骨散，其中，有效者 12 例；其中体温在 37 ~ 38 ℃者 10 例，药后 6 例体温恢复正常，4 例体温改善，降低 0.50 ℃左右，有效率为 100%。体温在 38 ~ 39 ℃者 7 例，药后症状改善者 3 例，无变化者 4 例，有效率为 42%，对虚性低热的潮热疗效较好。

（2）分型二

阴虚火旺：骨蒸劳热，日晡较剧，两颧红，手足心热，失眠多梦，口渴心烦，痰中带血，急躁易怒，大便秘结，舌红苔黄，脉弦数。治以清阴分之内热，退虚劳之骨蒸。方用清骨散加减。

阴虚内热：低热日久不退，唇赤颊红，日晡潮热，骨蒸盗汗，五心烦热，舌红少津，脉细数。治以滋阴清热。方用秦艽鳖甲汤加减。

气血两虚：潮热气短，形体羸瘦，神疲乏力，四肢倦怠，面色不华，饮食减少，骨蒸潮热，五心烦热，口干咽燥，舌红少津，脉细数无力。治以补阴阳、益气血、清痨热。方用黄芪鳖甲汤加减。

4. 盗汗

（1）分型一

上海市第二结核病院徐氏等在 60 年代将盗汗分三型进行治疗。

气虚不敛：烦热盗汗，口不渴，苔薄白，脉细。治以益气收敛。方用加减牡蛎散。

阴虚内热：烦热盗汗，口干燥，舌红，脉数。治以养阴清热。方用当归六黄汤。

卫阳不固：汗出恶风，或汗出甚多。治以益气固表。方用玉屏风散。

结果显示加减牡蛎散和当归六黄汤止汗的疗效都很好，平均服 3～4 剂即可显效。

（2）分型二

熊氏辨证分型治疗肺结核汗证 30 例，分三型。

阴虚火旺型：夜寐盗汗，心烦口渴，咳嗽少痰，失眠多梦，骨蒸潮热，形瘦颧红。舌质红绛少津，脉细数。治以滋阴降火，敛阴止汗。方用当归六黄汤。

肺气虚损型：久病体弱，汗出畏寒，动则亦甚，面色㿠白，易感冒。舌淡、苔薄白，脉细弱。治以益气固表、收敛止汗，方用玉屏风散加减。汗多者加麻黄根、浮小麦、煅牡蛎止汗敛阴。

气阴两虚型：肺痨日久，盗汗自汗，咳嗽，潮热颧红，神疲气短，倦怠乏力。舌质光红、苔薄或剥，脉细数无力。治以益气养阴。方用百合固金汤加党参、黄芪。汗多者加龙骨、牡蛎、五味子、浮小麦以止汗敛阴。

以上三型均可根据临床证情加百部、白及、黄连等。

结果显效 15 例（占 50%）；有效 13 例（占 43.3%）；无效 2 例（占 6.7%）。总有效率为 93.3%。

病案举例：

刘某，男，41 岁，工人，1988 年 4 月 10 日入院。入院诊断为Ⅲ型肺结核进展期。自述肺结核病史已有 3 年，曾于 1985 年 3 月在外院住院治疗。本次入院诉盗汗、自汗不止已半月余，动则自汗亦甚，咳嗽咳痰，神疲乏力，纳差。诊查：面色㿠白，舌淡、苔薄白，脉细弱。中医辨证属气阴两虚，治宜益气养阴，固表止汗，方用百合固金汤加党参、黄芪。首服 4 剂，症状有所缓解，继服原方重用黄芪，加浮小麦、麻黄根，4 剂，汗出有明显减轻，尚有自汗表现，原方又服 4 剂，诸症消失，汗止。守原方 4 剂，巩固疗效。

（3）自拟补虚敛汗方

笔者以自拟补虚敛汗方对气阴两虚型盗汗患者进行治疗。

症状：自汗盗汗并见，咳嗽无力，潮热颧红，常伴恶风、畏冷、食少、腹胀，神疲气短，倦怠乏力。舌红、苔剥或舌质淡，边有齿印，苔薄白，脉细弱而数。

病机：肺痨日久，阴伤气耗，肺脾同病，气阴不足，肺卫不固，阴液失藏，营卫失和，则自汗与盗汗并见而成本证。

治法：益气养阴、敛汗固表。

方药：自拟方党参 20 g，炙黄芪 10 g，煅牡蛎 15 g，麦门冬 20 g，白术 10 g，茯苓 20 g，沙参 15 g，五味子 10 g，麻黄根 10 g，浮小麦 10 g，甘草 5 g。

病案举例：

李某，男，27 岁，2010 年 5 月 17 日初诊。患者盗汗、自汗 1 月余，寐则汗出，汗湿衣被。白天不活动亦可见自汗，或食则见额头汗出。另见双下肢红斑，颜色较暗，按之疼痛，压之不褪色。咳嗽日久，无痰，不伴发热，饮食、二便、睡眠均可。脉细无力，舌质红、苔薄黄，舌下瘀络。胸部 CT 示右上肺条索状、结节状阴影。西医诊断：①继发型肺结核；②结核结节性红斑。中医诊断：肺痨，证属气阴不足，营卫不固，兼有瘀血阻络。治则：滋阴补气敛汗，兼活血通络。方药：炙黄芪 20 g，白术 10 g，太子参 10 g，麦门冬 20 g，生牡蛎 20 g，浮小麦 10 g，生地 10 g，当归 15 g，桃仁 8 g，红花 8 g，怀牛膝 10 g，丹参 15 g，甘草 5 g，麻黄根 10 g，地骨皮 10 g。

二诊（2010 年 5 月 24 日）：药后患者盗汗、自汗症状减轻，偶有双下肢困胀无力，久治久坐则腿脚发凉。脉细，舌质红，苔薄黄。舌下瘀络，上方加用川芎 5 g 以行气活血。

三诊（2010 年 5 月 31 日）：药后患者盗汗、自汗症状较前减轻，上方稍作调整，炒白术的用量加至 20 g 以健脾化湿，太子参的用量加至 20 g 以使气阴双补。继服 7 剂。

四诊（2010 年 6 月 7 日）：药后患者盗汗、自汗症状较前明显减轻。双下肢困胀无力较前缓解。脉细，较前有力，舌红，苔薄黄，舌下瘀络较前减轻。效守前方，续进 7 剂，以巩固疗效。

三、结核药物不良反应的中医辨证论治

1. 肝损害

抗结核药所致的肝损害属于中医学"黄疸""胁痛""积聚"范畴。肺痨是一种慢性虚损性疾病，治疗肺痨需服用抗痨药物，药物入胃，损伤脾胃，运化失司，肝胆失其疏泄条达，而致肝郁脾虚；日久气机阻滞，脉络受阻，血行不畅，发展为气滞血瘀。中医药治疗抗结核药物所致的肝损害，多从肝脾着眼。临床可分为肝郁脾虚、气滞血瘀等证型，临证多予以疏肝健脾之剂，用药以柴胡、茯苓、白术、栀子、白花蛇舌草、五味子、茵陈、枳实等具有疏肝健脾、利湿退黄功效的药物，并佐以百部、百合滋阴养肺，常用黄芩、瓜蒌、丹参、

贝母等药物以清热、化瘀化痰。目前具有护肝作用的中成药有逍遥丸、护肝宁、护肝片、和络舒肝片等，总以疏肝健脾立法。举例如下。

病案举例：

案1：谭某，女，30岁，2002年9月12日就诊。胸片检查提示：肺结核。经服抗痨药治疗1个月后，咳嗽、咳痰、潮热盗汗及五心烦热缓解，仍感精神萎靡，纳果，乏力，两胁肋胀满，不寐，月经量少，舌苔白，脉弦细。查肝功能异常。辨证属肝郁脾虚，治拟疏肝健脾。予逍遥丸每日3次，每次6g，饭前服。服药1个月后，精神好转，面色红润，纳食如常，体力恢复正常，两胁肋胀满消失，寐可，月经正常。舌淡红，苔薄白，脉弦。服药期间复查肝功能结果正常。随访1年，未见反复。

案2：杨敏以中西医结合治疗抗结核药物所致肝损害32例，证实中药汤剂具有保肝利胆，调节免疫，对损伤的肝细胞具有一定的促进修复、再生作用。中药汤剂组方：柴胡20g，香附10g，枳壳10g，茯苓15g，炒白术15g，赤芍20g，丹参20g，刘寄奴15g，甘草10g。加减：气短者，加黄芪20g，党参15g；腹胀、纳差者加白术10g，麦芽15g；恶心呕吐者，加半夏10g，麦冬15g，生地15g；黄疸甚者，加茵陈30g，栀子10g；咳嗽痰多者，加百部15g，桔梗10g。煎服法：每日1剂，煎2次取汁300 mL，每次150 mL，每日2次。

案3：尚军卫采用自拟护肝降酶汤联合口服葡醛内酯治疗36例抗痨药物引起药物性肝损害，与甘草酸二铵注射液联合口服葡醛内酯治疗33例抗痨药物引起药物性肝损害，治疗总有效率、肝功能恢复正常时间无统计学差异（$P > 0.05$），但黄疸及其他症状消失时间更短（$P < 0.05$）。自拟护肝降酶汤组成：柴胡15g，枳壳12g，生白芍20g，云茯苓20g，白术15g，当归12g，川芎12g，赤芍15g，生甘草20g，茵陈15g，黄芩9g，茅根12g。加减：兼气阴两虚者，加黄芪20g，生地15g；兼湿热中阻，黄疸明显者，加金钱草15g，茵陈增至30g；兼痰浊壅肺，瘀血阻络者，加瓜蒌15g，丹参20g。煎服法：每日1剂，煎2次取汁300 mL，每次150 mL，每日2次。

2.胃肠道反应

（1）健脾补肺协定方（河源市人民医院传染科）：

方药：南五味子20g，轮叶党参15g，光山药15g，黄芪15g，甘草6g。

煎服法：每日1剂，水煎，分2次服，连服6个月。

功效：健脾补肺、益气养阴。缓解抗结核药物引起的胃肠道反应、肝功能异常。

方义：方中五味子能养肺、肝、脾胃之阴，为君药；黄芪、党参、山药补脾益气调中，以和为顺，并防君药之阴柔损阳；甘草补益脾胃之气、缓急止痛、调和诸药。方中药物顺应人体生理功能，共奏健脾补肺、益气养阴之功，通过培土生金，即通过补益脾气而补益肺气，使人体气机调畅，达到阴平阳秘的效果。张仲景云："见肝之病，知肝传脾，当先实脾。"通过健脾养肝，该方对肝功能异常的患者也大有裨益。

临床应用：杨建辉等纳入初治肺结核患者102例，随机分为2组，每组51例，2组患者均应用抗结核药物治疗，治疗组辅以中药健脾补肺治疗。结果显示治疗组肝功能异常、胃肠道反应发生率分别为47.1%、21.6%，明显低于对照组的68.6%、45.1%（$P < 0.05$）。

（2）益气健脾中药汤：

方药：党参15 g，黄芪15 g，山药15 g，生地黄15 g，黄芪15 g，白术15 g，杏仁15 g，冬虫夏草15 g，甘草6 g。

煎服法：水煎服，每日2次口服，疗程为2个月。

功效：益气健脾。

临床应用：黄子鑫探讨益气健脾疗法对肺结核化疗患者毒副反应影响纳入80例肺结核患者，随机分组，对照组40例，采取常规肺结核治疗，试验组40例，在对照组的基础上使用益气健脾疗法。结果显示试验组毒副反应低于对照组，差异有统计学意义（$P < 0.05$）。

3.类赫氏反应

部分患者在肺结核化疗后出现高热、寒战、咽痛、烦躁不安，甚至神昏谵语，皮疹、咳黄黏血痰，胸片显示原结核病灶增大，肺门及胸腔淋巴结肿大或胸膜炎等；血常规显示白细胞总数及中性粒细胞数升高等，称为类赫氏反应。中医病机为正气不足、肺肾两虚，痨虫尸体腐烂而为痰浊，痰浊壅阻于肺而化热，正邪相争而出现高热、寒战、口渴，甚至烦躁不安、谵妄等；痰热壅肺，热伤肺络而咳黄黏血痰，甚则胸痛、咯血鲜红。治以清热解毒、凉血救阴，方用清瘟败毒饮。方药：石膏100 g，生地12 g，黄连12 g，水牛角30 g，栀子10 g，黄芩10 g，连翘10 g，知母15 g，丹皮20 g，赤芍10 g，玄参20 g，竹叶10 g，桔梗10 g，甘草5 g。加减：发热等症重可加大青叶、板蓝根，咯血、皮肤紫斑可加大蓟、小蓟，大便秘结、腑气不通可加大黄、枳实。体虚者可加党参、黄芪以益气固本，或在热退后以补中益气汤调之。

煎服法：用清水 300 mL 煎沸 5~8 分钟后，将药渣滤出，再重复 2 次，将所得药共约 500 mL 混合，分 4 次凉服，将水牛角磨汁后分次兑服，每日1 剂。

方义：石膏、知母、甘草、竹叶用于清肺胃气分之邪热，使气分热清，则高热、寒战、烦渴等症可除。犀角（水牛角代替）、生地、丹皮、赤芍、玄参用于凉血救阴，清血分之热，则烦躁不安、神昏谵语，皮疹，黄黏血痰可解。黄连、黄芩、栀子、连翘用于清热解毒，热毒解而诸症除。

临床应用：唐涛等对 13 例肺结核化疗期类赫氏反应患者使用清瘟败毒饮。结果：总有效率为 92.3%。

典型病例：蒋某某，男，22 岁，5 年前诊断为原发性肺结核，治愈（胸片示病灶已钙化）。现因突然出现咯血、胸痛入院，体温 36.8 ℃，双肺呼吸音粗，可闻及细湿鸣音，胸片示双上肺结核，红细胞沉降率 30 mm/h，痰抗酸杆菌检测为阳性，诊断为血行播散性肺结核。使用化疗药 12 小时后，患者体温 38.3 ℃，24 小时后，患者体温 39.5 ℃（最高时达 40.3 ℃），伴寒战、咽痛、口渴、烦躁、失眠、舌红苔黄、脉细数，胸片显示原结核病灶增大，考虑为抗结核药所致类赫氏反应。处理：①继续抗结核治疗；②中药清瘟败毒饮加减，每日 1 剂，分 4 次服。服药当晚，体温降至 38.6 ℃，最高时体温39 ℃；第 2 日晨体温 38 ℃，当日最高体温 38.5 ℃；第 3 日晨体温 37 ℃，当日体温 36.8~37.3 ℃；后未出现明显发热现象。3 个月后复查胸片，病灶已大部分吸收。

四、耐多药结核病的中西医结合治疗

耐药肺结核最优化治疗模式实施应该贯穿整个疗程，并在医疗实践中检验疗效。但模式并不是一成不变的，应实行动态性原则监控和调整。如果疗效欠佳，应该及时寻找原因，调整修改治疗方案。耐多药结核病的最优化治疗模式（个体化治疗）的建立是医学哲学思想在医疗实践中的具体体现，具有可行性、必要性和有益性，是治疗耐药结核病的锐利武器。

MDR-TB 属于中医学"肺痨"范畴。中医学认为本病系由体质虚弱，感染痨虫侵蚀肺脏所致，其基本病机为肺阴亏虚，当以补虚培元、治痨杀虫为治疗大法。MDR-TB 患者由于肺脏久病迁延，痨虫侵蚀肺脏，耗伤气阴；脾为肺之母，肺气虚耗夺脾气以自养，致脾气虚，脾虚不能化水谷为精微上

输养肺，则肺更虚；如脾失健运，停痰聚饮，影响肺气的宣降，可见咳喘之证，所以有"脾为生痰之源，肺为贮痰之器""土败则金衰"之论；肾为肺之子，肺虚肾失滋生之源故致肾虚，肾虚反过来又可相火灼金，上耗母气；肺气虚鼓动心血不利，故血脉空虚，瘀血内生。肺痨病久常致肺、脾、肾气阴亏虚，瘀血内生，痰热阻滞。耐药结核病中医辨证病位涉及肺、脾、肾、肝等多个脏器，本虚由阴虚发展为阴虚火旺、气阴两虚、阴损及阳，标实呈现痰浊、火热、血瘀、气滞等多种病理变化，呈现出虚实交杂、错综复杂的证候学特点。

郭晓燕等研究表明：MDR-PTB 患者病证中气虚最常见，以气虚、阴虚合并火热、痰浊为主。耐多药结核病患者病程相对偏长，细胞免疫功能低下。因邪气盛且正气已衰，或经攻补治疗后，正气衰而未复，故临证中提倡"补其虚，以复其真元"，治法当以扶正补虚为主，具体为补肺肾以复其元、调肝脾以充其气、全身调护以固其本，酌情佐以滋阴润肺、化痰止咳或泻火止血之法。

《普济本事方》说："留而不去，其病则实。"上海中医药大学附属龙华医院邵长荣老先生在 20 世纪 60 年代，选取 1000 例肺结核患者进行中医辨证，发现有 10% 左右的肺结核患者无虚象可供辨证，且在这近 100 例无虚证可辨的病例中，25 例是伴有空洞的患者；在这个阶段，着重"祛邪"有积极意义。因病邪不去，久耗正气，其气愈虚，预后更坏。

从慢性病来说，久病可使机体虚弱，这也是应当重视的。所以笔者认为，"扶正"与"祛邪"，应该是相辅相成的，着重"扶正"，还是着重"祛邪"，必须根据临床客观情况，具体分析。从具体病种、具体病例的不同阶段出发，"邪衰正虚"阶段，应以"扶正"为主，佐以祛除余邪；一般"邪实正虚"阶段，应以"祛邪"为主，适当照顾到"扶正"；至于"邪实而正虚不显著"的阶段，则更应积极"祛邪"。

具体在临床治疗中可按照如下两套方案酌情选用。

（一）方案一

1. 肺阴亏虚型

证候特点：干咳，咳声短促，少痰或痰中带丝状或点状的鲜血。可有胸闷隐痛，午后潮热，颧红，或有轻微盗汗，口干咽燥，手足心热。舌红苔薄黄，少津，脉细或兼数。

治则：滋阴润肺、清热杀虫。

方药：月华丸。百部、沙参、川贝、阿胶、麦冬、白及、生地黄、熟地黄。痰中带血丝较多者，加白及、仙鹤草、藕节炭以凉血止血。

2. 阴虚火旺型

证候特点：呛咳气急，痰少质黏或吐稠痰，量多时时咯鲜血。可有午后潮热、五心烦热，骨蒸盗汗，颧红，口渴心烦，失眠多梦，急躁易怒，胸胁掣痛，男可见遗精，女可见月经不调，形体日渐消瘦。舌红绛而干，苔薄黄或剥，脉细数。

治则：补益肺肾、滋阴降火。

方药：百合固金汤合秦艽鳖甲散。生地黄、熟地黄、麦冬、百合、炒白芍、当归、川贝母、玄参、桔梗、柴胡、鳖甲、地骨皮、秦艽、当归、知母。

加减：百部、白及、阿胶、龟板以补肺止血杀虫。骨蒸劳热日久不退者，用清骨散以清热退蒸；火旺热甚者，加胡黄连、黄芩、黄柏以清泻肺火。

3. 气阴耗伤型

证候特点：咳嗽无力，痰中偶挟淡红色血，气短声低。可有神疲倦怠，午后潮热，热势不剧，身体消瘦，纳少便溏，面色㿠白，盗汗颧红。舌质嫩红，边有齿印，苔薄，脉细弱而数。

治则：养阴润肺、益气健脾。

方药：保真汤。当归、人参、生地黄、熟地黄、白术、黄芪、赤茯苓、白茯苓、天门冬、麦门冬、赤芍药、白芍药、知母、黄柏、五味子、柴胡、地骨皮、甘草、陈皮、厚朴。

加减：临证可加白及、百部、冬虫夏草以补肺杀虫。咳嗽痰稀者，可加紫菀、款冬花、苏子以温润止咳；有痰湿症状者，可加法半夏、云苓以祛痰除湿。

4. 阴阳两虚型

证候特点：干咳少痰或痰中带暗淡色血，喘息少气，形体虚弱，劳热骨蒸。可有潮热、形寒、颧红，自汗或有轻微盗汗，声嘶失音，心慌，唇紫，肢冷，五更腹泻，口舌生糜，男子滑精、阳痿，女子经少、闭经。舌光红少津，或舌淡胖，边有齿印，脉象微细而数，或虚大无力。

治则：温补脾肾、滋补精血。

方药：补天大造丸。紫河车、鹿茸（炙）、虎胫骨（炙）、大龟板（炙）、熟地黄、山药、丹皮、泽泻、白茯苓、山萸肉、天冬、麦冬、五味子、枸杞子、当归、菟丝子、补骨脂（酒炒）、牛膝、杜仲（酒炒）、肉苁蓉。

加减：肾虚气喘者，加胡桃仁、冬虫夏草、蛤蚧、五味子以补肾纳气；阳虚血瘀水停者，用五苓散合真武汤加丹参、当归以活血温阳利水；五更泻者，去熟地黄，加煨豆蔻、吴茱萸、补骨脂以温补脾肾、固肠止泻。

临床观察：裴异等选择 78 例耐多药肺结核患者，随机分为观察组和对照组，各 39 例，2 组均给予西药方案治疗，观察组按中医理论辨证分型施治 6~12 个月。结果表明经过治疗，观察组患者的痰菌涂片转阴性率和治愈率均为 64.10%，优于对照组（53.85%、53.85%），差异有统计学意义（$P < 0.05$）。巩固治疗期间观察组的不良反应发生率为 12.82%，低于对照组的 43.59%，差异有统计学意义（$P < 0.05$）。强化治疗期间观察组患者轻度肝损害 8 例（20.52%），重度肝损害 2 例（5.13%），均低于同期对照组的肝损害情况，差异有统计学意义（$P < 0.05$）。

（二）方案二（上海中医药大学附属龙华医院）

1. 阴虚火旺型

芩部丹颗粒 + 三参养肺颗粒：黄芩 12 g，百部 18 g，丹参 12 g，太子参 15 g，沙参 15 g，玄参 12 g，车前草 12 g，胡颓子叶 12 g，海蛤壳 12 g，款冬花 12 g。

2. 痰火热盛型

芩部丹颗粒 + 三草颗粒：黄芩 12 g，百部 18 g，丹参 12 g，鹿含草 18 g，鱼腥草 18 g，夏枯草 15 g。

3. 阳虚挟湿型

芩部丹颗粒 + 保肺颗粒：黄芩 12 g，百部 18 g，丹参 12 g，补骨脂 12 g，胡桃肉 15 g，菟丝子 12 g，杜仲 12 g，续断 12 g，熟地黄 15 g，覆盆子 15 g，当归 9 g，甘草 6 g。（黄芩部丹、三参养肺、三草颗粒均为上海龙华协定方）。

4. 气阴亏虚型

证候特点：包括咳嗽、咳痰、咽干等局部症状及潮热、盗汗、消瘦、自汗、气短等。

治则：抗痨杀虫、养阴益气。

方药：复方黄芩部丹颗粒。黄芩片 18 g，百部 12 g，丹参 12 g，太子参

9 g，南沙参 9 g，玄参 9 g，黄芪 9 g，胡颓子叶 9 g，款冬花 6 g，白术 9 g。每日 1 剂，分 2 次口服。

临床证据：陆城华等将 72 例耐多药肺结核患者随机分为治疗组和对照组各 36 例。对照组给予肺泰胶囊；治疗组给予复方芩部丹方治疗。结论：复方芩部丹方治疗气阴亏虚型耐多药肺结核中医临床疗效显著，在改善气短、盗汗、自汗、咳痰症状方面优于肺泰胶囊。

五、肺结核合并糖尿病的中医辨证论治

糖尿病和肺结核都是当今人类最常见、最多发的疾病。而糖尿病患者是结核病的高发人群，糖尿病患者的结核病患病率比普通人群高 4 ~ 8 倍。糖尿病以多饮、多食、多尿或尿有甜味、疲乏少力为典型临床表现，属于中医学"消渴病"范畴；肺结核以咳嗽、咯血、盗汗、潮热、胸痛、消瘦为典型临床表现，属中医学"肺痨"范畴。糖尿病并发肺结核的肺结核表现：大多数起病急骤，进展快；咳嗽不烈，痰少甚至无痰；咯血多见，持续时间较长，甚至大咯血；盗汗、自汗常并见。而糖尿病的表现：起病多缓慢，不少患者缺乏典型"三多"症状，以消瘦多见。同时，继发症比单纯糖尿病患者症状多，常见有神经炎、眼病、高血压、冠心病、下肢坏疽及肾病。糖尿病并发肺结核比单纯糖尿病或单纯肺结核治疗困难、效果差、预后不佳。只有坚持以糖尿病教育为前提，进行长期控制饮食，适当运动，合理应用降血糖药物，积极抗痨化疗，中西医结合等综合治疗，才能取得较好疗效。

糖尿病以正虚（阴虚、肾虚、气虚）为本，燥热为标，痰瘀为实，火旺为虚；肺结核"痨瘵主乎阴虚"，痨虫侵袭，其气必虚；糖尿病合并肺结核采用辨证分型论治，主要分为 6 个证型。

（一）阴虚脏燥型

证候特点：烦渴多饮，口舌干燥，干咳或咳少量白痰，痰中夹有血丝，潮热，尿频量多，胸部隐痛，舌边尖红，脉细数。

治则：滋阴润燥，生津止渴，杀虫止咳。

方药：消渴方合月华丸加减。花粉重用清热生津止渴；黄连清热降火，心火降则热不犯肺；北沙参、天门冬、麦门冬滋阴润燥；阿胶、生地、熟地滋肾阴；川贝母化痰止咳；百部、獭肝抗痨杀虫，润肺止嗽；三七化瘀止血。若见阴虚火旺，酌加知母、黄柏、黄芩滋阴降火。

（二）阴伤气耗（气阴两伤）型

证候特点：咳嗽无力，咳痰清稀色白，自汗、盗汗并见，心烦口渴，胸胁不舒，气短，神倦，乏力，不任作劳，舌淡嫩，脉虚弱。

治则：益气养阴。

方药：保真汤、参苓白术散加减。党参、黄芪、白术、茯苓、甘草补益脾肺之气，培土以生金；当归、白芍、生地、熟地，滋阴养血；天门冬、麦门冬养阴退热；柴胡、地骨皮、黄柏、知母，清热除蒸；五味子敛肺滋肾；莲心清心除烦；陈皮理气化痰；生姜、大枣和营卫。若见气阴两虚火旺加知母、黄柏、黄芩、龙胆草，益气养阴降火兼活血。

（三）金水两虚型

证候特点：咳嗽痰少黏稠，常咯血，腰膝软，梦遗精滑，潮热盗汗，劳则气短，夜半咽干，苔少津干，脉细数，寸尺俱不足。

治则：双补肺肾，兼清金水。

方药：百合固金汤或加减一阴煎。生地、熟地、玄参滋肾水；百合、麦冬养肺阴；芍药、当归平肝养血；贝母、甘草、桔梗清金化痰。百合固金汤治肺伤肾惫、火炎兼喘咳痰血者。若气虚者并见，宜加人参以收益气之功。加减一阴煎兼清肺肾，滋水清金。肾精虚者加山萸肉、五味子、山药等。

（四）脾胃气衰型

证候特点：饥不能食，或虽能食稍饥则馁，怔忡不安，渴饮不多，多饮则肿，溲清而甘，体疲乏力，大便溏，舌淡脉弱。

治则：健脾益气摄精。

方药：增液汤合生脉饮加白术散加减。前二方是施今墨先生治疗消渴病的健脾益气、疏阴清热法。增液汤中麦冬甘寒生津清热，润肺养胃，偏于中上焦；生地甘苦寒，滋阴清热，补益肝肾，偏于下焦；玄参苦咸寒，增液清热入肺、胃、肾，作用于三焦，三药合用养肺、胃、肾三脏之阴液，清上中下三焦之燥热。生脉散中党参补益脾肺之气，麦冬滋养肺胃之阴，五味子敛涩肺肾阴精，三药相伍，重在肺、脾、肾三脏，益气生津敛精。黄芪甘温补中益气升阳而治上渴；山药甘平，益脾阴固肾精，二药配伍气阴兼顾，健脾益气生津，补肾涩精止遗，相得益彰，使脾气健旺，下元固壮，漏泄自止，则尿糖减少或消失，改善脾虚乏力诸症。苍术辛苦温，入脾胃二经，燥湿健脾敛精；玄参甘苦咸微寒，入肺肾二经，滋阴降火，清热解毒，二药相伍，既有健脾敛精以助运化之功，又能滋肾阴以降妄炎之火，使水升火降，中焦健旺，气复阴回，糖代谢复常，则血糖自降，以上两对药一阴一阳，一脾一肾，降血糖、降尿糖确有效果。白术散方中人参、白术、茯苓、甘草补脾益气，葛根升津止渴，木香、藿香祛除陈腐之气。

注：本病证健脾务在生津摄气，只宜甘淡养胃、升清益气，不可用苦燥之法，依据病情酌加酸甘化阴之品，如乌梅、五味子、人参、麦冬、花粉、地黄之类，以调摄阴阳、养阴生津。

（五）痰瘀痹阻型

证候特点：咳嗽，咯血不止，血色暗红有块，胸痛如刺，午后或夜间发热，肌肤甲错，面目黧黑，羸瘦不能饮食，腹部胀满，小便自利，大便色黑，女子月经量少，有瘀块或闭经，舌质暗或瘀斑，脉沉弦。

治则：活血祛瘀生新，豁痰泄浊。

方药：祝氏降糖活血方、大黄虫丸和瓜蒌薤白半夏汤等加减。丹参、川芎、益母草活血化瘀；当归、赤芍养血通络；木香行气止痛，增强活血药的化瘀效果；葛根生津止渴、扩张血管；苍术、玄参、生地黄益气养阴。丹参、葛根、鸡血藤、赤芍、当归等养血活血之品，以防温燥伤阴而达水增舟行之目的，以治本为主，治标为辅，或标本兼重，但活血化瘀法要贯穿治疗始终，"疏其气血，令其条达"。两药对苍术与玄参能降血糖，黄芪与山药可治尿糖，系施老的经验，祝谌予教授认为在辨证的基础上，配用这两个药对，对于血糖、尿糖控制有良好的效果。痰瘀同源同治对于后期多种因脉络瘀阻所致挟瘀挟痰诸症有奇妙效果。大黄虫丸，祛瘀生新、清瘀热兼有滋阴血、润燥结之功。瓜蒌薤白半夏汤加味，通阳泄浊，豁痰降逆。瓜蒌、半夏化痰开结；薤白辛温通阳。若有热或痰浊化热宜减薤白，加竹茹、胆星、黄芩、黄连；咳嗽痰多，加杏仁、陈皮、茯苓；痰浊较甚加菖蒲等。痰瘀同治：瓜蒌、百部、黄芩、桑白皮、桔梗化痰；川芎、桃仁、丹参等活血。

（六）阴阳两虚型

证候特点：少便频数，混浊如膏，甚至饮一溲一，咳逆少气，痰多白沫状，痰中夹血，色暗淡，失音声嘶，腰膝酸冷，四肢畏寒，五更泄泻，精神萎靡，耳轮干枯，男子阳痿，女子月经不调，经少，经闭，舌淡苔白而干，脉沉细无力。

治则：温阳滋阴，补肾固摄。

方药：金匮肾气丸、补天大造丸加减。地黄滋阴补肾；山茱萸、山药补肝脾益精血；附子、桂枝温阳化气，阴中求阳。茯苓、泽泻利水渗湿泄浊，丹皮清泻肝火，三药于补中寓泻；人参、黄芪、白术、山药、茯苓补肺脾之气；白芍、熟地、当归培育阴精；紫河车、龟板、鹿角阴阳并补，厚味填精；百部、桔梗、杏仁，祛痰止咳杀虫。应用时佐以健运脾胃药如砂仁、陈皮、焦谷、麦芽等，既要持平，又要有所侧重，如以阴虚为主，补阳药宜减，配麦冬、五味子滋肺纳肾，以防虚火上浮；阳气偏虚者，滋阴药应减，配肉果、补骨脂补火暖土，去地黄、阿胶等滋腻之品，以免阳气虚陷而洞泄。若阴阳两虚兼火旺，配知母、黄柏温阳育阴降火兼以活血。

病案举例：

刘洪波等采用西药降糖、抗痨和中药百合固金汤治疗糖尿病并发肺结核46 例，治愈24 例，有效20 例，无效2 例，总有效率为95.7%。

百合固金汤组方：百合、生地、熟地各20 g，麦冬、玄参、沙参、石斛、当归、贝母各15 g，天花粉50 g，桔梗8 g，西洋参、白芍各12 g，甘草6 g。加减：咯血重者，去桔梗，加仙鹤草、白及各15 g；气逆喘息者，加冬虫夏草、五味子各15 g；咳黄稠痰者，加瓜蒌15 g，桑白皮12 g；潮热甚者，加银柴胡、地骨皮各12 g；烦热甚者，加石膏、知母各15 g；骨蒸潮热者，加鳖甲、牡蛎各12 g。煎服法：每日1 剂，煎2 次取汁500 mL，每次250 mL，每日2 次，温服。

六、老年肺结核的中医辨证论治

老年时期是除青少年时期之外的又一肺结核患病高峰期，由于老年人免疫功能低下，老年肺结核患者多患慢性基础疾病，具有病情较复杂、复治率高、合并症多、难治愈等特点，严重威胁老年人群健康。老年肺结核发病与下列因素有关：一是免疫力下降，引起隐匿性或陈旧性病灶复燃；二是他们的青少年时期正是我国历史上结核病流行时代，绝大多数受过感染未发病或未经正规治疗致使结核菌耐药。基于以上因素，老年肺结核治愈难。同中青年肺结核一样，治疗老年肺结核应积极、稳妥，联合使用抗结核药物，如异烟肼、链霉素、利福平、乙胺丁醇等，各药用量，宁小勿大。除病因治疗外，合并症的治疗也显得格外重要，诸如西药的支持疗法、提高机体免疫力的生物制剂、中药"扶正祛邪"、功能锻炼，以及病后的调养。同时气候、环境、情志等因素均不可忽视，这些都是临床治疗必须斟酌考虑的。

中国医学认为老年肺结核发病不同于一般人群的肺结核，有其自身特点。古人云痨虫"人之血气衰弱，脏腑虚羸"即可"染而成疾"，可见正气虚弱是老年肺结核发病的关键，也是本病传变、转归和预后的决定性因素。扶正则是治疗老年肺结核的关键。扶正有滋阴、养血、益气、温阳等法。肺肾亏虚是老年肺结核的基本病机，温补肺肾是老年肺结核补虚的主要治法。老年人肾气不足，摄纳无权，则气浮于上，或肺气虚损、久病及肾，导致下元虚亏，摄纳失司。该病不仅易虚易实，而且有易形成虚实夹杂证的病理特点。老年人肺气不足、外邪闭肺，即可聚湿生痰，痰湿之邪容易阻碍气机，进而又可影响血分，导致痰瘀互结之证。又因老年人肾气亏虚，元气不足，无力推动血行，致气虚血瘀；肾阳不足，不能推动荣养血脉，血寒而凝。故本病痰瘀贯穿始终，治疗上也应抓住痰瘀互结这一主要矛盾。以痰为主的，治以化痰为主；以瘀为主的，治以祛瘀为主。其中虚夹实杂证占89.6%，在虚证的基础上常有痰热、寒痰、燥热、气滞血瘀等证候。

（一）肺肾两虚，痰瘀互结型

证候特点：咳嗽，咳白色黏痰，量多，伴胸闷、活动后气短、心慌，伴恶心，时有呕吐，呕吐物为胃内容物，疲乏，伴畏寒肢冷，腰膝酸软。舌质暗红，苔白润，脉沉细而滑。

治则：温补肺肾、化瘀祛痰。

方药：干姜10 g，细辛10 g，桂枝10 g，白芥子12 g，桂心10 g，附片10 g，黄芪3 g，党参18 g，五味子12 g，茯苓15 g，泽泻20 g，莪术10 g，川芎15 g，红花10 g，紫菀15 g，皂角10 g。

（二）脾胃虚弱、气血亏损型

证候特点：咳嗽咳痰，全身乏力，食欲不振，时有恶心呕吐，大便稀溏或排便不畅，舌淡脉弱。

治则：健脾胃、补气血、杀虫宣肺。

方药：党参 12 g，白术 12 g，陈皮 12 g，熟地 12 g，香附 10 g，砂仁 20 g，焦三仙各 10 g，甘草 5 g，百部 20 g，黄芪 20 g。

加减：呕吐者加竹茹 12 g，生姜 3 片；咳嗽、咳黄痰者加黄芩 12 g，川贝 3 g；咳嗽、咳白稀痰者加法半夏 12 g，炙杏仁 12 g；体质虚弱、脉细、舌淡加枸杞 12 g，或将党参改为人参 3 g（另煎服）。

（三）肺阴虚型

证候特点：潮热、盗汗，五心烦热，咳嗽引起胸痛，痰少而稠或痰中带血，舌红，脉细数。

治则：养阴清热。

方药：百合固金汤、六味地黄汤、沙参麦冬汤。

（四）脾肺气虚型

证候特点：低热，咳嗽声低，痰白清稀量多，气短胸闷，活动后加重，疲乏，纳差，舌质淡，胖嫩，脉沉弱。

治则：健脾益气，化痰除湿。

方药：四君子汤、参苓白术汤、归脾汤。

（五）气阴两虚型

证候特点：潮热，盗汗，咳嗽气短，痰清色白或痰中带淡红色血，消瘦，疲乏，面色不华，舌质胖色红，脉细弱数。

治则：益气养阴，宣肺化痰。

方药：补肺汤、八珍汤、黄芪鳖甲汤等。

（六）阳虚夹湿型

证候特点：胸闷气短、低热或体温不升，咳嗽痰多色白，畏寒，四肢不温，唇指发绀，颜面、下肢水肿，小便不利，舌质青，舌体胖大，苔白，脉沉细弱。

治则：温阳利湿。

方药：参附汤、术附汤。

典型案例：

曹剑昆 52 例老年患者进行中医辨证治疗配合抗结核化疗。肺阴虚占 13.4%，脾肺气虚占 25%，气阴两虚占 52%，阳虚 3.8%。中西医结合组在西医治疗的同时按中医辨证施治，煎服中药治疗。同期收治老年痰菌阴性肺结核 77 例，采用单纯西医治疗作为对照组。结果显示：中西医结合治疗组和单纯西医治疗组总有效率分别为 78.9% 和 60%，两组有显著性差异（$P < 0.05$）。

有效经验方：

（1）参蛤养肺散（利川市民族中医院内科）：人参 6 g，蛤粉 3 g，紫河车粉 3 g，黄芪 15 g，白及 15 g，当归 20 g，桃仁 10 g，百部 15 g，川贝 15 g，地骨皮 15 g，黄芩 10 g，茯苓 15 g，甘草 10 g，桑白皮 15 g，白术 15 g。

上方水煎服，每 2 日 1 剂，或共研末，为蜜丸，每次服 6 g，每日 3 次。

阴虚甚者加二冬、二地、女贞子、旱莲草；虚实夹杂者，加黄柏、夏枯草、鱼腥草等直至化疗方案结束。

（2）老年肺结核合并慢性支气管炎常用百令胶囊。

七、儿童肺结核的中医辨证论治

在采用抗痨药物治疗儿童肺结核的同时应用中药汤剂，不仅能增加疗效，还能防止耐药性的出现。儿童肺结核病位主要在肺，涉及脾、胃、大肠，以盗汗、纳差、消瘦、咳嗽、易于感冒为主要症状，病机多属气阴两虚，故当滋阴、益气、杀虫并举。小儿肺痨病的辨证施治要本着中西并重的原则。仅靠中医的望、闻、问、切来诊断治疗小儿肺痨是不够全面的，中医门诊逢久咳不止、消瘦盗汗、饮食减少的患儿应及时给予 X 线摄片检查，早期发现病因，采取中西药联合治疗方案，实施早期、规律、全程、中西药联合应用的治疗措施，方能彻底治愈该病，杜绝传染源。针对个别患儿感染较严重的，要增加疗程，加强监控，督促治疗，达到根治目的。

（一）肺脾气虚型

治则：益气固表。

方药：玉屏风颗粒（黄芪、白术、防风）。

（二）阴虚肺燥型

治则：养阴润肺杀虫。

方药：沙参麦冬汤加白及、百部、乌梅、牡蛎、杭芍、桑皮、地骨皮等，每周 3 剂，水煎服，每日 4 次，每次 30 ~ 50 mL，1 个月为 1 个疗程。

（三）肺脾气虚型

治则：治疗补肺益气、杀虫为主。

方药：百合固金汤合四君子汤加白及、山药。每周 3 剂，水煎服，每日 4 次，每次 30 ~ 50 mL，1 个月为 1 个疗程。

（四）肺脾气阴不足型

治则：益气养阴，培土生金。

方药：沙参三白汤（赵泽华自拟方）。药物沙参、山药、黄精、浙贝母、百部、百合、白及。腹胀便稀加泽泻、炒扁豆、车前子。干咳少痰加牛蒡子、马兜铃、枇杷叶。

肺门淋巴结结核属肺脾气阴不足者，也可用培土生金散（自拟方）：山药 500 g，猫爪草 200 g，川贝母、生黄芪各 100 g，白及 300 g。将以上药物粉碎成散。服时先将散剂倒入杯子中，加入蜜汁 10 mL 和温开水 40 mL，搅拌后口服。1~5 岁每次 5 g，6~12 岁每次 10 g，每日 3 次。1 个月为 1 个疗程。

病案举例：

申某，女，5 岁。5 个月前因低热、咳嗽、多汗而就诊于某医院，经 X 线摄片确诊为肺门淋巴结结核。西药治疗 5 个月，仍发热、盗汗、咳嗽不止。1987 年 9 月 5 日来诊，患儿面黄肌瘦，发无光泽，食少，干咳，尤以夜间为甚，舌前半部花剥，后半部厚白，舌质淡红，脉细弱。再次摄片示：肺门淋巴结结核、炎症期。辨证：脾肾不足，阴虚肺热。治宜：健脾益肾，敛阴养肺。予以沙参、山药、生白术、炒薏苡仁、牡蛎、百部、白及各 6 g，牛蒡子、百合各 4 g，浙贝、砂仁、甘草各 8 g。每日 1 剂，煎服。服 5 剂后，咳嗽明显减轻，饮食增加。前方去牛蒡子，隔日 1 剂。连服 2 个月后，患儿面色转红润，咳嗽消失，体温正常，体重增加 1 kg。X 线摄片示：肺门淋巴结结核病灶吸收硬结，部分钙化。半年后再次摄片，病灶全部吸收钙化。

八、硅沉着病合并肺结核的中医辨证论治

硅沉着病合并肺结核是由于吸入游离二氧化硅粉尘而致肺脏广泛结节性纤维化，机体抵抗力减低，痨虫乘虚而入。游离二氧化硅属金石之邪，性偏燥而易伤肺阴，肺阴亏虚，金不抑木，木反侮金，肝火上炎犯肺，使肺阴更伤，更兼痨虫感染，阴虚火旺，熏灼肺络而致咯血。

（一）肝火犯肺型

证候特点：咳嗽气促，吐泡沫血痰或纯吐鲜血，量较多，两胁胀痛，头痛目眩或面红目赤，烦躁易怒，口干而苦，便秘难行，舌质红、苔薄黄，脉弦数有力。

治则：清肝泻肺，凉血止血。

方药：清肝泻肺止血汤（自拟方）。大黄 20 g，黄芩 15 g，白茅根 10 g，牡丹皮 12 g，麦冬 15 g，桑白皮 15 g，百合 15 g，白芍 10 g，甘草 5 g，另以三七粉 5 g，血余炭 5 g，米泔水 100 mL 兑服。

（二）阴虚火旺型

证候特点：干咳痰少气促，口干咽燥，痰中带血或反复咯血，量较多，色鲜红，午后潮热或五心烦热，颧红盗汗，耳鸣，腰酸，舌质红、少苔，脉细而数。

治则：滋阴清热，凉血止血。

方药：滋阴润肺止血汤（自拟方）。百合 20 g，鳖甲 15 g（先煎），天冬 15 g，川贝母 6 g，百部 20 g，北沙参 15 g，生地黄 15 g，白及 15 g，阿胶 20 g（烊化兑服），大黄 20 g，甘草 5 g。另以三七粉 5 g，血余炭 5 g，米泔水 100 mL 冲服。

（三）气不摄血型

证候特点：咳嗽气短，痰中带血或纯吐鲜血，量不多，色淡红，面色少华，神倦懒言、乏力，头晕目眩，纳谷欠香，耳鸣心悸，舌淡红，苔薄白，脉虚弱。

治则：益气健脾摄血。

方药：益气健脾止血汤（自拟方）。党参 15 g，黄芪 15 g，白术 9 g，熟地黄 15 g，当归身 15 g，白及 15 g，茯苓 10 g，仙鹤草 12 g，大黄 10 g，甘草 5 g，另以三七粉 5 g，血余炭 5 g，米泔水 100 mL 冲服。

若患者咯血盈口，来势急骤，气随血脱，应急用独参汤配合西药进行抢救，以免发生意外。

病案举例：

陈某，男，68 岁。患Ⅱ期硅沉着病合并肺结核 10 年，平素咳嗽气短，神疲乏力，纳谷不香，曾多次咯血，近几周咳嗽痰中带血，色淡红，痰不多，伴神倦乏力，纳差，动则气喘。1986年4月5日就诊，诊见面色姜黄，舌淡、苔薄白，脉虚弱，证属气虚不能摄血，治则益气健脾摄血，予益气健脾止血汤5剂，三七粉5g，血余炭5g，米泔水100mL冲服。服药后咯血停止，神倦乏力，动则气喘症状减轻。二诊改用人参养荣汤加味，服10剂症状消失。

九、艾滋病合并肺结核的中医辨证论治

舒占钧等应用中医温病理论辨证治疗艾滋病合并肺结核，着眼于"驱毒"和"扶正"两大类方法，同时结合抗结核药，发现中医药在迅速改善肺结核症状、缓解抗结核药的毒副作用等方面具有独特功效。

（一）驱毒类

1. 卫气分、上焦病变

卫分证或卫气同病，多有肺失宣降的症状。

证候特点：咳嗽，咳痰，呼吸困难，发疹等。

治法：清宣透泄，清化痰湿，或泄热除烦。

方药：银翘散；银翘散去豆豉，加细生地，丹皮，大青叶，倍玄参方；普济消毒饮；清瘟败毒饮。

2. 气分、中焦病变

证候特点：邪阻中焦，升降失常，胃气不降，蕴热愈甚，可夹湿邪，甚至积热成毒，表现为热盛或身热不扬、食欲下降、厌食、恶心、呕吐、腹泻，严重时可黄疸、便血等。

治法：燥湿清热，降逆和胃。

方药：选白虎汤，白虎加术汤，宣白承气汤，四磨汤，达原饮，薛氏达原饮，承气汤辈（口服美沙酮患者多用），三仁汤，甘露消毒丹，蒿芩清胆汤等。

3. 营血分、下焦病变

证候特点：温病极期及后期，见毒邪内陷营血、耗津动血、津枯液脱、热盛动风等精损风厥之候；亦可转为气虚、气阴两虚或阴阳两虚见证。

治法方药：发热斑疹用清营汤；发热神昏用清宫汤配合醒脑静；药疹用犀角地黄汤；便血用黄连解毒汤合犀地清络饮；泄中兼清用安宫牛黄丸，泄中兼潜用至宝丹。

（二）扶正类

1. 卫气分、上焦病变

证候特点：以肺胃阴虚为主，症见持续低热、神疲乏力、咳嗽气喘、语声低微、盗汗、咽痛、进行性消瘦、口干、舌红少苔、脉细或细数。

治法：清宣润肺与清热养阴并进，兼顾益气生津。

方药：选麦门冬汤、清燥救肺汤、白虎加人参汤、沙参麦冬汤等加减化裁。

2. 气分、中焦病变

证候特点：脾气虚损，全身生理功能低下、紊乱，以胃肠道症状为突出，症见食少消瘦、乏力、胃脘胀满、腹泻、舌淡苔白、脉弱等。

治法：健脾益气。

方药：补中益气汤、参苓白术散、益胃汤，当归六黄汤（阴虚盗汗）加银柴胡、麻黄根加减，中焦病变是艾滋病发病的重要病机，疾病后期，补中益气汤、参苓白术散、益胃汤等方的应用频次较高。

3. 营血分、下焦病变

证候特点：肝肾阴液亏，持续发热，低热或身热夜甚多见，乏力，四肢倦怠，少气懒言，面色萎黄无华，形体消瘦，体质严重下降，潮热盗汗，腰膝酸软，甚至出现恶病质，舌淡，苔少，脉虚弱。

治法：填精生髓。

方药：三甲复脉汤、竹叶石膏汤、青蒿鳖甲汤等。疾病后期，因药用寒凉太过或患者素体阳虚，则可转为气虚、气阴两虚，或阴阳两虚等，治疗不能拘泥于清温邪，宜变通用益气温阳之法，方选护阳和阴汤、补中益气汤、小建中汤等加味调治。

（三）病案举例

阿某，女，42岁，以确诊 HIV 2 年，咳嗽咳痰、午后发热反复发作 1 月余为主诉，收住入院后完善各项检查，CD4＋T 细胞降低，病毒载量：1.2×10^4。CT 提示血行播散性肺结核。予以标准四联抗结核利福平＋异烟肼＋吡嗪酰胺＋乙胺丁醇治疗，服药 3 日后，患者午后发热，体温波动在 38.0～39.5 ℃，持续 3 小时左右，伴全身肌肤红疹，胸背部明显，纳呆，小便红，大便尚调，舌边尖红，苔薄黄，脉数。

西医诊断：AIDS，血行播散性肺结核，药疹（考虑利福平过敏），停利福平口服，予以葡萄糖酸钙 20 mL 静脉推注，氯雷他定口服，共 3 日，上述症状逐渐加重。

中医诊断：风温（肺热发疹）。

治法：宣肺泄热，凉营透疹。

方药：银翘散去豆豉，加细生地，丹皮，大青叶，倍玄参方加减。金银花 12 g，连翘 12 g，桔梗 6 g，薄荷 6 g，竹叶 6 g，生地 12 g，玄参 15 g，丹皮 9 g，石膏 15 g（先煎），知母 9 g，炙甘草 6 g。

服药当天，肌肤红疹开始消退，热势减退，3 日肌肤红疹尽退，肌肤开始脱屑，已无发热，守方 7 日后，改利福平为莫西沙星口服，继续抗结核治疗。

参考文献

［1］邱泽德. 略论肺痨从脾治［J］. 江西中医药，1982（1）：7-8.

［2］张俊明. 培土生金法治疗抗结核药物所致肝损害 43 例［J］. 江苏中医药，2004，25（2）：26-27.

［3］罗世伟. 难治性肺结核中西医结合治疗体会［J］. 四川中医，2008，26（4）：63-64.

［4］钱小雷. 肺痨从脾论治 4 则［J］. 山西中医，2000，16（6）：43.

［5］于平. 屈广忠调理脾胃验案［J］. 山东中医杂志，1998，17（8）：362-364.

［6］王国庆. 运用五行学说救误三例［J］. 江西中医药，1987（3）：56.

［7］沈仲贤. 资生丸在治疗疑难病中的运用［J］. 河南中医，1999（3）：56-57.

［8］袁宝瑞. 从瘀论治肺痨［J］. 河北中医，2003，25（10）：756-757.

［9］梁东云. 肺痨［J］. 山东中医杂志，1994，13（6）：273.

［10］邵长荣. 邵长荣实用中医肺病学［M］. 北京：中国中医药出版社，2009：222.

［11］贡佳平，王振兴. 补虚化瘀法在治疗肺结核中的运用［J］. 中国乡村医药，1998，5（12）：19-20.

［12］李禾，池春玉，李泳瑶. 活血祛瘀法治疗慢性纤维空洞性肺结核病 10 例临床疗效分析［J］. 新中医，1996（8）：26-27.

［13］舒占钧，艾合买提·阿不都热依木，黄刚，等. 医温病理伦在治疗艾滋病合并结核中的应用［J］. 世界科学技术：中医药现代化，2013，15（5）：872-876.

［14］马嘉瑾. 桃红四物汤加味促进肺结核病灶吸收 28 例［J］. 陕西中医，1999，20（6）：244.

［15］陶永.徐恕甫肺痨诊治六法［J］.安徽中医临床杂志，2001，13（5）：385－386.

［16］朱良春.章次公医术经验集［M］.长沙：湖南科学技术出版社，1999：150.

［17］赵泽英.100例肺结核病的分型及治疗［J］.临床肺科杂志，2000，5（3）：288.

［18］赖平芳，杨惠敏.肺结核的中医辨证治疗体会［J］.现代中医药，2004（2）：35.

［19］张映池.试谈肺结核中医辨证论治［J］.张家口医学院学报，1997（2）：62－66.

［20］苏光荣.中医药辨证治疗肺结核咯血65例［J］.湖北中医杂志，2008（11）：31.

［21］徐惠芳，黄芝芳.运用中医药治疗82例肺结核病的四种主要症状的疗效观察［J］.上海中医药杂志，1960（3）：31－33.

［22］石宝林.肺痨四种主要症状的辨证施治［J］.中医函授通讯，1991（2）：36－37.

［23］邓建平，周敏，李凫坚.从脾论治肺痨盗汗［J］.中华中医药学刊，2014，32（5）：997－999.

［24］夏叶，赵英强.中医药治疗潮热临床研究进展［J］.光明中医，2011，26（6）：1301－1303.

［25］王慧青，魏文斌.逍遥丸治疗药物性肝损害的体会［J］.湖北中医杂志，2005，27（3）：44.

［26］杨敏.中西医结合治疗抗结核药所致肝损害32例［J］.实用中西医结合临床，2005，5（2）：14－15.

［27］尚军卫.中西医结合治疗抗痨药物性肝损害疗效观察［J］.四川中医，2006，24（10）：46－47.

［28］杨建辉，詹涛，张涛，等.中医药预防肺结核化疗毒副反应的临床观察［J］.广西医学，2013，35（5）：570－571.

［29］黄子鑫.益气健脾疗法对肺结核化疗患者毒副反应分析［J］.光明中医，2018，33（9）：1277－1278.

［30］唐涛，曾建军.清瘟败毒饮治疗肺结核化疗期类赫氏反应13例疗效观察［J］.中医药学报，2010，38（5）：131－132.

［31］裴异，黄征宇.中西医长程方案辨证治疗耐多药肺结核39例［J］.中国医药导报，2013，10（21）：119－122.

［32］陈子昂，邓曼霞.糖尿病合并肺结核的临床辨证施治的探讨［J］.光明中医，2006，21（8）：26－29.

［33］刘洪波，肖跃红.中西医结合治疗糖尿病并发肺结核46例［J］.湖南中医药导报，2001，7（10）：507.

［34］曹剑昆.中西医结合治疗老年不典型肺结核52例临床观察［J］.云南中医学院学报，1994，17（3）：27-29.

［35］徐爱平.矽肺合并肺结核咯血的证治体会［J］.湖南中医学院学报，1990，14（1）：30-31.

［36］周兴华，钟森等.中医药辨证治疗肺结核证候规律研究［J］.辽宁中医药大学学报，2012，14（11）：49-51.

［37］米春存.肺结核中医辨证论治的探讨［J］.光明中医，2017，32（22）：3203-3205.

［38］雷芳玉，刘定安.肺结核辨病论治与辨证施治［J］.陕西中医，2006，27（4）：454-455.

［39］邓建平，周敏，等.从脾论治肺痨盗汗［J］.中华中医药学刊，2014，32（5）：997-999.

［40］邵长荣，肺结核的辨证论治探讨［J］.中医文献杂志，1996，（4）：27-29.

［41］贡佳平，王振兴.补虚化瘀法在治疗肺结核中的运用［J］.中国乡村医药，1998，5（12）：19-20.

［42］刘艳科.结核方对阴虚血瘀型肺结核病患者T淋巴细胞亚群的影响［J］.湖南中医杂志，2005，21（3）：22-23.

［43］邓红霞，刘艳科，蒋之.痨康汤治疗阴虚毒瘀型复治肺结核48例临床观察［J］.中医杂志，2010，25（9）：801-829.

［44］罗凯，欧炯昆.中医药治疗肺结核化疗后胃肠反应98例疗效观察［J］.内蒙古中医药，2009，25（20）：88.

［45］罗朝晖，牟建珍.健脾补肺协定方预防肺结核化疗毒副反应的作用分析［J］.现代诊断与治疗，2017，28（3）：435，588.

第四章　肺结核常用单味药治疗

本章选取现代药理研究具有抑菌或杀菌作用的单味药物 23 味，参考《中华本草》《中药药理与应用》《中药大辞典》等本草著作，列举其性味归经、功能主治、用法用量，摘取其与结核治疗有关现代药理研究及临床运用，效方举例，可以作为肺结核治疗简明本草手册，以供结核病临床或基础研究参考。

一、白果

【概述】白果为银杏科植物银杏的种子。味甘、苦、涩，性平，小毒。归肺、肾经。具有敛肺定喘，止带锁尿之功效。主治哮喘痰嗽，白带白浊，遗精，尿频，无名肿毒，皶鼻，癣疮。

【药理】白果具有祛痰降压、增加耐缺氧、免疫抑制、抗过敏、延缓衰老及抗微生物等作用。实验室体外试验证明白果肉、白果汁，尤其是白果酸，对人型结核杆菌和牛型结核杆菌有抑制作用。

【应用配伍】用于哮喘痰嗽。白果能敛，配麻黄辛散，敛肺而不留邪，开肺而不耗气，如《摄生众妙方》鸭掌散，用治寒喘；配黄芩、桑白皮清泄肺热，又治肺热痰喘。

用于白带白浊。白果有收涩止带作用，常可配鸡冠花同用，若配芡实、山药则健脾止带，治脾虚带下；配黄柏、车前子以清热利湿，治湿热带下，如《傅青主女科》易黄汤。治小便白浊，可单用或与萆薢、益智仁等同用。

用于遗精，尿频，遗尿。白果单食即可，或配伍桑螵蛸同用。

用于无名肿毒，疔疮，酒皶鼻，头面癣。可以白果捣烂外敷或切片频擦患处，治乳痈溃烂，则研烂和酒服。

此外，白果用治肺结核能改善症状，常用菜油浸渍后服。

《本草求真》："同汞浣衣，则死虫虱。"

【用法用量】内服：煎汤，3~9 g；或捣汁。外用：适量，捣敷；或切片涂。

【使用注意事项】有实邪者禁服。生食或炒食过量可致中毒，小儿误服中毒尤为常见。

【临床举例】

（1）银杏露：白果仁 476.2 g，薜菜 714.3 g。以上二味，将白果仁打碎，用 60% 乙醇渗滤，滤液回收乙醇；薜菜水煮 2 次，合并煎液滤过，浓缩成清膏（每 1 mL 相当于生药材 2 g），冷后加等量乙醇混匀，静置 24 小时，滤过并回收乙醇；与白果仁提取液合并混匀，静置 3 日，滤过；取蔗糖 314.3 g 制成单糖浆，将适量薄荷脑、杏仁香精、防腐剂加入上述滤液混匀，加水至 1000 mL 即得。本品为淡棕色液体；气香，味甜。相对密度应为 1.15～1.18，功能镇咳化痰、定喘。用于急慢性支气管炎，排痰不爽，久咳气喘。口服，每次 10～15 mL，每日 3～4 次。[《中华人民共和国卫生部药品标准：中药成方制剂》（第二册）]

（2）百咳宁片：白果（去皮）1200 g，青黛 600 g，平贝母 600 g。以上三味，除青黛外，粉碎成粗粉，照浸渍法用 70% 乙醇浸渍 3 次，合并浸出液，回收乙醇，浓缩成膏，干燥，粉碎，过筛；在浸膏粉、青黛中加适量辅料，混合，粉碎，过筛，制粒，干燥，整粒，加润滑剂，混匀，压片，包衣。片重 0.1 g。除去糖衣后呈棕褐色，味淡。功能清热化痰，止咳定喘。用于小儿百日咳。口服，1 周岁以内，每次 2 片；1～3 周岁，每次 3～4 片，每日 3 次。（《吉林省药品标准》1986 年）

【效方举例】

（1）治齁喘：白果二十一枚（去壳砸碎，炒黄色），麻黄三钱，苏子二钱，甘草一钱，款冬花三钱，杏仁一钱五分（去皮尖），桑皮三钱（蜜炙），黄芩一钱五分（微炒），法制半夏三钱（如无，用甘草汤泡七次，去脐用）。上用水二盅，煎二盅，作二服，不拘时。（《摄生众妙方》定喘汤）

（2）治肺结核：白果核 12 g，白毛夏枯草 30 g。煎服。（《安徽中草药》）

二、白及

【概述】白及为兰科白及的根茎。味苦、甘、涩，性微寒。归肺、胃经。具有收敛止血、消肿生肌之功效。主治咯血，吐血，衄血，便血，外伤出血，痈疮肿毒，烫灼伤，手足皲裂，肛裂。

【药理】白及具有止血、黏膜保护、抗肿瘤、抗菌等作用。实验室证明白及在试管内能抑制革兰阳性菌，且对人型结核杆菌有显著的抑制作用。白及和川乌配伍研究表明，白及与生川乌配伍毒性相加，白及与制川乌配伍毒性为拮抗；两药配伍应用，不影响各自的药效。

【应用配伍】用于咯血、吐血及外伤出血。白及质黏性涩，有良好的止血效果，主要用于肺、胃出血，因其兼有补肺及收敛生肌之功，故对肺损咯血、溃疡病出血者尤宜，不但能止血，而且有促进病灶愈合的作用。《医说》治多年咳嗽、肺痿而伤、咯血痰红，即以白及为面，糯米饮调服。近亦有治肺结核有空洞者，单用本品即有止血及促使空洞愈合之效。临证多据病情配伍，治肺痨咯血，可与化瘀止血之参三七配合应用，两者相得，一敛一散，既可增强止血作用，又无留瘀之弊。肺阴不足之干咳咯血，常与枇杷叶、藕节、阿胶、生地等配伍，以养阴润肺、止咳止血，方如《证治准绳》白及枇杷丸。用于胃及十二指肠溃疡出血，与乌贼骨相伍，名乌及散，有止血及促进溃疡愈合之功。外伤出血者，可单味研末，或配煅石膏研末外敷，以收敛止血。

用于疮疡肿毒，汤火灼伤，手足皲裂。白及寒凉苦泄，能消肿生肌。凡疮疡初起，单用本品研末外敷，可获效；或与金银花、皂刺、乳香等同施，使疮疡消散，如《外科正宗》内消散。若疮疡已溃，久不收口，可研粉外敷，或与贝母、轻粉伍用，有祛腐生肌敛口之效。治汤火灼伤、手足皲裂、肛裂等，用白及粉麻油调敷，可生肌敛疮，促使裂口愈合。

此外，还可用治肺痈，以咳吐腥痰脓血日渐减少者为宜，可配金银花、桔梗等同用，取其止血生肌、消散痈肿之功。

（1）《本草经集注》："紫石英为之使。"

（2）《得宜本草》："得黄绢、丹皮能补脬损。"

（3）《得配本草》："得羊肝，蘸末，治肝血吐逆；得酒调服，治跌打骨折；配米饮，止肺伤吐血；配榴皮、艾醋汤下，治心痛。"

【用法用量】内服：煎汤 3~10 g 研末，每次 1.5~3 g。外用：适量，研末撒或调涂。

【使用注意事项】外感及内热壅盛者禁服。反乌头。

（1）《本草经集注》："恶理石。畏李核、杏仁。"

（2）《蜀本草》："反乌头。"

（3）《本草经疏》："痈疽已溃，不宜同苦寒药服。"

【临床举例】

（1）治疗肺结核：白及研粉，每日吞服 6 g，用药 3 个月。治疗用抗痨药无效或疗效缓慢的各型肺结核患者 60 例，取得较好效果。42 例临床治愈，X

线显示病灶完全吸收或纤维化，空洞闭合，红细胞沉降率正常，痰菌阴性，临床症状消失；13 例显著进步，其余无改变。

（2）治疗硅沉着病：每次服白及片 5 片（每片含生药 0.3 g），每日 3 次。观察 44 例（主要为单纯硅沉着病患者），用药 3 个月至 1 年后，症状及肺功能多见改善，但 X 线改变不显著。

【效方举例】

（1）治咯血：白及一两，枇杷叶（去毛，蜜炙）、藕节各五钱。研为细末。另以阿胶五钱，锉如豆大，蛤粉炒成珠，生地黄自然汁调之，火上炖化，入前药为丸，如龙眼大。每服一丸，噙化。（《证治准绳》白及枇杷丸）

（2）治气管扩张咯血，肺结核咯血：白及、海螵蛸、三七各 180 g，共研成细粉，每服 9 g，每日 3 次。（《全国中草药汇编》）

（3）治肺叶痿败，喘咳夹红者：嫩白及四钱研末，陈阿胶二钱。冲汤调服。（《医醇賸义》白胶汤）

（4）治肺痿：白及、百合各 60 g，红糖 30 g。药先煎加入红糖熬成膏状。每次服 1 茶匙。（《湖南药物志》）

（5）治硅沉着病，咳嗽少痰，胸痛：鲜白及根（去须根）60 g（干品15~30 g），加桔梗 15~30 g。水煎，冲白糖，早晚饭前各服 1 次。忌食酸辣芥菜。（《浙江民间常用草药》）

三、百部

【概述】百部为百部科植物直立百部、蔓生百部和对叶百部的根。味苦、微甘，性微温。归肺经。具有润肺止咳，杀虫灭虱之功效。主治新久咳嗽，肺痿，百日咳等。

【药理】对炭疽杆菌、肺炎杆菌、痢疾杆菌、变形杆菌、鼠疫杆菌、大肠杆菌、绿脓杆菌、伤寒杆菌、副伤寒杆菌和人型结核杆菌有抗菌作用。镇咳、祛痰和平喘作用。百部生物碱能降低动物呼吸中枢的兴奋性，抑制咳嗽反射。亦有报道，百部煎剂 0.6~0.9 g/kg 灌胃对 1% 碘液注入猫的右胸膜腔引起的咳嗽，或百部生物碱 10 g/kg 给小鼠腹腔注射对二氧化硫（SO_2）引起的咳嗽均无作用。

【应用配伍】用于咳嗽。百部味苦而降，善治咳逆上气，因其味兼甘而质多汁，故性温不燥而润。凡咳嗽无论外感或内伤者无不宜之。若风寒犯肺而咳者，常与紫菀相须而用，并加散邪宣肺之防风、荆芥、桔梗等同用，如《医学心悟》止嗽散。治肺寒咳嗽有痰，可配宣肺下气之麻黄、杏仁同用，如《小儿药证直诀》百部丸。若咳嗽偏热，口干咽痛，可配润肺止咳、利咽解毒之款冬花、杏仁、甘草同用，如《圣济总录》百部汤。若久咳不愈，用之亦效，可单用本品一味浓煎服。久咳而肺虚阴伤者，可与滋阴之生地黄同用，如《鸡峰普济方》百部丸；亦可与养肺化痰止咳之沙参、麦冬、川贝、紫菀等同用。本品亦治瘰疬，有抗痨作用，可单味大量煎服，或与黄芩、丹参等同用。

【用法用量】内服：煎汤，3~10 g。外用：适量，煎水洗。

【使用注意事项】脾胃虚弱者慎服。

【效方举例】

（1）治三十年嗽：百部根二十斤，捣取汁，煎如饴。服一方寸匕，日三服。（《备急千金要方》）

（2）治肺结核空洞：蜜炙百部、白及各12 g，黄芩6 g，黄精15 g。煎服。（《安徽中草药》）

四、百合

【概述】百合为百合科植物百合、卷丹、山丹、川百合等的鳞茎。味甘、微苦，性微寒。归心、肺经。具有养阴润肺，清心安神之功效。主治阴虚燥咳，劳嗽咯血。

【药理】百合具有镇咳、平喘、祛痰、抗应激性损伤、镇静催眠、免疫增强等作用。对免疫功能的影响：小鼠灌服百合水提取液10 g/kg，每日2次，连续10日，显著抑制二硝基氯苯（DNCB）所致迟发型超敏反应。百合多糖250 pg/mL与小鼠脾淋巴细胞共同培养，可显著促进DNA和RNA的合成，同时淋巴细胞存活率增多。以^{3}H-TdR掺入为指标，发现百合多糖对致有丝分裂原、脂多糖的有丝分裂反应有显著促进、增强作用。

【应用配伍】用于阴虚肺燥咳嗽。百合味甘，性微寒，质润，能润肺止咳，治肺虚燥咳，可单味应用，或与款冬花同使，共奏润肺化痰止咳之效，如《济生续方》百花膏。如燥咳已久，咽痛失音，可与沙参、川贝母、梨皮等相伍。治肺痨久嗽咯血，症见潮热盗汗、颧红心烦者，可配生地、玄参、川贝母、麦门冬等药以清热养阴，润肺止咳，如《慎斋遗书》百合固金汤。若阴虚久咳致肺气消散，气短微喘者，则与养阴敛肺之麦门冬、诃子、五味子同用。

【用法用量】内服，煎汤，6~12 g，或入丸、散；可蒸食、煮粥。外用，适量，捣敷。

【使用注意事项】风寒咳嗽及中寒便溏者禁服。

【效方举例】

（1）治咳嗽不已，或痰中有血：款冬花、百合（焙，蒸）各等份。共为细末，炼蜜为丸，如龙眼大，每服一丸，食后临卧细嚼，姜汤咽下，噙化尤佳。（《济生续方》百花膏）

（2）治支气管扩张、咯血：百合 60 g，白及 120 g，蛤粉 60 g，百部 30 g。共为细末，炼蜜为丸。每丸重 6 g，每次 1 丸，日 3 次。（《新疆中草药手册》）

五、柴胡

【概述】柴胡为伞形科植物柴胡或狭叶柴胡的干燥根。味苦、辛，性微寒。归肝、胆经。具有解表退热、疏肝解郁、升举阳气之功效。主治外感发热，寒热往来，疟疾，肝郁胁痛乳胀，头痛头眩，月经不调，气虚下陷之脱肛、子宫、胃下垂。

【药理】对免疫功能的影响：小鼠腹腔注射柴胡多糖 100 mg/kg，可显著增加脾系数、腹腔巨噬细胞吞噬百分数、吞噬指数和流感病毒血清中和抗体滴度，但不影响脾细胞分泌溶血素，柴胡多糖对正常小鼠迟发型超敏反应无作用，但可以完全及部分恢复环磷酰胺或流感病对小鼠迟发超敏反应的抑制。柴胡多糖还能明显提高伴刀豆蛋白（Con A）活性、脾淋巴细胞转化率及自然杀伤细胞的活性。实验表明柴胡多糖能提高小鼠体液和细胞免疫功能，并使免疫抑制状态有一定程度的恢复。给 NZB/MF 雌性小鼠（自身免疫病模型）投予柴胡皂苷，能延长该小鼠的生存期。但也有实验表明，柴胡煎剂、柴胡皂苷对动物胸腺有抑制作用，致使机体免疫功能降低。

【用法用量】内服：煎汤，3~10 g；或入丸、散。外用：适量，煎水洗；或研末调敷。解热生用，用量宜大。

六、川贝母

【概述】川贝母为百合科植物暗紫贝母、卷叶贝母、棱砂贝母、甘肃贝母、康定贝母等的鳞基。味甘、苦，性微寒。归肺、心经。具有清热润肺、化痰止咳、散结消肿之功效。主治肺虚久咳，虚痨咳嗽，燥热咳嗽，肺痈，瘰疬，痈肿，乳痈等。

【药理】

（1）对呼吸系统的作用：小鼠灌胃川贝母流浸膏 50 g（生药）/kg，对氨水刺激引起的咳嗽无明显镇咳作用，但能使小鼠呼吸道酚红排泌量显著增加，有明显祛痰作用。小鼠灌胃川贝母生物碱 11.3 mg/kg 及 56.5 mg/kg，对二氧化硫刺激引起的咳嗽有明显镇咳作用，而酚红排泌祛痰试验证明其有非常显著的祛痰作用。

（2）降压作用：静脉注射川贝母碱可引起猫血压下降，并伴有短暂的呼吸抑制。静脉注射西贝母碱可引起犬外周血管扩张，血压下降；此时心电图无变化。

（3）对平滑肌的影响：体外试验表明川贝母碱可引起豚鼠子宫收缩抑制、兔小肠收缩。西贝母碱对离体豚鼠回肠、兔十二指肠、大鼠子宫及在体犬小肠有剂量依赖的松弛作用；能对抗乙酰胆碱、组胺和氯化钡所致的痉挛，此与罂粟碱的解痉作用相似。

（4）其他作用：静注注射川贝母碱可使兔血糖增高。体外抗菌试验表明川贝醇提取物 2 g（生药）/mL 在 1∶100 ~ 1∶10 000 浓度时对金黄色葡萄球菌和大肠杆菌有明显抑菌作用。川贝水浸液能抑制星形奴卡菌生长。

（5）毒性：小鼠静脉滴注川贝母碱的最小致死量 40 mg/kg。大鼠静脉滴注西贝母碱的半数致死量则为 148.4 mg/kg。小鼠灌胃川贝醇提取物的最小致死量为 40 g（生药）/kg。川贝醇提取物的半数致死量＞50 g（生药）/kg。

【应用配伍】用于肺虚久咳，燥热咳嗽及肺痈等证。川贝母性味甘寒，功能清肺润燥，用治咳嗽之症，对属于阴虚燥热者较为适宜。除单味研粉吞服，或与梨蒸服外，临床多随证配伍应用，如治久咳阴虚肺燥，常与沙参、麦冬、生地等配伍，以养阴润肺，化痰止咳；治燥热咳嗽，常与知母同用，以清热润燥、化痰止咳，如《急救仙方》二母散；治痰热咳嗽，可配黄芩、枇杷叶清热化痰，止咳。此外，本品还有祛痰排脓作用，故又可用治肺痈咳唾脓痰，多与鱼腥草、鲜芦根、薏苡仁配伍，共奏清热解毒、化痰排脓之效。

用于瘰疬、痈肿、乳痈。川贝母有清热散结消肿之效。治瘰疬，可与玄参、牡蛎同用；治痈肿、乳痈，可配蒲公英、连翘之类。

【用法用量】内服：煎汤，3~9 g；研末，1~1.5 g；或入丸、散。外用：适量，研末撒；或调敷。

【使用注意事项】脾胃虚寒及寒痰、湿痰者慎服。反乌头。

（1）《本草经集注》："恶桃花。畏秦艽、矾石、莽草。反乌头。"

（2）《本草经疏》："寒湿痰及食积痰火作嗽，湿痰在胃恶心欲吐、痰饮作寒热，脾胃湿痰作眩晕及痰厥头痛，中恶呕吐，胃寒作泄并禁用。"

【临床举例】

（1）贝母流浸膏：贝母（2号粉）1000 g，70% 乙醇适量。取贝母粉，用 70% 乙醇作溶剂，按渗滤法制备，先收集初滤液 850 mL，另器保存续滤液在 60 ℃以下浓缩至稠膏状，加入初滤液 850 mL 混合，加适量 70% 乙醇稀释至全量，静置 24 小时，滤过，即得。取本品少许，加 2% 醋酸溶液 10 mL，加碘化汞钾试液 3 滴，即生成白色浑浊。本品含醇量应为 45%~55%。功能镇咳、祛痰。口服，每次 2~5 mL，每日 3 次。（新疆人民出版社《医院制剂》）

（2）治疗慢性支气管炎：将野生川贝母与家种川贝母（暗紫贝母）分别制成片剂，每片含原生药 0.5 g，日服 3 次，每次 4 片，一般给药 1~5 日。共治急慢性支气管炎、上呼吸道感染所致的咳嗽、咳痰 67 例，其中野生川贝组 31 例，家种川贝组 36 例。结果：控制（咳嗽消失，痰量基本消失，体征如体温、脉搏、呼吸、白细胞总数及分类等恢复正常），野生川贝组 20 例，家种川贝组 24 例；显效（咳嗽、痰量、体征明显减轻），野生川贝组 5 例，家种川贝组 7 例；好转（咳嗽、痰量、体征略有减轻），野生川贝组 4 例，家种川贝组 4 例；无效（咳嗽、痰量、体征均无进步），野生川贝组 2 例，家种川贝组 1 例。经统计学处理，两组无显著性差异。

（3）结核灵胶囊：吕长青自制结核灵（壁虎粉 500 g，川贝 50 g，百部、白及、百合各 100 g）胶囊，每日 3 次，连服 3 个月为 1 个疗程。50 例肺结核患者经过 1 个疗程治疗后，41 例痊愈，6 例显效，2 例好转。临床实践证明本方对改善自觉症状，促进结核病灶的吸收和痰中结核杆菌阴转有良好作用。

【效方举例】

（1）治咳嗽：贝母（大者，去心，麸炒令黄）十枚，阿胶（炙燥），甘草（炙，锉）各半两。上三味捣罗为细散，每服二钱匕，临卧煎糯米饮调下。（《圣济总录》贝母散）

（2）治肺热咳嗽多痰，咽喉中干：贝母（去心）、杏仁（汤浸去皮、尖，炒）各一两半。上二味，捣罗为末，炼蜜丸如弹子大。含化咽津。（《圣济总录》贝母丸）

（3）小儿咳嗽喘闷：贝母（去心，麸炒）半两，甘草（炙）一分，上二味，捣罗为散。如二三岁患儿，每服一钱匕，水七分，煎至四分，去滓入牛黄末少许，食后温分二服，更量患儿大小加减。（《圣济总录》贝母散）

（4）治百日咳：白花蛇5g，贝母10g，生甘草10g。以上三味，粉碎过筛，混合均匀。口服，每次1.5~3g，每日3次。（《安徽中医学院学报》）

（5）治吐血、衄血：贝母（炮令黄）一两。捣细罗为散，不计时候，以温浆调下二钱。（《太平圣惠方》）

（6）治肺痈吐脓，五心烦热，壅闷咳嗽：贝母（去心）、紫菀、桔梗（炒）各一两，甘草（炙，锉）半两。上捣筛，每服三钱，水一盏，煎下、七沸去滓，不拘时稍冷服。（《证治准绳》四顺汤）

（7）治肺痈肺痿：川贝一两，天竺黄、硼砂各一钱，文蛤（醋炒）五分。为末，以枇杷叶（刷净、蜜炙）熬膏作丸，芡实大，噙咽之。（《医级》贝母括痰丸）

七、穿破石

【概述】穿破石为桑科植物构棘或柘树的根。味淡、微苦，性凉。归心、肝经。具有祛风通络，清热除湿，解毒消肿之功效。主治风湿痹痛，跌打损伤，黄疸，胰腺炎，肺结核，胃和十二指肠溃疡，淋浊，蛊胀，闭经，劳伤咯血，疔疮痈肿。

【药理】柘木根乙醇提取物有较好的抗结核菌作用。试管中，采用改良苏通半流体琼脂培养基，接种强毒人型结核菌（$H_{37}R_V$），其最低抑菌浓度6.3~12.5 μg/mL。体内抗菌试验表明，向感染结核菌小鼠第2日开始给予柘木注射液1.5g/只，每日1次，至对照组半数动物死亡时停药，可显著延长感染小鼠的半数存活时间。

【用法用量】内服：煎汤，9~30g，鲜者可用至120g；或浸酒。外用：适量，外敷。

【使用注意事项】孕妇慎服。

【效方举例】

（1）治肺结核：穿破石根30g，铁包金（细纹勾儿茶）60g，百部9g。每日1剂，水煎。分2次服。（《草药手册》）

（2）治肺热咯血：穿破石30g，去粗皮，炒焦，水煎，冲糖服。每日3次。（《浙江药用植物志》）

八、大蓟

【概述】大蓟为菊科植物大蓟的地上部分或根。味甘、微苦，性凉。归心、肝经。具有凉血止血、行瘀消肿之功效。主治吐血，咯血，衄血，便血，尿血，妇女崩漏，外伤出血，疮疡肿痛，瘰病，湿疹，肝炎，骨炎等。

【药理】

（1）止血作用：大蓟水液（15%）4.5 g/kg灌胃，以玻片法测定小鼠凝血时间，结果给药组凝血时间显著缩短。

（2）降压作用：大蓟水浸剂、乙醇-水浸出液和乙醇浸出液应用于犬、猫、兔等均有降低血压的作用。大蓟鲜干根水煎液、根碱液、25%和50%酸性醇浸出液及叶水煎液给麻醉犬静脉注射均有降压作用，其中根水煎液和根碱液降压作用更显著。叶碱液、全草水煎液、全草碱液降压作用不明显。大蓟1.5 g/kg静脉注射，可使麻醉犬血压下降，且具有快速耐受性，并可抑制闭塞颈总动脉的加压反射。在降压同时使心率减慢及心收缩力减弱。

（3）抗菌作用：体外试验，大蓟乙醇浸剂1∶30 000时对人型结核杆菌有抑制作用。大蓟水提取物对单纯疱疹病毒有明显抑制作用。

（4）对平滑肌的作用：大蓟水煎剂或醇浸剂对家兔子宫无论离体、在位、已孕、未孕，或慢性子宫瘘实验，均显现明显兴奋作用，使子宫张力增加，收缩幅度加大，逐渐发生痉挛性收缩，但大蓟煎剂或酊剂对离体大白鼠子宫（无论已孕未孕）及在体猫子宫均呈抑制。使子宫松弛，节律性收缩消失。大蓟对豚鼠子宫作用不恒定。大蓟对离体兔十二指肠肠管呈抑制作用，使张力降低，振幅减小。

【应用配伍】用于出血证。大蓟性属寒凉，功善凉血止血。能治血热妄行之证，且作用广泛，上治吐、咯、衄血，下治尿血、便血、妇女崩漏，常配小蓟、侧柏叶、山栀同用，如《十药神书》十灰散。

用于疮疡肿痛。大蓟既能凉血止血，又具行瘀消肿之功，无论内外痈疽皆可用之。用治热毒疮疡初起肿痛，常单用鲜品捣烂敷于患处。用治肠痈《本草汇言》则以大蓟根叶，配地榆、牛膝、金银花等同用。

（1）《本草经疏》："大蓟叶，得地榆、茜草、牛膝、金银花，治肠痈、腹痛、少腹痛，生捣绞汁，入前四味浓汁。和童便饮，良；得炒蒲黄、棕皮炭，调汁半升，治崩中下血，立瘥。"

（2）《得配本草》："得酒治九窍出血，配小蓟治崩中。"

【用法用量】内服：煎汤 5~10 g；鲜品可用 30~60 g。外用：适量，捣敷，用于止血宜炒炭用。

【使用注意事项】虚寒出血、脾胃虚寒者禁服。

【临床举例】

（1）治疗乳腺炎：取鲜大蓟根块去泥洗净，阴干，捣烂取其汁液。加入 20% 凡士林搅拌，待 30 分钟后即自然成膏。乳房发炎期用药膏涂在消毒纱布上贴于患部，4~6 小时换药 1 次；乳房化脓期先行局部切口引流，再敷药膏，4 小时换药 1 次，3 日后改 6 小时换 1 次。共治疗 29 例，其中发炎期 27 例，化脓期 2 例，结果 23 例局部初期炎症 2~3 日治愈，4 例硬结红肿者 5 日痊愈，2 例化脓期 1 周治愈。

（2）治疗肺结核：用干大蓟根 100 g，水煎，每日 1 剂，分 2 次口服（如每剂加瘦肉 30~60 g 或猪肺 30 g，同煎更好），连服 3 个月为 1 个疗程，有效而未愈者，可继续连服 2 个疗程。共治疗 26 例，结果痊愈 4 例，好转 17 例，无效 5 例。

【效方举例】

（1）治呕吐、咯血：大蓟、小蓟、荷叶、扁柏叶、茅根、茜草、山栀、大黄、牡丹皮、棕榈皮各等份。烧灰存性，研极细末，用纸包碗盖于地上一夕、出火毒，用时先将白藕汁或萝卜汁磨墨半碗，调服五钱，食后下。（《十药神书》十灰散）

（2）治鼻衄：大蓟根一两，相思子半两。上二味，粗捣筛，每服三钱，水一盏，煎至七分，去滓，放冷服。（《圣济总录》）

（3）治舌上出血：刺蓟一握。上一味，研绞取汁，以酒半盏调服，如无生汁，只捣干者为末，冷水调下三钱匕，兼治大衄。（《圣济总录》清心散）

九、大蒜

【概述】大蒜为百合科植物大蒜的鳞茎。味辛，性温。归脾、胃、肺、大肠经。具有温中行滞，解毒杀虫之功效。主治脘腹冷痛，痢疾，泄泻，肺痨，百日咳，感冒，痈疖肿毒，肠痈，癣疮，蛇虫咬伤，钩虫病，蛲虫病，带下阴痒，疟疾，喉痹，水肿。

【药理】大蒜具有抗菌、抗病毒及抗原虫作用，并有降压、降血脂、抗动脉粥样硬化及降糖等作用。实验室证明大蒜汁琼脂皿对所接种的常见致病菌有抑菌或杀菌作用，仅绿脓杆菌和变形杆菌除外。大蒜 $1:8$ 浸液在稀释到 $1:640$ 时仍对结核杆菌 $H_{37}R_V$ 显抗菌活性。

【应用配伍】用于肺痨，百日咳，感冒。主要取大蒜较强的解毒作用。治肺痨，可单用本品或配白及煮粥食。治百日咳，感冒，可捣汁以白糖调服，或与生姜、红糖同用。

用于痈疖肿毒，肠痈，癣疮，以及毒蛇咬伤。大蒜善于解毒、杀虫、消痈、疗癣，一般均作外用。如《食物本草会纂》中其治一切肿毒，以本品捣烂，入麻油和研，贴肿处;《卫生易简方》治诸蛇虫伤毒，用本品同酸浆草捣敷伤处。

用于钩虫、蛲虫病及带下阴痒。大蒜能抑杀钩虫、蛲虫，又能止痒。治钩虫、蛲虫病，常配槟榔、苦楝皮等协同奏效。治带下阴痒，《妇人良方》单用本品煎汤外洗；或与苦参、蛇床子配伍以增强疗效。

用于疟疾、喉痹等。主要取其外用发泡以祛邪之功。治疟疾，《简便单方》以本品同胡椒、百草霜为丸，缚于曲泽穴上。治喉痹，将本品捣烂，敷经渠穴。

此外，用于水肿、小便不利，以及鼻渊。大蒜有通窍之功，治水肿、小便不利，单用本品或配田螺敷脐，能通窍利水；治鼻渊，取大蒜汁涂鼻腔，能通鼻窍。

若用于高脂血症，能有效地降低血脂。

《本草纲目》:"同鲫鱼丸，治膈气；同蛤粉丸，治水肿；同黄丹丸，治痢疟、孕痢；同乳香丸，治腹痛。"

【用法用量】内服：煎汤，$5\sim10$ g；生或煮、煨服食，或捣烂为丸。煮食、煨食，宜较大量；生食，宜较小量。外用：适量，捣敷，做成栓剂，取汁涂或切片灸。

【使用注意事项】阴虚火旺，肝热目疾，口齿、喉舌诸患及时行病后均禁服生品，慎服熟品。敷脐、做成栓剂或灌肠均不宜于孕妇；外用对局部有强烈的刺激性，能引起灼热、疼痛，发泡，故不可过久敷。

【临床举例】

（1）治疗肺结核：用 4% 大蒜液 10 mL 做环状软骨下气管内注射，或鼻导管滴入，每周 6 次，1 个月为 1 个疗程。治疗肺结核空洞 50 例，其中慢性纤维空洞性 3 例，亚急性血行播散性 1 例，浸润性 46 例，经 $1\sim4$ 个月观察（滴入次数为 $25\sim100$ 次），空洞闭合者 25 例，缩小者 23 例，无变化者 2 例，无

1 例恶化。其中以薄壁空洞疗效较好。50 例中治疗前痰菌阳性者 34 例。滴入大蒜液后，18 例转为阴性。

（2）治疗百日咳：①服用 20% 大蒜浸出液（加适量食糖），5 岁以上每次 15 mL，5 岁以下酌减，每日 8~10 次。治疗 201 例，10 日痊愈者占 60%，15 日痊愈者占 25%。一般在服用 3~4 日后，症状即见好转，痉挛性咳嗽和呕吐逐渐停止。②将生大蒜头 2~3 个捣碎，盛于清洁干燥瓶内，嘱患者把嘴唇贴附瓶口，每分钟经嘴做 15~20 次深吸气，并经鼻做 15~20 次深呼气，每次持续 15 分钟，每日 2 次，5 日为 1 个疗程。110 名不同发展阶段的患者中，60% 的患者经 6 次治疗后，临床症状停止发展，治疗 10 日即完全停止咳嗽，且不再复发。③用生大蒜 30~40 g，捣烂装瓶加塞，用气球做加压吸入，每日 1 次，每次 15 分钟，7~17 日为 1 个疗程，治疗 100 例，对卡他期的疗效为 100%，痉挛期为 53.9%，恢复期为 40%。

【效方举例】

（1）治恶疰入肺咯血：紫皮独头蒜四头，书墨、灶心土各等份并捣，以醋和服。（《龙门石窟药方》）

（2）治劳疰：大蒜、杏仁各一两。杵如泥，加雄黄一两同研匀，晒至可丸，梧子大，每服二十一丸，空心清米饮下。（《鳠溪单方选》）

（3）治小儿百日咳：大蒜 15 g，红糖 6 g，生姜少许。水煎服，每日数次。（《贵州中医验方》）

十、地榆

【概述】地榆为蔷薇科植物地榆、长叶地榆的根。味苦、酸，性微寒。归肝、胃、大肠经。具有凉血止血，清热解毒，消肿敛疮之功效。主治吐血，咯血，衄血，尿血，便血，痔血，血痢，崩漏，赤白带下，疮痈肿痛，湿疹，阴痒，水火烫伤，蛇虫咬伤。

【药理】地榆具有止血、抗感染、促进伤口愈合、抗菌、镇吐作用。实验室证明地榆粉或炒炭地榆粉灌胃均可缩短小鼠出血时间。

【应用配伍】用于各种出血病证。地榆，性寒，味苦，酸涩收敛，入血分有凉血泄热、止血之功，为治疗血证之常用药物，尤为疗便血、痔血、血痢、尿血及崩漏等下部出血之要药。血热或湿热蕴结大肠之便血，可配黄连、栀子等同用，以加强清热凉血之功，方如《仁斋直指方》地榆散。若治痔疮出血，可与槐角、防风、黄芩、枳壳等同用，如《太平惠民和剂局方》

槐角丸。治疗湿热疫毒，蕴积肠腑损伤血络而致下痢脓血腹痛，里急后重。地榆既清热解毒，又凉血止血，无论新久血痢均可应用，如《圣济总录》之地榆散即用本品配甘草，治血痢不止；《证治准绳》之地榆丸用本品配黄连、木香、乌梅、诃子肉等治疗血痢经久不愈。若治疗血热而致妇女崩漏下血、月经过多、血色鲜红，可与黄芩、生地、丹皮、莲须等同用。本品亦可治疗胎漏下血不止，每与阿胶、乌贼骨、炮姜等同用，以止血安胎，方如《太平圣惠方》之地榆散。

用于痈疽肿毒。地榆性凉，有泻火解毒、凉血消肿之功，适宜于痈疽肿毒初起未成脓者，可单用捣敷，亦可与三七、田基黄共研末调敷。

用于水火烫伤，湿疹。地榆外用有敛疮收湿作用。治烧烫伤，可用本品研末，或配大黄粉，以麻油调敷，以减少渗出，减轻疼痛。治疗皮肤湿疹、皮肤溃烂，可用本品与苦参、大黄同煎，以纱布蘸药汁湿敷；亦可配煅石膏粉、枯矾或密陀僧粉加凡士林调膏外涂，以助清热收湿、止痒敛疮之功。

（1）《本草经集注》："得发良。"

（2）《四声本草》："今方用共樗皮，同疗赤白痢。"

（3）《得配本草》："得犀角治热痢；配黄芩治疮痒；配苍术治肠风痛痒不止；佐砂仁、甘草治下血腹痛。"

（4）《本草选旨》："以之敛血，则同归、芍；以之清热，则同归、连；以之治湿，则同归、芩；以之治血中之痛，则同归、黄；以之温经而益血，则同归、姜。大抵酸敛寒收之剂，得补则守，得寒则凝，得温暖而益血归经，在善用者白得之而已。"

【用法用量】内服：煎汤，6~15 g；鲜品 30~120 g；或入丸、散，亦可绞汁内服。外用：适量，煎水或捣汁外涂；也可研末外掺或捣烂外敷。

【使用注意事项】脾胃虚寒，中气下陷，冷积泄泻，崩漏带下，血虚有瘀者均应慎服。

【临床举例】治疗咯血：取干地榆 3 kg，加水煎煮 2 次过滤，浓缩至 12 000 mL，成人每次服 30 mL（相当于生药 7.5 g），每日 4 次，儿童酌减。或用干地榆水煎制成浸膏片（每片含地榆膏 1.5 g），成人每次服 5 片，每日 4 次。共治疗 136 例（其中浸润性肺结核 104 例，播散性 10 例，空洞型 13 例，其他肺结核 3 例，支气管扩张 5 例，肺脓肿 1 例）。结果：服汤剂的 74 例中，有效 72 例，无效 2 例；服片剂的 62 例中，有效 60 例，无效 2 例。1~3 日咯血停止者 67 例；4~7 日，45 例；7 日以上 20 例；平均 4.2 日。服药时不可同服蛋白质类饮食如牛奶、鸡蛋等，以免影响有效成分的吸收。

【效方举例】

（1）治下血不止二十年者：地榆、鼠尾草各二两，水二升，煮一升，顿服。（《肘后方》）

（2）治结阴便血不止，渐而极多者：地榆四钱，砂仁七枚，生甘草一钱半，炙甘草一钱，水煎温服。（《医学入门》）

（3）治妇人漏下赤色不止，令人黄瘦虚渴：地榆二两（细锉），以醋一升，煮十余沸，去渣，食前稍热服一合。亦治呕血。（《太平圣惠方》）

（4）治胃溃疡出血：生地榆 9 g，乌贼骨 15 g，木香 6 g。水煎服。（《宁夏中草药》）

（5）治红白痢，噤口痢：白地榆二钱，乌梅（炒）五枚、山楂一钱，水煎服。红痢红糖为引，白痢白糖为引。（《滇南本草》）

（6）治原发性血小板减少性紫癜：生地榆、太子参各 30 g，或加怀牛膝30 g，水煎服，连服 2 个月。（《全国中草药新医疗法展览会资料选编》）

（7）治外伤出血：地榆炭研细末，外敷患处。或配茜草、白及、黄芩，研末外用。（《陕甘宁青中草药选》）

（8）治赤白带下：地榆二两，米醋一升，煮十余沸去滓，食前热服一合。（《卫生易简方》）

十一、冬虫夏草

【概述】冬虫夏草为麦角菌科真菌冬虫夏草菌的子座及其寄主蝙蝠蛾科昆虫虫草蝙蝠蛾等幼虫体（菌核）的复合体。味甘，性温。归肺、肾经。具有保肺气，实腠理，补肾益精之功效。主治肺虚咳喘，痨嗽痰血，自汗，盗汗，肾亏阳痿，遗精，腰膝酸痛等。

【药理】

（1）对免疫功能的影响：虫草及虫草菌浸剂可明显增加小鼠脾重，并拮抗泼尼松龙与环磷酰胺引起的脾重减轻。脾重增加的机制可能是促进脾脏DNA 的生物合成，增加核酸与蛋白质含量，促使脾细胞增殖。虫草及虫草菌浸剂还可使小鼠胸腺萎缩，并加重泼尼松龙与环磷酰胺引起的胸腺萎缩，但停药 14 日后，萎缩的胸腺即恢复正常。虫草和虫草菌使小鼠腹腔巨噬细胞的吞噬百分率和吞噬指数明显增加，并可明显提高小鼠血中胶体碳粒廓清速度。虫草多糖能对抗可的松引起的腹腔巨噬细胞功能的降低。

（2）抗感染作用：虫草和虫草菌煎剂腹腔注射对大鼠甲醛性和蛋清性足跖肿胀有明显抑制作用。对二甲苯和巴豆油所致小鼠耳部炎症有抑制作用。

（3）抗菌作用：虫草煎剂对须疮癣菌、絮状表皮癣菌、石膏样小芽孢癣菌、羊毛状小芽孢癣菌等真菌均有抑制作用。对结核杆菌的作用报道不一，多数认为虫草醇浸剂对其有抑制作用，抑菌浓度为 1∶4000～1∶100 000；煎剂浓度在 1∶100～1∶10 000 时无抑菌作用。

（4）其他作用：虫草及虫草菌水提取物不论肌内注射或灌服。对 ^{60}Cor 线照射所致小鼠血小板减少及脾脏萎缩有明显抑制作用，电镜观察也证实了此结果。

（5）毒性：虫草毒性低，小鼠腹腔注射虫草浸提液 5 g/kg，没有死亡，0～20 g/kg 部分死亡。中毒症状是先抑制后兴奋，随即小鼠因痉挛和呼吸抑制而死亡。家兔灌服虫草菌水提取液 10 g/kg，连续 3 个月，对外周血象、肝肾功能及各重要脏器均无明显毒性反应，对淋巴细胞微核率、染色体畸变率、姐妹染色体单体互换率均无明显影响，指示对机体无明显致突变作用。

【应用配伍】用于咳喘。冬虫夏草善补肺肾之气而止咳喘。治肺虚咳喘，或肺肾两虚，咳喘不已，呼长吸短者，常与人参、胡桃肉等同用，以补益肺肾，纳气平喘。若肺虚阴亏，痨嗽痰血，常与阿胶、麦冬、川贝母等同用，以补肺养阴，化痰止咳。

用于自汗，盗汗。冬虫夏草补肺气以实腠理而止汗。治阳虚自汗不止，可用本品做菜肴常食；如配黄芪、人参、白术等同用，则益增止汗之效。若阴虚盗汗，可配生地黄、熟地黄、黄芪等同用，以滋阴益气而止汗。

用于肾气不足，阳痿，遗精，腰膝酸痛。冬虫夏草能秘精益气，专补命门。如与菟丝子、潼蒺藜、巴戟天等同用，可增强补肾秘精之效。

（1）《柑园小识》："与雄鸭同煮食，宜老人。"

（2）《抗癌中药的临床效用》："用于肺气不足，脾肾两虚的中晚期肺癌、纵隔肿瘤，症见咳嗽、胸闷气急、动则气促、腰膝酸软、体倦乏力等，常与黄芪、蜀羊泉、海蛤壳、胡桃肉等配合应用；对肺癌出现久咳虚喘，咯血胸痛等，常与仙鹤草、麦冬、山海螺、象贝母等配合应用。"

【用法用量】内服：煎汤，5～10 g；或入丸、散；或与鸡、鸭炖服。

【使用注意事项】有表邪者慎用。

【临床举例】治疗变态反应性鼻炎：虫草菌丝冲剂，每日 3 次，每次 6 g，饭后开水冲服，4 周为 1 个疗程。儿童或个别阴虚患者酌减。共治疗 43

例，其中肺气虚型 23 例，阴阳两虚 17 例（肺阴虚兼肾阳虚 3 例，肺气虚兼肾阴虚 14 例）。结果：显效 26 例（症状、体征消失或基本消失）占 60.5%，有效 14 例（明显改善）占 32.5%，总有效率为 93.0%。对照组 50 例皮下注射气管炎菌苗，每周 2 次，首次 0.3 mL 以后每次递增 0.1 mL，至 1 mL，即为维持量。结果：显效 24 例，占 48.0%；有效 22 例，占 44.0%，总有效率为 92.0%。两组总有效率相比，无显著性差异，$Pt=0.183$，$P>0.50$。两组显效率相比，亦无显著性差异，$X^2=1.445$，$P>0.1$。虫草菌冲剂对鼻黏膜水肿与苍白的疗效较好，治疗后 23/29 例（占 79.3%）患者自觉精神好转，体质增强。30 例易上感者中 27 例有不同程度好转，说明本药确有提高机体抗病能力和强壮滋补作用。不良反应小，部分患者有口干。偶有胃肠不适。

【效方举例】

（1）治肺结核咳嗽、咯血，老年虚喘：冬虫夏草 30 g，贝母 15 g，百合 12 g。水煎服。（《河北中草药》）

（2）治肾虚腰痛：冬虫夏草 30 g，枸杞子 30 g。黄酒 1 kg，泡 1 周。每次 1 小盅，日服 2 次。（《河北中草药》）

（3）治贫血，病后虚弱，阳痿，遗精：黄芪 30 g，冬虫夏草 15 g。水煎服。（《河北中草药》）

（4）治病后虚损：冬虫夏草三五枚，老雄鸭一只，去肚杂，将鸭头劈开，纳药于中，仍以线扎好，酱油、酒如常蒸烂食之。（《本草纲目拾遗》）

十二、功劳叶

【概述】功劳叶为冬青科植物枸骨的叶。味苦，性凉。归肝、肾经。具有清虚热，益肝肾，祛风湿之功效。主治阴虚劳热，咳嗽咯血，头晕目眩，腰膝酸软，风湿痹痛，白癜风。

【用法用量】内服：煎汤，9~15 g。外用：适量，捣汁或熬膏涂敷。

【使用注意事项】脾胃虚寒及肾阳不足者慎服。

【效方举例】

（1）治肺痨：枸骨嫩叶 30 g，烘干，开水泡，当茶饮。（《湖南药物志》）

（2）治肺结核咯血，潮热：枸骨叶、沙参、麦冬、白及各 9~15 g，水煎服。

十三、黄连

【概述】黄连为毛茛科植物黄连、三角叶黄连或云南黄连的根茎。味苦，性寒。归心、肝、胃、大肠经。具有清热泻火，燥湿，解毒之功效。主治热病邪入心经之高热、烦躁、谵妄或热盛迫血妄行之吐衄，湿热胸痞，泄泻、痢疾，心火亢盛之心烦失眠，胃热呕吐或消谷善饥，肝火目赤肿痛，以及热毒疮疡，疔毒走黄，牙龈肿痛，口舌生疮，聤耳，阴肿，痔血，湿疹，烫伤。

【药理】黄连具有抗微生物及抗原虫、促进心肌收缩、改善心脏血流动力学、保护心肌等作用。实验室证明黄连与小檗碱的抗菌作用基本一致，对多种革兰阳性和阴性菌有抑制作用，对白喉杆菌、枯草杆菌、肺炎杆菌、百日咳杆菌、鼠疫杆菌、布氏杆菌及结核杆菌也有抗菌作用。

【应用配伍】用于时行热病及心、肝、胃火热亢盛之证。黄连苦寒直折上炎之火，善泻火邪热毒，治热病高热烦躁、谵妄不安，或热盛迫血妄行，吐血衄血，三焦热毒盛者，常与黄芩、黄柏、栀子同用，如《外台秘要》黄连解毒汤；若热邪初入营分，烦躁谵语，斑疹隐隐，可于生地黄、玄参、连翘等清营解毒药中佐以黄连《温病条辨》清营汤，以上皆取其泻火邪而清热毒之功。小儿发热，惊风抽搐者，常配龙胆草、钩藤同用，如钱乙凉惊丸。用治心烦失眠，属心火亢盛者，常配朱砂、生地黄等同用，如朱砂安神丸；属阴虚火旺，烦热失眠者，常配阿胶、鸡子黄等同用，如黄连阿胶汤；属心肾不交者，常配肉桂同用，如交泰丸，均以黄连清泻心火为用。

用于胃热呕吐哕逆，黄连常与半夏、竹茹同用，如黄连橘皮竹茹汤；肝火犯胃之脘痛嘈杂，泛吐酸水，常配吴茱萸同用，如左金丸；其治胃热口渴、消谷善饮，常配天花粉、地黄同用；若胃火牙龈肿痛，常配石膏、升麻同用，如清胃汤，均取其清泻胃火之用；若心胃火炽，吐血衄血，胸痞烦热，可配黄芩、大黄以兼泻心胃之火，如《金匮要略》泻心汤。用治肝火上炎，头晕头痛，常加入龙胆草、芦荟等清肝泻火药同用，如当归龙荟丸；肝虚火盛，视物模糊，畏光怕光者，常与决明子、黄芩、密蒙花等清肝明目药同用，如黄连羊肝丸；暴发火眼，目赤肿痛者，常配菊花、当归煎洗，或入人乳浸点，均以清泻肝火为用。

用于疮疡热毒证。治热毒疮疡，疔毒内攻，黄连可与黄芩、连翘等同用，如《外科正宗》黄连解毒汤。咽喉肿痛，口舌生疮，可配青黛、人中黄研末外掺，如青黛散。治耳内肿痛流脓，配枯矾等为散。用治湿疹、黄水疮、烫伤，可单用研末调敷或熬膏用，如黄连膏。

【用法用量】内服：煎汤，1.5~3 g；研末，每次 0.3~0.6 g；或入丸、散。外用：适量，研末调敷；或煎水洗；或熬膏涂；或浸汁用。

治热病高热，湿热蕴蒸，热毒炽盛诸证，宜生用；肝火上炎，目赤肿痛，头痛，宜酒拌炒；胃热呕吐，用姜汁拌炒；肝火犯胃，脘痛吞酸，宜吴茱萸煎汤拌炒。

【使用注意事项】胃虚呕恶，脾虚泄泻，五更肾泻，均应慎服。

（1）《本草经集注》："恶菊花、芫花、玄参、白藓；畏款冬。"

（2）《药性论》："恶白僵蚕，忌猪肉。"

（3）《蜀本草》："畏牛膝。"

（4）《本草纲目》："黄连大苦大寒之药，用之降火燥湿，中病即当止，岂可久服，使肃杀之令常行，而伐其生发冲和之气乎？"

（5）《本草正》："黄连善泻心脾实火，虚热妄用，必致格阳。"

（6）《本草经疏》："凡病人血少气虚，脾胃薄弱，血不足，以致惊悸不眠，而兼烦热燥渴，及产后不眠，血虚发热，泄泻腹痛，小儿痘疮，阳虚作泄，行浆后泄泻。老人脾胃虚寒作泻，阴虚人天明溏泄，病名肾泄，真阴不足，内热烦躁诸证，法咸忌之，犯之使人危殆。"

【临床举例】

（1）治疗气管炎：令患者坐位，双手交叉，头略低，任取风门、大杼、大椎、肺俞中两穴，每次注入小檗碱注射液 2 mL，每日 1 次，10 次为 1 个疗程。中间休息 3 日再进行第 2 个疗程。共治 83 例，痊愈 26 例，好转 46 例，无效 11 例。

（2）治疗溃疡性结肠炎：①喷粉法，将黄连粉直接喷到溃疡或病变部位，每次用药 0.6~2.4 g，隔日 1 次，9 次为 1 个疗程，以后视病情需要可隔 1 周进行第 2 或第 3 个疗程。②定位灌肠法，将生黄连粉混于 150 mL 温水中灌入，隔日 1 次，9 次为 1 个疗程，需要时每隔 1 周可进行第 2、第 3 个疗程，共治疗 18 例，其中 15 例获痊愈。

（3）治疗指骨骨髓炎：取黄连 65 g，捣成粉末，置烧瓶中，加水至 2000 mL，煮沸 3 次，每次 15 分钟，冷却备用。使用时注药液于小瓷杯，患指除去敷料后伸入浸泡。瓷杯大小以能使药液浸没全部病灶为度。每日 1 次，每次 1~3 小时。共治 87 例，全部治愈。

【效方举例】

（1）治肺热咯血，亦治热泻：黄连（净）三两，赤茯苓二两，阿胶（炒）一两。上黄连、茯苓为末，水调阿胶和丸，如梧子大。每服三十丸，食后米饮下。（《世医得效方》黄连阿胶丸）

（2）治诸血妄行，脏毒下血：黄连（晒干，为末），独头蒜一颗（煨熟，取肉、研细）。上入米醋少许，捣和为丸，梧桐子大，晒干，每服三十至四十丸，陈米饮下。（《直指方》蒜连丸）

十四、黄芪

【概述】黄芪为豆科植物蒙古黄芪和膜荚黄芪的根。味甘，性温。归肺、脾经。具有益气升阳，固表止汗，利水消肿，托毒生肌之功效。主治内伤劳倦，脾虚泄泻，肺虚咳嗽，脱肛，子宫下垂，吐血，便血，崩漏，自汗，盗汗，水肿，血痹，痈疽难溃或久溃不敛及一切气虚血亏之证。

【药理】西医认为结核病多因机体免疫力下降，感染结核杆菌所致。黄芪具有益气补肺、固表生肌作用，通过益气补虚达到"正气存内，邪不可干"。基于现有文献证据患者痰菌转阴率、病灶吸收改善率、结核空洞缩小率、临床症状及体征改善率与发生率，其辅助治疗肺结核具有一定增效减毒作用。黄芪相关中药口服制剂可提高肺结核治愈率，降低胃肠道反应、肝功能损伤及皮疹发生。现代药理研究表明，黄芪具有以下作用。

（1）对非特异性免疫、体液免疫、细胞免疫均有明显的调节作用，对干扰素系统有明显的刺激和诱发作用，通过增强非特异性免疫功能和特异性免疫功能，增强抗病能力，达到调节免疫治疗的目的。

（2）黄芪有扩血管、改善微循环作用，增强抗缺氧能力。活动性肺结核多伴有高黏血症和血管内膜炎，黄芪通过扩血管，改善微循环而疏通结核性血管内膜炎引起的微血管栓塞，增加病灶区血流量及药物浓度，加速病灶吸收。

（3）具有保肝作用，防治肝糖原减少。抗痨药对肝脏大都有损害，故在治疗肺结核中必须复查肝功能，而黄芪的保肝作用可降低肝损害的发生率。

（4）抗肾损伤、强壮作用。在肺结核治疗中大都应用链霉素、卷曲霉素等氨基糖苷类药，而这类药都有肾损害不良反应，通过黄芪抗肾损伤作用，降低肾损伤发生率。

（5）黄芪能降低胃液与胃酸分泌量。调节小肠功能，提高对食物营养成分的吸收，有利于补充营养，提高抗病能力。与结核空洞缩小率的文献存在发表偏倚的可能性小。

【效方举例】

（1）治肺痨咳喘气短，痰多稀白者：多与党参、茯苓、紫菀、陈皮同用，以补肺气，止咳化痰，或配以人参、五味子以补气敛肺。（《永类钤方》补肺汤）

（2）肺痨气虚而自汗。防风、白术配用补虚固表之功尤著。（《究原方》玉屏风散）

（3）与牡蛎、浮小麦等收敛止汗药同用，以增强止汗作用。（《太平惠民和剂局方》牡蛎散）

（4）治疗肺结核：黄芪保肺汤、芪甲利肺胶囊。

十五、黄芩

【概述】黄芩为唇形科植物黄芩、滇黄芩、粘毛黄芩和丽江黄芩的根。味苦，性寒。归肺、心、肝、胆、大肠经。具有清热泻火，燥湿解毒，止血，安胎之功效。主治肺热咳嗽，热病高热神昏，肝火头痛，目赤肿痛，湿热黄疸，泻痢，热淋，吐衄，崩漏，胎热不安，痈肿疔疮。

【药理】黄芩具有抗病原微生物、抗感染、抗变态反应、解热、提高免疫力等作用。实验室证明黄芩煎剂对人型和牛型分枝杆菌均有抑制作用，黄芩煎剂对感染人型结核杆菌小鼠肺病变有治疗作用。

【应用配伍】用于外感热病及三焦火盛之证。黄芩苦寒，能清上、中、下三焦实热，尤善泻上焦肺火。主要用于治肺热咳嗽。《丹溪心法》以本品一味制成清金丸，以"泻肺火，降膈上热痰"。复方常配瓜蒌、枳实等，如《医方考》清热化痰丸；肺热夹痰，咳痰黄稠，面赤烦热，唇口干燥者，黄芩配南星、半夏以清化痰热，如《洁古家珍》小黄丸；肺热内壅，兼腑气不通，症见喘嗽气粗，大便秘结，可与大黄、杏仁等配伍，以通腑清肺，《张氏医通》黄芩泻肺汤；肺热而兼小便不利者，以本品配栀子清上利下，如《卫生家宝》黄芩清肺饮；若燥热伤阴，咳嗽咽干口燥，需与养阴润肺之天冬、麦冬等同用。治阳明气分热盛，或温热病热入心经，症见高热不退，心烦口渴，甚至神昏谵语、吐衄发斑者，以本品泻火解毒，临床常与黄连相须为用，如《肘后方》黄连解毒汤，《金匮要略》泻心汤。本品与柴胡相伍以和解少阳，治少阳证之寒热往来，常用方如小柴胡汤；若寒热如疟，寒轻而热重者，则与青蒿、竹茹、枳实等配用，以加强清热作用，如《通俗伤寒论》蒿芩清胆汤。

用于湿热黄疸、泻痢、湿温、热淋等。黄芩味苦能燥湿，性寒能胜热，故可治多种湿热病证。治湿热中阻，心下痞满，干呕心烦，本品配半夏、黄连等以清热除痞。治湿热黄疸，每用茵陈、山栀，若佐以本品，有增强其清肝利胆退黄之功。治湿热泻痢，腹痛，身热，可与葛根、黄连等药同用，以清热止痢，如黄芩汤、葛根芩连汤。治湿温病湿热交阻，症见寒热不扬，汗出而热不解，胸闷口渴，小便短赤，舌苔淡黄而滑，常与滑石、通草、蔻仁等清热渗湿药配伍，如《温病条辨》黄芩滑石汤。湿热下注膀胱所致的热淋，小便短赤涩痛，可配木通、白茅根等以清利湿热。

用于血热妄行的出血证。黄芩具有清热与止血双重作用，凡血热妄行所致的吐血、衄血、便血、崩漏等均可应用，可以单用，复方常与生地、白茅根等凉血止血药同用。

用于热毒疮疡，瘰疬，疥癣。黄芩既可泻火解毒，又能胜湿敛疮。治热毒痈疮，可与大黄、白蔹为末外敷；若毒盛攻心，可与黄连、连翘同用内服。治湿热所致的口疮、疥癣及皮肤赤痒多水等皮肤疾病，可与苦参、蛇床子等研末调敷。治瘰疬痰核，可与牡蛎、玄参等同用，以清热软坚散结；若瘰疬破溃，疮口不干，亦可与黄连、黄柏、木鳖子等熬膏摊贴。

（1）《本草经集注》：“得黄、白蔹、赤小豆治鼠。山萸肉，龙骨为之使。”

（2）《本草纲目》：“下痢脓血，腹痛后重，身热久不能止者，与芍药、甘草同用之；凡诸疮痛不可忍者，宜芩、连苦寒之药，详上下分身梢及引经药用之。”

（3）《赤水玄珠》：“黄芩得连翘则消毒。”

【用法用量】内服：煎汤，3~9 g；或入丸、散。外用：适量，煎水洗；或研末调敷。清热泻火、解毒生用；治上部热证酒炒用；猪胆汁可泻肝胆火，炒炭用于止血。枯芩轻虚，多用于上焦之火；子芩重实，多用于下焦之热。

【使用注意事项】脾胃虚寒，少食便溏禁服。

（1）《本草经集注》：“恶葱实。畏丹参、牡丹、藜芦。”

（2）《本草经疏》：“苦寒能损胃气而伤脾阴；脾肺虚热者忌之。故凡中寒作泄，中寒腹痛，肝肾虚而少腹痛，血虚腹痛，脾虚泄泻，肾虚溏泻，脾虚水肿，血枯经闭，气虚小水不利，肺受寒邪喘咳及血虚胎不安，阴虚淋露，法并禁用。”

（3）《本经逢原》："若血虚发热，肾虚挟寒，及妊娠胎寒下坠，脉迟小弱皆不可用，以其苦寒而伐生发之气也。"

（4）《得配本草》："痘疹灌浆时，大肠无火，肺气虚弱，血虚胎动，皆禁用。"

【效方举例】

（1）治热痰，其色赤，结如胶而坚，多烦热，心痛，口干唇燥，喜笑，脉洪：天南星、半夏、黄芩各等份。为细末，姜汁浸，蒸饼为丸。每服四十丸至五十丸。（《杂病源流犀烛》半夏丸）

（2）治痰火咳嗽，气盛喘急：黄芩三钱，黑山栀、苏子各一钱五分，茯苓、杏仁各一钱。水煎服。（《本草汇言》）

（3）治肺痨潮热，咳嗽：黄芩、丹参各 9 ~ 12 g，百部 12 ~ 18 g。水煎服。若作片剂、丸剂，长服，尤为方便。（上海中医学院《方剂学》芩部丹）

（4）治热病，烦热如火，狂言妄语欲走：黄芩一两，甘遂一两（煨令黄），龙胆一两（去芦头）。上件药，捣细罗为散，每服，不计时候，以温水调服一钱，须臾，令患者饮水三两盏，腹满则吐之。此方疗火热急者，甚效。（《太平圣惠方》）

（5）治吐血、衄血，或发或止，皆心脏积热所致：黄芩一两（去心中黑腐）。上捣细罗为散。每服三钱。以水一中盏，煎至六分，不计时候，和滓温服。（《太平圣惠方》黄芩散）

（6）治肝经风热，血崩、便血、尿血等症：黄芩（炒黑）、防风各等份。为细末，酒糊为丸，梧桐子大。每服三十丸至五十丸，食远或食前米汤或温酒送下。（《景岳全书》防风黄芩丸）

（7）治酒毒大肠蓄热下血：黄芩、防风各二两，黄连四两（半生半酒炒）。上为末，醋糊丸梧子大，每服七八十丸，空心米饮下。（《景岳全书》聚金丸）

（8）治妇人月水过多，将成暴崩：黄芩一钱（酒炒），黄柏一钱（炒黑色），香附一钱五分（童便浸），白芍一钱，龟板二钱（酥炙），臭椿皮二钱，土艾叶一钱（炒）。不用引，煎服。（《滇南本草》）

（9）治妇人四十岁后，天癸却行，或过多不止：黄芩心枝条者二两（重用米醋，浸七日，炙干，又浸又炙，如此七次）。为细末，醋糊为丸，如梧桐子大。每服七十丸，空心温酒送下，日进二服。（《瑞竹堂经验方》芩心丸）

十六、獭肝

【概述】獭肝为鼬科动物水獭、江獭、小爪水獭的肝脏。味甘、咸，性温。归肺、肝、肾经。具有益肺，补肝肾，明目，止血之功效。主治虚劳羸瘦，肺虚咳嗽，肺结核，潮热盗汗，目翳，夜盲，咯血，便血。

【用法用量】内服：煎汤，3~6 g；或入丸、散。

【效方举例】

（1）治肺痨潮热盗汗：獭肝 6 g，蛤蚧 15 g，海龙 9 g，冬虫夏草 15 g，天冬 9 g，地骨皮 12 g，百合 9 g，麦冬 9 g。水煎服。（《广西药用动物》）

（2）治咳嗽，咯血：獭肝 6 g，仙鹤草 9 g，冬虫夏草 15 g，石斛 9 g，白及 12 g。水煎服。（《广西药用动物》）

（3）治尸注、鬼注病（肺痨）：獭肝一具。阴干为末，水服方寸匕，日三。一具未瘥，更作。（《肘后方》）

十七、葎草

【概述】葎草为桑科植物葎草的全草。味甘、苦，性寒。归肺、肾经。具有清热解毒，利尿通淋之功效。主治肺热咳嗽，肺痈，虚热烦渴，热淋，水肿，小便不利，湿热泻痢，热毒疮疡，皮肤瘙痒。

【药理】

（1）抗菌作用：茎、叶的乙醇浸液在试管内对革兰阳性菌有明显的抑制作用。蛇麻酮和葎草酮在体外对革兰阳性菌如金黄色葡萄球菌、类链球菌、肺炎链球菌、白喉杆菌、炭疽杆菌、枯草杆菌和蜡样芽孢杆菌均有明显的抑制作用。蛇麻酮的抑菌浓度为 1：100 000~1：1 000 000，而葎草酮的抑菌作用较弱。蛇麻酮在体外对结核杆菌的抑菌浓度为 25 g/mg，对感染结核杆菌 $H_{37}R_V$ 小鼠，肌内注射或灌服蛇麻酮连续 30 日，可使感染小鼠肝、心、肺和脾等脏器病灶内的抗酸杆菌数显著减少。蛇麻酮和葎草酮对革兰阴性菌、酵母菌和真菌的抑制作用均很微弱或无效。

（2）治疗肺结核：以 100% 的葎草注射液肌内注射，每日 2 次，每次 2~4 mL，30 日为 1 个疗程。观察 80 例经链霉素、异烟肼等抗结核药物治疗效果不理想的肺结核患者，经 1 个疗程后，症状消失或改善者 72 例；痰菌阳性者 47 例中转阴 21 例；有空洞的 51 例中治后缩小或闭合者 36 例，其中以干酪性和薄壁空洞的疗效较明显；观察 79 例病灶变化情况，吸收者 51 例

（64.5%），其中以渗出性和增殖性病灶吸收较明显。治疗过程中部分患者经肝、肾功能检查，未见不良影响；个别患者可能因制剂不纯，用药后出现发热恶寒现象，停药后即消失。

【应用配伍】用于肺热咳嗽，肺炎，肺痈。均可单用草煎服或榨汁饮，或配伍他药同用。如风热之邪袭于肺卫，肺气不食，出现身热烦渴、咳嗽气急、胸部刺痛等症状，轻者可与金银花、牛蒡子、杏仁、薄荷等辛凉解表、轻宣肺气药同用；重者可于麻杏石甘汤中加用本品，以增强清热、解毒、宣肺之效。至于肺痈，在痰热郁肺、咳吐腥浊脓痰之成痈期选用本品，较为适合，一般可于《金匮要略》苇茎汤中加用本品，或葎草与紫花地丁、金荞麦、郁金、赤芍等同用，以清热解毒、活血散瘀。

用于清退虚热。葎草性寒而味甘苦，不仅可除实证之热，对于虚热也有治疗之功。如湿病汗后，体虚而余邪未清，低热烦满，以及近代治疗肺结核、阴虚潮热盗汗，均可于对症方药如地骨皮、十大功劳叶、百部等中加用本品，有退热除烦、退热除蒸之效。

【用法用量】内服：煎汤，10~15 g，鲜品30~60 g；或捣汁。外用：适量，捣敷；或煎水熏洗。

【效方举例】

（1）治肺结核：葎草、夏枯草、百部各12 g。水煎服。（《安徽中草药》）

（2）治瘰疬：草鲜叶30 g，黄酒60 g，红糖120g。水煎，分3次饭后服。（《福建民间草药》）

十八、猫爪草

【概述】猫爪草为毛茛科植物小毛茛的块根或全草。味甘、辛，性温、平。归肝、肺经。具有解毒，化痰散结之功效。主治瘰疬，结核，咽炎，疔疮、蛇咬伤，疟疾，偏头痛，牙痛。

【药理】猫爪草中有多种化合物，可抑制结核杆菌，提高结核病的治疗效果。近年研究证实，猫爪草乙醇提取物对结核杆菌有明显的抑制作用，相对于异烟肼、利福平毒性小，并且在一定剂量下无急性毒性。对于结核分枝杆菌标准株，猫爪草胶囊在联合常规抗结核药物治疗短期肺结核案例中，治愈率明显升高。油醚、内酯化合物、醇类化合物发挥了重要的作用。有研究发现猫爪草石油醚提取物能够显著抑制多药耐药结核菌株的生长，从而达到抑菌目的。不同猫爪草对标准菌株和耐药菌株均有抑菌作用，尤其在石油醚萃取部位所需抑菌浓度最低，为 2 mg/mL。

【用法用量】内服：煎汤 9~15 g。外用：适量，研末敷。

【效方举例】治肺结核：猫爪草 60 g。水煎，分 2 次服。(《河南中草药手册》)

十九、山药

【概述】山药为薯蓣科植物山药的块茎。味甘，性平。归肺、脾、肾经。具有补脾，养肺，固肾，益精之功效。主治脾虚泄泻，食少水肿，肺虚咳喘，消渴，遗精，带下，肾虚尿频，外用治痈肿，瘰疬。

【药理】对免疫功能的影响：用山药水煎剂 25 g/kg 给小鼠灌胃连续 5 日，可显著提高其碳粒廓清速率，生品又强于麸炒品和土炒品。山药水煎剂可显著增加小鼠的脾脏重量，而对胸腺无明显作用。给小鼠腹腔注射山药多糖溶液能有效地对抗环磷酰胺降低白细胞的作用。1 : 1 水煎醇沉液 25 g/kg 给小鼠灌胃连续 14 日能增加小鼠玫瑰花环形成细胞数，提高淋巴细胞转化功能；能增加末梢血液 ANAE 阳性 T 淋巴细胞数，还能促进血清溶血素的生成，表明山药对小鼠细胞免疫和体液免疫功能有较强的促进作用。

【用法用量】内服：煎汤，15~30 g，大剂量 60~250 g；或入丸、散。外用：适量，捣敷。补阴，宜生用；健脾止泻，宜炒黄用。

【使用注意事项】湿盛中满或有实邪、积滞者禁服。

(1)《本草经集注》："恶甘遂。"

(2)《本草经疏》："不宜与面同食。"

(3)《雷公炮制药性解》："单食多食亦能滞气。"

(4)《本草省常》："服大戟，甘遂者忌之。"

(5)《随息居饮食谱》："肿胀、气滞诸病均忌。"

【效方举例】

(1)治脾胃虚弱，不思进饮食：山芋、白术各一两，人参三分。上三味，捣罗为细末，煮白面糊为丸，如小豆大，每服三十丸，空心食前温米饮下。(《圣济总录》山芋丸)

(2)治湿热虚泄：山药、苍术各等份，饭丸，米饮服。(《濒湖经验方》)

(3)治噤口痢：干山药一半炒黄色，半生用。研为细末，米饮调下。(《百一选方》)

（4）治脾肺阴分亏损，饮食懒进，虚热劳嗽，并治一切阴虚之证：生山药二两，生薏米二两，柿霜饼八钱。上三味，先将山药、薏米捣成粗渣，煮至烂熟，再将柿霜饼切碎，调入融化，随意服之。（《医学衷中参西录》珠玉二宝粥）

（5）治痰气喘急：生山药捣烂半碗，入甘蔗汁半碗，和匀，顿热饮之。（《简便单方》）

（6）治下焦虚冷，小便数，瘦损无力：生薯蓣半斤，刮去皮，以刀切碎，研令细烂于铛中著酒，酒沸下薯蓣，不得搅，待熟，着少盐、葱白，更添酒，空腹饮三二杯妙。（《食医心镜》）

（7）治耳聋由肺气虚者：山药（炒）三两，白茯苓二两，杏仁（去皮尖，炒）二两五钱，为末。用黄蜡一两，溶化为丸，弹子大，盐汤嚼下。少气嗌干者，用生脉散，煎汤嚼之。（《外科大成》蜡弹丸）

（8）治惊悸怔忡，健忘恍惚：用山药四两，人参一两，当归身三两，酸枣仁五两。俱炒燥研末，炼蜜丸梧子大，每服五钱，白汤送下。（《方脉正宗》）

（9）治虚劳诸不足，风气百疾：薯蓣三十分，当归、桂枝、干地黄、豆黄卷各十分，甘草二十八分，人参七分，川芎、芍药、白术、麦门冬、杏仁各六分，柴胡、桔梗、茯苓各五分，阿胶七分，干姜三分，白蔹二分，防风六分，大枣百枚为膏。上二十一味，末之，炼蜜和丸，如弹子大，空腹酒服一丸，一百丸为剂。（《金匮要略》薯蓣丸）

二十、石榴皮

【概述】石榴皮为石榴科植物石榴的果皮。味酸、涩，性温，小毒。归大肠经。具有涩肠止泻，止血，驱虫之功效。主治泄泻，痢疾，肠崩下血，崩滑，带下，虫积腹痛，痈疮，疥癣，烫伤。

【药理】抗菌作用：体外实验证明其对结核杆菌、大肠杆菌、变形杆菌、绿脓杆菌等多种细菌均有抑制作用。石榴皮水煎液灌服或石榴皮醇提取物腹腔注射，对小鼠烫伤后接种绿脓杆菌模型的体内试验，无明显保护作用。石榴皮水浸剂（1：4）在试管内对堇氏毛癣菌，同心性毛癣菌等多种皮肤真菌均有不同程度的抑制作用。以上抗菌作用，可能与所含大量鞣质有关。

【用法用量】内服：煎汤，3~10 g；或入丸、散。外用：适量煎水熏洗，研末撒或调敷。

【使用注意事项】本品有一定毒性，用量不宜过大，以免中毒。

二十一、西洋参

【概述】西洋参为五加科植物西洋参的根。味甘、微苦，性寒。归肺、胃、心、肾经。具有补气养阴、清火生津之功效。主治气虚阴亏火旺，咳喘痰血，虚热烦倦，内热消渴，口燥咽干。

【药理】

（1）对中枢神经系统的作用：西洋参皂苷具有明显的中枢抑制作用，60 mg/kg 腹腔注射小鼠表现安静少动，并显著抑制戊四氮引起的惊厥。西洋参茎叶中提取的总皂苷 25 mg/kg、50 mg/kg 腹腔注射，425 mg/kg、850 mg/kg 灌胃，均能明显抑制小鼠的自发活动，并能延长阈下剂量的戊巴比妥钠的催眠时间。

（2）对心血管系统的作用：西洋参皂苷 60 mg/kg 静脉注射，对氯仿诱发小鼠室颤具有保护作用；80 mg/kg 静脉注射，对氯化钡诱发大鼠心律失常具有明显的预防和治疗作用，且能明显提高毒毛旋花苷 G 诱发豚鼠室性期前收缩、室性心动过速、心室扑动、心室颤动及心脏停搏的阈剂量。60 mg/kg、80 mg/kg 静脉注射，对垂体后叶制剂所致大鼠心肌缺血和心律失常均有明显拮抗作用。

（3）对机体抗应激能力的影响：西洋参水提取液 5 g/kg 灌胃能明显延长低压缺氧和窒息性小鼠生存时间，对结扎两侧颈总动脉所造成的小鼠脑缺氧，用氯化钾造成的小鼠组织缺氧及用异丙肾上腺素造成的小鼠心肌耗氧量增加，均有良好的全身性抗缺氧作用。这些作用与西洋参能降低机体的耗氧量有一定关系。切除肾上腺后，西洋参仍可延长小鼠在窒息性缺氧条件下的生存时间，但无统计学意义，提示其作用与肾上腺皮质功能有依赖关系。

（4）对免疫功能的影响：西洋参有促进幼鼠胸腺器官发育的作用。西洋参总皂苷腹腔注射，能明显对抗注射促皮质激素小鼠肾上腺维生素 C 含量降低，并减轻幼年小鼠因注射促肾上腺皮质激素引起的胸腺和脾脏的萎缩，说明西洋参总皂苷有促进肾上腺皮质激素分泌的作用。

（5）毒性：小鼠腹腔注射西洋参总皂苷 450 mg/kg，连续观察 7 日，未见明显的毒性反应和动物死亡。

【应用配伍】用于气虚阴亏火旺，咳喘痰血，虚热烦倦。西洋参，味苦、微甘，性寒，既善补气养阴，又能清虚火，凡证属气阴两伤而虚火偏盛者，即可投用。治阴虚火旺、咳喘痰血，兼气虚乏力者，常配北沙参、川贝母、白及等药，以养阴益气，清火化痰，止咳止血。治热伤气阴，虚热烦倦，汗多口渴，或久嗽肺虚，气阴两伤，干咳少痰，短气自汗者，常配麦冬、五味子等药，以补气养阴。

用于内热消渴，口燥咽干。西洋参补气养阴，清虚火而生津止渴。凡津伤口渴，属阴虚或气阴两虚者，用之为宜。治阴虚内热，消渴不止，配鲜地黄、鲜石斛、鲜麦冬等药，以清火滋阴，生津止渴；属气阴两虚兼火者，常配生黄芪、生山药、天花粉等药以滋阴益气、清热生津止渴。治热病后津伤未复，或久病伤津之口燥咽干，轻者单用，重者可配麦冬、石斛、知母等药，以滋阴润燥，生津止渴；兼食欲不振者，又当配生谷芽、玉竹、沙参等药，以养阴生津开胃。

此外，取西洋参清润之功，《类聚要方》以之与龙眼肉同用，治肠热便血，有清火润燥、止血之效。

【用法用量】煎汤（另煎汁和服），3~6g；或入丸、散。

【使用注意事项】中阳虚衰，寒湿中阻及湿热郁火者慎服。

《纲目拾遗》："反藜芦，忌铁刀、火炒。"

【临床举例】洋参胶囊：西洋参（细粉）500g。装入硬胶囊制成1000粒，每粒0.5g。本品内容物为微黄色粉末。味甘微苦，性凉。功能生津滋阴，补益扶正。用于肺痨咳嗽，口咽干燥，潮热盗汗，肾虚头晕，肝虚贫血，中气不足，脾胃虚弱等。口服，每次2粒，每日2次。服药期间忌服萝卜。（1983年广东省药品标准）

【效方举例】

（1）治肺气阴虚有痰热所致的久咳，痰中带血，咽干燥，乏力，亦治支气管扩张、肺结核：西洋参3~6g，北沙参9~12g，川贝母9g，白及12~15g。上四味共水煎，1剂煎2次，分2次饭后半小时服。（《补品补药与补益良方》二参化痰止血汤）

（2）治阴虚内热之口干舌燥，声音嘶哑，久咳，潮热，失眠等：花旗参15g，生鱼1条（约250g，割净），红枣6枚（去核）。同放入炖盅内，加入八成满滚水，加盖，入滚水锅内，隔水炖3小时许，调味吃用。（《中医中药与临床研究》1986，（4）：60参鱼汤）

（3）治顽固性盗汗：稽豆衣30g，西洋参3g。分别煎煮，合兑服，每日1剂。[《中西医结合杂志》1990，10（1）：14]

（4）治过度体力劳伤，疲乏难复：仙鹤草30g，红枣7枚，浓煎；另煎西洋参3g，兑服。[《中西医结合杂志》1990，10（1）：14]

二十二、夏枯草

【概述】夏枯草为唇形科植物夏枯草或长冠夏枯草的果穗。味苦、辛，性寒。归肝、胆经。具有清肝明目，散结解毒之功效。主治目赤羞明，目珠疼痛，头痛眩晕，耳鸣，瘰疬，瘿瘤，乳痈，疰腮，痈疖肿毒，急、慢性肝炎，高血压。

【药理】抗菌、抗病毒作用：体外试验，煎剂对痢疾杆菌、霍乱弧菌、伤寒杆菌、大肠杆菌、变形杆菌、葡萄球菌及人型结核杆菌均有不同程度抑制作用。其水浸剂（1：4）在试管内对许兰毛癣菌、奥杜盎小孢子菌等皮肤真菌有抑制作用。本品提取物体外有抗 I 型单纯疱疹病毒的作用。夏枯草皂苷具有明显抗艾滋病病毒作用。

【用法用量】内服：煎汤，6~15 g，大剂量可用至 30 g；熬膏或入丸、散。外用：适量，煎水洗或捣敷。

【使用注意事项】脾胃虚弱者慎用。

【效方举例】治肺结核：夏枯草 30 g，煎液浓缩成膏，晒干，再加青蒿粉 3 g，鳖甲粉 1.5 g，拌匀。为 1 日量（亦可制成丸剂服用），分 3 次服。（《全国中草药汇编》）

二十三、仙鹤草

【概述】仙鹤草为蔷薇科龙芽草属植物龙芽草的全草。味苦、涩，性平。归肺、肝、脾经。具有收敛止血，解毒杀虫之功效。主治咯血、尿血、便血等症。

【药理】全草含仙鹤草素，并从中分离出仙鹤草酚 A、仙鹤草酚 B、仙鹤草酚 C、仙鹤草酚 D、仙鹤草酚 E。又含仙鹤草内酯、酚性松脂酸、黄酮苷类及挥发油、鞣质等成分。实验证明，仙鹤草在试管内能抑制革兰阳性菌。仙鹤草之水提取液体外试验对结核杆菌有抑制作用，其热水及乙醇浸液在试管内对枯草杆菌及金黄色葡萄球菌有一定抑制作用。

【应用配伍】用于咯血、吐血、衄血、尿血、便血、崩漏。仙鹤草味涩收敛，有止血作用，可用于身体各部位出血证；因其药性平和，故血证无论寒热虚实皆可应用。可单用，亦可随证配伍他药同用。如属血热妄行者，可配鲜生地、牡丹皮等清热凉血等品；虚寒性出血，则需与党参、熟地、炮姜、艾叶等品共用以益气补血，温经止血。

【用法用量】内服：煎汤，10~15 g，大剂量可用 30~60 g；或入散剂；外用：适量，捣敷；或熬膏涂敷。

【使用注意事项】外感初起，泄泻发热者忌用。忌吃酸、辣、蛋类食物。

【效方举例】治咯血，吐血：仙鹤草 30 g，侧柏叶 30 g，藕节 12 g，水煎服。(《四川中药志》)

二十四、金银花

【概述】金银花为忍冬科植物忍冬、华南忍冬、菰腺忍冬、黄褐毛忍冬的花蕾。味甘，性寒。归肺、胃经。具有清热解毒之功效。主治温病发热，热毒血痢，痈肿疔疮，喉痹及多种感染性疾病。

【药理】抗病原微生物作用：体外试验表明，金银花煎剂及乙醇浸液对金黄色葡萄球菌、白色葡萄球菌、溶血性链球菌、脑炎杆菌、脑膜炎双球菌、伤寒杆菌、副伤寒杆菌、大肠杆菌、痢疾杆菌、变形杆菌、百日咳杆菌、绿脓杆菌、结核杆菌、霍乱弧菌等多种革兰阳性和阴性菌均有一定的抑制作用。金银花在体外对人型结核菌有某些抑制作用。在对接种人型结核杆菌后的小鼠进行实验治疗中，其也能较显著地减轻肺脏病变，但在器官涂片及培养中仍能查到结核杆菌。

【用法用量】内服：煎汤，10~20 g；或入丸、散。外用：适量，捣敷。

【使用注意事项】脾胃虚寒及疮疡属阴证者慎服。

二十五、鱼腥草

【概述】鱼腥草为三白草科植物蕺菜的带根全草。味辛，性微寒。归肺、膀胱、大肠经。具有清热解毒，排毒消痈，利尿痛淋之功效。主治肺痈吐脓，痰热喘咳，喉蛾，热痢，痈肿疮毒，热淋。

【药理】鱼腥草具有抗菌、抗病毒、免疫增强、利尿作用。实验室报道，人工合成的鱼腥草素为癸酰乙醛与亚硫酸氢的加成物，性质稳定，保留了鱼腥草素的抗菌作用，对金黄色葡萄球菌及其耐药菌株、肺炎链球菌、甲型链球菌、流感杆菌、卡他球菌、伤寒杆菌及结核杆菌等均有不同程度的抑制作用。合成鱼腥草素给大鼠灌服，在胃肠道中半衰期为 3.5 小时，大鼠静脉注射 20 分钟后，以肺药物分布最多，因此其可能有利于对呼吸系统疾病的治疗，其次为心、肝、肾，血清内药物含量很低。在组织中代谢消除较快，2 小时后各组织已查不到药物存在。鱼腥草毒性很小，未见中毒报告。

【应用配伍】用于肺痈吐脓、痰热咳喘、热痢、痈肿疮毒。鱼腥草善清肺经热邪，有解热毒，排痈脓之功。治肺痈咳吐脓血，常与桔梗、芦根、薏苡仁等配伍，以增强清肺热、排脓、消痈之功效；若用治痰热咳喘，可配伍知母、贝母、桑白皮以清肺化痰。现代多用以治疗急慢性支气管炎、肺炎。本品辛寒，对热毒之邪有解散作用，故能治热痢，可单用，或与黄连、黄柏、白头翁等合用，以清肠道热毒，治痈肿疮疖，单味内服，或兼以鲜品外用，也可配伍野菊花、蒲公英、连翘等同煎服，以增强解热毒、消痈肿之功。

用于热淋。鱼腥草上清肺热，下利膀胱湿热。故可用治湿热淋证，尿赤涩痛，与车前子、海金沙、白茅根等同用，可增利尿通淋之功。

此外，鱼腥草能清大肠湿热而治痔疮肿痛，可单用煎汤熏洗，并可煎汤内服。本品还可治疗胆囊炎及急性黄疸型肝炎等。

【用法用量】内服：煎汤，15～25 g，不宜久煎；或鲜品捣汁，用量加倍。外用：适量，捣敷或煎汤熏洗。

【使用注意事项】虚寒证慎服。

【临床举例】

（1）鱼腥草注射液注射穴位治疗支气管炎扩张、咯血 100 例，于孔最（双侧）每次每穴注入 2 mL，3 日为 1 个疗程，结果近期治愈 93 例，显效 3 例，有效 1 例，总有效率达 97%。治疗中，咯血止后改为每日注射 1 次，双侧穴位注射，或左右穴位隔日交替注射，巩固治疗 2～3 日。

（2）鱼腥草合剂（鱼腥草 20 g，桔梗 15 g，先在桔梗中加水约 200 mL，用文火煮沸 10～20 分钟后，加入鱼腥草再煮沸 5 分钟，滤得药液 150 mL），每次 20～30 mL，每日 3 次或 4 次。治疗慢性支气管炎 23 例，其中咳嗽剧烈及咳痰甚多者 4 例，经治疗后 3 例症状好转，以至消失。其余 19 例均为中等程度之咳嗽及咳痰，结果咳嗽消失者 9 例，减轻者 7 例。咳痰消失者 12 例，减轻 4 例，疗效满意。

（3）复方鱼腥草注射液（主要为鱼腥草、大青叶、柴胡挥发油，每支 2 mL，每 1 mL 含生药量 2 g）治疗小儿支气管肺炎 153 例，小于 1 岁每次 1 支，2～3 次／日，大于 1 岁每次 1 支，2～4 次／日，肌内注射，连续用药 7 日，结果治愈率为 73.8%，总有效率为 88.1%；对照组 146 例，用青霉素 2.5 万～5 万 U/kg，每日分 2～4 次，链霉素 15～30 mg/kg，每日分 1～2 次，肌内注射，连续用药 7 日，其治疗结果，经统计学处理，两组均无显著性差异（$P > 0.05$）。

【效方举例】

（1）治肺痈：蕺，捣汁，入年久芥菜卤饮之。（《本草经疏》）

（2）治肺痈吐脓、吐血：鱼腥草、天花粉、侧柏叶各等份。煎汤服之。（《滇南本草》）

（3）治痨咳，盗汗：折耳根叶 63 g，猪肚 1 个。将折耳根叶放在猪肚内，炖烂。汤肉齐服，分 3 次服，每日服 1 次，3 日 1 剂，连用 3 剂。（《贵州民间方药集》）

参考文献

［1］《中华本草》编委会 . 中华本草［M］. 上海：上海科学技术出版社，1999.

［2］国家药典委员会 . 中华人民共和国药典［M］. 北京：化学工业出版社，2005.

［3］宋淑华 . 浅谈白果的临床应用［J］. 中国民间疗法，2003，11（11）：44-45.

［4］仰莲，彭成，李小红，等 . 白及的化学成分及生物活性研究进展［J］. 中药与临床，2014，5（6）：59-64.

［5］王莉新，吴燕燕，王易 . "芩部丹"中三种单体对结核分枝杆菌作用下 TLR2 表达的影响［J］. 中国药理学通报，2011，27（9）：1284-1287.

［6］"新疆名老中医临床经验与学术思想研究室"筹建办公室 . 张绚邦"诊效百方"选录（二）［J］. 新疆中医药，2009，27（1）：59-60.

［7］万月强，耿耿，王新宏，等 . 抗结核中药材抑菌成分的虚拟筛选及验证［J］. 国际中医中药杂志，2018，40（6）：534-538.

［8］万成杰，张春菁，谢宗会，等 . 大蓟抗结核杆菌的活性成分及作用机制研究［J］. 中草药，2021，52（21）：6561-6567.

［9］段丽云，连凤梅 . 地榆的临床应用及其用量探究［J］. 长春中医药大学学报，2021，37（4）：749-752

［10］匡铁吉，董梅，宋萍，等 . 黄连素对结核分枝杆菌的体外抑菌作用［J］. 中国中药杂志，2001，26（12）：867-868.

［11］周义乾，刘玉林，刘清珍，等 . 黄芪注射液对肺结核患者 T 细胞亚群的影响及近期疗效［J］. 第四军医大学学报，1999，20（10）：57-59.

［12］陈伟光，林霞，睢凤英，等 . 菫草抗结核分枝杆菌研究［J］. 时珍国医国药，2008，19（1）：58-59.

［13］刘莉，王凤云，韩亮 . 中药猫爪草的研究进展［J］. 广东药科大学学报，2020，36（1）：140-144.

［14］严永和 . 石榴皮的药用功效与防病验方［J］. 东方药膳，2014，（11）：14-15.

［15］黄芮.夏枯草功效学和毒理学研究进展［J］.中国公共卫生，2013，29（7）：1083–1085.

［16］严玲，孙书华，王国强.仙鹤草的临床应用［J］.河北中医，2001，23（5）：361–362.

［17］邱葵，刘宇红，孔繁翠，等.金银花体外抗结核活性研究［J］.世界科学技术－中医药现代化，2009，11（6）：876–879.

［18］李丹.鱼腥草有效成分及抗结核作用研究进展［J］.河南中医，2020，40（2）：299–303.

第五章　肺结核的中医复方治疗

第一节　古方化裁

一、百合固金汤

赵蕺庵《医方集解》

【组成】百合 18 g，生地黄 15 g，熟地黄 15 g，贝母 10 g，麦冬 15 g，玄参 12 g，当归 10 g，炒芍药 18 g，桔梗 10 g，甘草 6 g。

【功用主治】养阴润肺，化痰止咳，适用于肺肾阴虚型肺结核。

【方义】方中百合、二地黄滋肺肾为主药；麦冬助百合以润肺止咳，玄参助二地以滋肾清热，为辅药；当归、芍药养血和阴，贝母、桔梗清肺化痰为佐药；甘草协调诸药，合桔梗以利咽喉为使药，开胸利咽。合而用之，使阴液充足，肺肾滋养，虚火自降。

【随证加减】痰多者加瓜蒌，咯血加白茅根、仙鹤草，有低热、骨蒸者加秦艽、银柴胡、地骨皮、青蒿或鳖甲、知母，伴胸痛加三七、血余炭、花蕊石、广郁金，盗汗甚者加乌梅、煅龙骨、煅牡蛎、麻黄根、浮小麦，失音或声音嘶哑加诃子、胡桃肉、白蜜以调润肺肾通音声。

【临床应用】张桂凤运用百合固金汤加减治疗硅沉着病结核咳喘 42 例。治愈：咳喘及临床症状消失，咳嗽 2 周未发作。好转：咳嗽减轻，临床症状好转。未愈：症状无明显改变。结果显示治愈 28 例，好转 11 例，未愈 3 例，总有效率为 92.85%。

【验案】

患者，女，42 岁。2005 年 4 月初诊。

骨蒸、咳嗽、身疲无力、时而盗汗、食欲不振，舌淡红无苔、口干渴、心烦、脉细数。曾在当地中心医院摄片，诊断为肺门结核。

诊断：肺痨（肺肾阴虚）。

方药：百合固金汤化裁。百合 15 g，生地 15 g，元参 10 g，麦冬 18 g，川贝 10 g，知母 12 g，鳖甲 15 g（先煎），白及 10 g，龟板 15 g，马兜铃 10 g，桔梗 12 g，煅龙骨 20 g，浮小麦 15 g，乌梅 12 g，甘草 10 g，文火煎煮 20 分钟，每日 3 次。

12 剂后，自感盗汗、口渴、心烦症状减轻，纳差、咳痰量减少，上方去乌梅，加百部 10 g，五味子 10 g，39 剂后自愈。嘱以后加强营养调理，注意生活节奏，并忌食辛辣及滋腻刺激性食物。

二、月华丸

程钟龄《医学心悟》

【组成】天冬（去心，蒸）30 g，生地黄（酒洗）30 g，麦冬（去心，蒸）30 g，熟地黄（九蒸，晒）30 g，山药（乳蒸）30 g，百部（蒸）30 g，沙参（蒸）30 g，川贝母（去心，蒸）30 g，阿胶 30 g，茯苓（乳蒸）15 g，獭肝 15 g，广三七 15 g，白菊花（去蒂）60 g，桑叶（经霜）60 g。白菊花、桑叶熬膏，将阿胶划入膏内和药，稍加炼蜜为丸，如子弹大，每服 1 丸，含化，一日 3 次。

【功用主治】养阴保肺，消痰止咳。适用于肺阴虚型肺结核。

【方义】方中天冬、生地黄、麦冬、熟地黄、沙参、阿胶益肾润肺，滋阴清热，养血止血；百部、川贝母、獭肝润肺止咳，止咳杀虫；三七生血不留瘀；茯苓、山药益合健脾，培土生金；桑叶、菊花疏风宣肺，协调气机，降中有升。

【随证加减】咯血加仙鹤草、白及、白茅根、血余炭等；纳差加谷麦芽、白术、焦山药、焦山楂等以健脾助消化；骨蒸潮热明显时常合柴胡清骨散、黄芪鳖甲散等。

【临床应用】王花端以月华丸为主治疗、复治肺结核 100 例。治愈：症状、体征消失，X 线胸片复查肺部病灶纤维化或钙化，痰涂片连续 3 个月阴转。显效：症状、体征基本消失，肺部病灶缩小。好转：症状、体征减轻，病灶缩小。无效：连续服药 2 个月，症状、体征无变化，痰涂片连续阳性，肺部病灶无变化。治愈 63 例，显效 27 例，好转 6 例，无效 4 例，总有效率为 96%。

三、参苓白术散

《太平惠民和剂局方》

【组成】党参 12 g，白术 12 g，茯苓 15 g，炒扁豆 15 g，薏苡仁 15 g，山药 15 g，陈皮 10 g，砂仁 10 g，莲子肉 12 g，桔梗 10 g，甘草 6 g。

【功用主治】养阴保肺，消痰止咳。适用于脾肺气虚型肺结核。

【方义】方中党参、白术、茯苓、甘草（四君子汤）平补脾胃之气，为主药；以白扁豆、薏苡仁、山药之甘淡，莲子之甘涩助白术，既可健脾，又可渗湿而止泻，为辅药；以砂仁芳香醒脾，促中焦运化，通上下气机，吐泻可止，为佐药；桔梗为太阴肺经的引经药，如舟车载药上行，达上焦以益肺气。

【临床应用】杨晓云运用参苓白术散加减治疗老年性肺结核气阴两虚夹瘀证 30 例。①治疗前后的中医证候变化：以疗效指数的变化作为症状好转的定量指标，疗效指数=［（治疗前积分－治疗后积分）/治疗前积分］×100%。疗效指数 ≥ 30% 为有效，< 30% 为无效。②痰涂片检查：治疗前查痰涂片 3 次，强化治疗 2 个月后查痰涂片 2 次。③胸片：治疗前摄胸片检查，强化治疗 2 个月后再行胸片检查，如有空洞者加断层扫描。病变范围以所有病灶相加后所占肺野计算。显著吸收：病灶吸收面积≥原病灶 1/2；吸收：病灶吸收面积<原病灶 1/2；不变：病灶无明显改变；恶化：病灶扩大或播散。结果：治疗组总有效率为 73.33%，对照组为 40%；痰菌转阴率，治疗组为 57.89%，对照组为 37.5%；病灶吸收情况，治疗组 56.66%，对照组为 50%。

四、八珍散

《瑞竹堂经验方》　八珍散

【组成】当归、川芎、白芍、熟地黄、人参、白茯苓、甘草、白术各等份。加生姜 3 片，大枣 2 枚，水煎服。

【功用主治】补益气血。适用于气血两虚型肺结核。

【方义】方中人参、白术、茯苓、甘草（四君子汤）补脾益气，为主药。以当归、芍药、熟地滋养心肝，加川芎入血分而理气，则归、地补而不滞；加姜、枣，助参、术入气分，调和脾胃。

【临床应用】陈文昌等运用八珍散治疗重症肺结核33例。结果：八珍散可以增加重症肺结核患者食欲、体重、血色素，增强细胞免疫功能，控制或改善咳嗽、气短、发热、失眠等症状。

五、玉屏风散

赵蕺庵《医方类聚》

【组成】防风30g，炙黄芪30g，生白术60g。上药哎咀。每服9g，用水300mL，加大枣1枚，煎至200mL，去滓，食后热服。

【功用主治】益气固表止汗。适用于肺结核伴表虚自汗者。

【方义】方中黄芪益气固表止汗为君；白术补气健脾为臣；佐以防风走表而散风邪，合黄芪、白术以益气祛邪。且黄芪得防风，固表而不致留邪；防风得黄芪，祛邪而不伤正，有补中寓疏，散中寓补之意。

【临床应用】赵青等运用玉屏风颗粒治疗儿童Ⅰ型肺结核30例。治疗组肺部病变全部吸收率（100%）明显高于对照组（60%）。

六、清瘟败毒饮

余霖《疫疹一得》

【组成】生石膏180～240g（大剂），生石膏60～120g（中剂），生石膏24～36g（小剂）；小生地18～30g（大剂），小生地9～15g（中剂），小生地6～13.5g（小剂）；乌犀角18～24g（大剂），乌犀角9～12g（中剂），乌犀角6～12g（小剂）；真川连12～18g（大剂），真川连6～12g（中剂），真川连3～4.5g（小剂）；生栀子、桔梗、黄芩、知母、赤芍、玄参、连翘、鲜竹叶、甘草、丹皮。

【功用主治】清热泻火，凉血解毒。适于肺结核化疗后出现类赫氏反应。

【方义】本方为综合《伤寒论》白虎汤、《外台秘要》引《小品方》之芍药地黄汤、《外台秘要》引《崔氏方》之黄连解毒汤等三方加减而成。方中重用石膏合知母、甘草以清阳明之热；黄连、黄芩、栀子三药合用能泻三焦实火；犀角、丹皮、生地、赤芍专于凉血解毒化瘀；连翘、玄参、桔梗、甘草清热透邪利咽；竹叶清心利尿，导热下行。诸药合用，既清气分之火，又凉血分之热，是治疗气血两燔的主要方剂。

【随证加减】若斑一出，加大青叶，并少佐升麻 1.2 ~ 1.5 g；大便不通，加生军；大渴不已，加石膏、天花粉；胸膈遏郁，加川连、枳壳、桔梗、瓜蒌霜。

【临床应用】唐涛等运用清瘟败毒饮治疗肺结核化疗期类赫氏反应 13 例。治疗组肺部病变全部吸收率（100%）明显高于对照组（60%）。治疗用量：石膏 100 g，生地 12 g，黄连 12 g，水牛角 30 g，栀子 10 g，黄芩 10 g，连翘 10 g，知母 15 g，丹皮 20 g，赤芍 10 g，玄参 20 g，竹叶 10 g，桔梗 10 g，甘草 5 g。发热等症重可加大青叶、板蓝根，咯血、皮肤紫斑可加大蓟、小蓟，大便秘结、腑气不通可加大黄、枳实。体虚者可加党参、黄芪以益气固本，或在热退后以补中益气汤调之。用清水 300 mL 煎沸 5 ~ 8 分钟后将药渣滤出，再重复 2 次，将所得药共约 500 mL 混合，分 4 次凉服，将水牛角磨汁后分次兑服，每日 1 剂。

七、清骨散

王肯堂《证治准绳》

【组成】银柴胡 5 g，胡黄连 3 g，秦艽 3 g，鳖甲 3 g（醋炙），地骨皮 3 g，青蒿 3 g，知母 3 g，甘草 2 g。

【功用主治】清骨蒸，退虚热，滋阴潜阳。适于阴虚火旺型肺结核。

【方义】方中银柴胡味甘苦微寒，清热凉血，善退虚热而无苦燥之性，为君药。知母滋阴泻火而清虚热，胡黄连入血分而清热，地骨皮降肺中伏火，去下焦肝肾虚热，三药共清阴分之虚火，善治有汗骨蒸，以上共为臣药。佐以秦艽，辛散苦泄；青蒿芳香，清虚热而善透伏热；鳖甲咸寒，既滋阴潜阳，又引药入阴分，为治虚热的常用药，同用为佐。少用甘草调和诸药，并防苦寒药物损伤胃气，为使药。全方汇集清热除蒸之品，有清虚热、退骨蒸之效。

【随证加减】血虚者，加当归、熟地、白芍、生地以养血；若咳嗽，加桔梗、五味子、阿胶、麦冬以润肺止咳。

【临床应用】王爱华运用清骨散加味治疗结核病长期发热 59 例。用药后热退时间少于 3 日者 9 例，少于 7 日者 32 例，7 ~ 12 者 16 例，另 2 例因合并其他疾病停用。治疗用量：银柴胡 12 g，胡黄连 6 g，秦艽 10 g，鳖甲 15 g，地骨皮 10 g，青蒿 10 g，知母 10 g，甘草 6 g，牡丹皮 10 g。气短乏力者加党参 20 g，黄芪 15 g，盗汗明显者加乌梅 6 g，浮小麦 30 g，咳嗽较频者加百部

10 g，款冬花 10 g，咯血者去牡丹皮加阿胶 12 g（烊化），白及 10 g，每日 1 剂，水煎服。

八、当归六黄汤

李杲《兰室秘藏》

【组成】当归 6 g，生地黄 6 g，熟地黄 6 g，黄芩 6 g，黄柏 6 g，黄连 6 g，黄芪 12 g。

【功用主治】滋阴泻火，固表止汗。适于阴虚火旺型肺结核盗汗明显者。

【方义】方中当归养血增液，血充则心火可制；生地、熟地入肝肾而滋肾阴。三药合用，使阴血充则水能制火，共为君药。盗汗因于水不济火，火热熏蒸，故臣以黄连清泻心火，合以黄芩、黄柏泻火以除烦，清热以坚阴。君臣相合，热清则火不内扰，阴坚则汗不外泄。汗出过多，导致卫虚不固，故倍用黄芪为佐，一以益气实卫以固表，一以固未定之阴，且可合当归、熟地益气养血。诸药合用，共奏滋阴泻火、固表止汗之效。

【随证加减】若阴虚向实火较轻者，可去黄连、黄芩、加知母，以其泻火而不分阴；汗出甚者，可加浮小麦，山萸肉增强止汗作用；若阴虚阳亢，潮热颊赤突出者，加白芍，龟板滋阴潜阳。

【临床应用】寇立亚等运用当归六黄汤联合西药治疗阴虚火旺型肺结核 60 例。无效：临床症状无明显好转或加重，证候总积分较治疗前减少 < 30%；有效：临床症状减轻，证候总积分较治疗前减少 ≥ 30%；显效：临床症状明显好转，证候总积分较治疗前减少 ≥ 70%；治愈：临床症状消失或基本消失，证候总积分较治疗前减少 ≥ 90%。总有效率 = ［（治愈数 + 显效数 + 有效数）/ 总病例数］× 100%。6 个月后，治疗组总有效率为 89.3%；对照组总有效率为 64.3%。治疗用量：当归 12 g，川连 8 g，黄芩 10 g，黄柏 12 g，生地、熟地各 12 g，炙黄芪 30 g，桔梗 15 g，麦冬 15 g，焦山栀 10 g，煅牡蛎 30 g，浮小麦 30 g，炙甘草 5 g。日 1 剂，水煎，分 2 次服。

九、麦味地黄汤

北京中医学院中药方剂教研组《汤头歌诀白话解》

【组成】麦冬 10 g、五味子 10 g、熟地黄 10 g、山茱萸（制）10 g、牡丹皮 10 g、山药 30 g、茯苓 10 g、泽泻 10 g。

【功用主治】滋肾养肺。适于肺肾阴虚型肺结核。

【方义】方中熟地黄，善滋阴补肾、填精益髓，故重用为君药。山药，善养阴益气、补脾肺肾、敛纳肺气；麦冬，善清养肺胃之阴而生津止渴；五味子，善滋肾阴、益肺气、生津止汗。四药相配，既助君药滋养肾阴，又养肺阴、益肺气、止汗，故共为臣药。牡丹皮辛散苦泄微寒，善清热凉血、退虚热、制山萸黄之温涩；茯苓甘补淡渗性平，善健脾、渗利水湿，助山药健脾益肾而不留湿；泽泻甘淡渗利性寒，善泻相火、渗利湿浊，防熟地滋腻生湿。故三药合为佐药。全方配伍，补中兼敛，共奏滋肾养肺之功。

【随证加减】气虚甚，加黄芪，干咳加炙紫菀，盗汗为主重用山萸肉。

【临床应用】冯敬一等运用麦味地黄汤加味治疗肺结核潮热盗汗150例。其中，潮热、盗汗消失者146例，无效4例，总有效率为97.3%。治疗用量：南沙参、天冬、麦冬、生地、山药、山萸肉、丹皮、茯苓、泽泻、五味子、百合、炙百部、玉竹。日1剂，水煎，分2次服，10天为1个疗程，服1~3个疗程。

【验案】

杜某，男，48岁。1986年9月初诊。

因反复咯血，大咯血半日，午后低热，夜间盗汗，舌红少津，苔薄白，脉细数。经检查，诊断为血行播散性肺结核。

诊断：肺痨（阴虚火旺）。

方药：麦味地黄汤加味。南沙参、天冬、麦冬、生地、山药、山萸肉、丹皮、茯苓、泽泻、五味子、百合、炙百部、玉竹。日1剂，服10剂后体温降至正常，盗汗止，停服中药，1周后，患者又出现潮热盗汗，继用上方加百部，重用山萸肉，2天后潮热、盗汗止。治疗2个月后拍片，病灶较前明显吸收好转，痰菌阴性，体质较前增强。出院时带2个疗程麦味地黄丸、生脉饮，巩固疗效。随访2年，潮热盗汗未再复发。

第二节 自拟方加减

除发挥古方外，也有众多医学工作者在临床实践中根据肺结核的不同特点或肺痨的病因病机而自拟新方，分述于下。

一、养阴益肺汤

赵蕺庵《医方集解》

【组成】黄精 20 g，百部 20 g，百合 10 g，白及 10 g，丝瓜络 10 g，白芥子 10 g，知母 10 g，白前 10 g。

【功用主治】滋阴润肺、健脾益气，适用于气阴两虚型肺结核。

【方义】方中黄精具有补气养阴、健脾、润肺、益肾功效；百部润肺止咳，为治肺病之主药，能清肺中虚热；百合具有明显的镇咳、平喘、止血等作用；白及治疗肺损而有止血之功。现代药理研究表明，黄精有抗衰老、降血糖、降血脂、抗肿瘤、抗病毒等作用；百部含百部碱，能抑制咳嗽反射而镇咳，并对肺炎双球菌和肺炎杆菌有抗菌和抑菌作用；百合能提高淋巴细胞转化率，增加液体免疫功能的活性，并可以抑制肿瘤的生长。活动性肺结核多伴有高黏血症和血管内膜炎，养阴益肺汤可通过扩血管、改善微循环而疏通结核性血管内膜炎引起的微血管栓塞，增加病灶区血流量及药物浓度，加速病灶吸收。同时该方可调节小肠功能，提高对食物营养成分的吸收，以此提高抗病能力，达到治愈本病的目的。

【随证加减】据具体情况增减。

【临床应用】孙艳采用养阴益肺汤配合短程化疗治疗活动性肺结核 168 例。结果显示治疗组 168 例中，治愈 146 例，显效 19 例，有效 3 例，总有效率为 100%，愈显率为 98.2%。对照组 160 例中，治愈 113 例，显效 11 例，有效 31 例，无效 5 例，总有效率为 96.9%，愈显率为 77.5%。

二、润肺汤

赵蕺庵《医方集解》

【组成】黄芪 15 g，山药 12 g，沙参 12 g，麦冬 12 g，生地 10 g，百部 10 g，五味子 10 g，夏枯草 9 g、川贝母 9 g，甘草 9 g。由医院中药房负责煎煮，2 次/日，1 次 1 袋。

【功用主治】滋阴润肺，适用于肺阴亏虚型肺结核。

【方义】方中沙参、麦冬、生地滋阴润肺；山药健脾补肺，防止滋阴之品过于滋腻而伤脾胃；黄芪补中益气；百部、川贝润肺止咳；五味子可益气生津；夏枯草清热散结；甘草能调和诸药。现代中药药理学研究证实山药有增强免疫力、保肝作用；黄芪可以调节人体免疫功能，促进造血；百部、夏枯草有杀虫抗结核菌的作用；五味子能促进肝脏解毒、保护肝脏免受毒害，同时还有提高免疫力的作用。

【临床应用】任郭侠等采用润肺汤治疗肺阴亏虚型肺结核 40 例。结果显示治疗组总有效率为 92.5%；对照组总有效率为 65%。

三、平肺汤

【组成】丹参 12 g，黄花 20 g，降香 12 g，当归 12 g，白术 12 g，黄芪 12 g 等。由医院中药房负责煎煮，2 次/日，1 次 1 袋。

【功用主治】活血行气、化瘀止痛、益气补气，适用于肺结核后期阴阳两虚型。

【方义】方中丹参活血化瘀；黄花清热消炎；降香化瘀止血、理气止痛；当归补血活血；白术健脾益气，燥湿利水；黄芪补中益气。

【临床应用】王素平采用平肺汤治疗肺结核后期阴阳两虚型 256 例。结果显示临床症状消失快 256/191（较对照组缩短 3~5 日），空洞较对照组缩小 86/44，痰菌阴转 49/28，CD3 升高，CD4 升高，CD8 下降，CD4/CD8 升高。

四、加味补肺汤

【组成】黄芪 30 g，五味子 30 g，白芍 30 g，地骨皮 20 g，麦冬 20 g，玉竹 20 g，花粉 20 g，人参 15 g，桑白皮 15 g，紫菀 15 g，熟地 12 g，百部 12 g。每日 1 剂，2 次/日，1 次 1 袋。

【功用主治】益气养阴，补肺杀虫。适用于气阴两虚型肺结核。

【方义】方中麦冬、玉竹养阴润肺，益胃生津以滋生化之源；地骨皮凉血退蒸、清肺虚热，白芍平肝潜阳、养血敛阴，两药相合清热平肝，养血敛阴，防"木火刑金"；花粉、百部清热润肺，生津止咳杀痨虫。诸药相伍，共成益气养阴、补肺杀虫之功效。

【随证加减】有湿痰者，酌加半夏、茯苓、陈皮等以祛湿化痰；有咯血者，酌加白及、阿胶、仙鹤草、三七等以益气摄血；有骨蒸盗汗者，酌加鳖甲、银柴胡、胡黄连以清热除蒸；有便溏腹胀者，去熟地、麦冬，加白术、扁豆、薏苡仁以健脾利湿。

【临床应用】李素琴等采用加味补肺汤治疗肺痨 32 例。治愈：症状消失，肺部病灶吸收钙化，痰菌检查转阴。好转：症状改善，肺部病灶部分吸收。

未愈：症状及病灶无变化。结果治愈 24 例，好转 6 例，无效 2 例，总有效率为 93.75%。

五、肺痨康

【组成】天冬、蒸百部、紫河车、阿胶、白及、天花粉、北沙参、蛤蚧、三七粉、猫爪草、海浮石等。上药研为细末，另以生地榆、茜草、黄精各等份，煎取浓汁泛丸如绿豆大，每次 6g，每日 3 次，饭前服用。每日 1 剂，2 次/日，1 次 1 袋。

【功用主治】润肺滋肾，益气补阳。适用于阴虚肺热、肺肾阴虚、气阴两虚、阴阳两虚等型肺结核。

【方义】方中选用天冬、北沙参、紫河车、阿胶、蛤蚧等润肺燥滋肾阴，复其受损之阴；海浮石、天花粉散结化痰，还可助天冬、北沙参清肺热，阻止了热盛和伤阴这一矛盾的恶性循环；阿胶、白及补血止血，且白及的补肺生肌之功能促使结核病灶硬结钙化；而三七粉与白及、阿胶、紫河车相配，养血而无留瘀之害，活血通脉而无沸腾之患，化瘀血而无伤新血之虑。

【临床应用】叶品良等采用肺痨康治疗肺结核 69 例。显效：症状和肺部体征基本消失，胸片示病灶吸收或基本吸收，空洞缩小 1/2 以上，痰涂片 3 次阴性。有效：症状和体征明显好转，胸片示病灶部分吸收，空洞缩小 1/3 以上，痰涂片 3 次阴性。无效：症状无好转或略有好转或病情恶化，病灶及空洞无变化或扩大，痰涂片持续阳性或反复阳性。临床治愈 16 例，显效 23 例，有效 22 例，无效 8 例，总有效率为 88.4%。

六、二冬琼玉汤

【组成】麦冬 22g，天冬 22g，五味子 8g，黄芪 10g，山药 22g，百合 10g，阿胶 10g，山萸肉 10g，茯苓 15g，蜂蜜 22g，生地黄 12g，太子参 16g，南沙参 15g，甘草 6g。用水煎服，每天服用 2 次。服用 4 个月。

【功用主治】养阴益气。

【方义】天冬、麦冬滋阴养肺；沙参、蜂蜜养肺滋阴；生地黄、百合、山茱萸、阿胶益肾养肺；太子参、黄芪、茯苓、山药、五味子益气健脾，培土生金；甘草调和诸药。全方具有养肺肾之阴、益气健脾之功能。

【随证加减】咳嗽甚酌加杏仁、桔梗、前胡；潮热骨蒸酌加银柴胡、地骨皮；盗汗甚酌加浮小麦、麻黄根、牡蛎；咯血酌加白及、仙鹤草；胸痛酌加丝瓜络、郁金；食欲不振酌加神曲、鸡内金；便溏者麦冬、生地黄酌减量，加白术。

【临床应用】郑哲等采用二冬琼玉汤治疗小儿肺结核45例。有效：患者的咳嗽、发热症状明显减轻，经过X线检查，患者的肺结核基本消除；无效：患者的症状没有任何改善。生活质量判断：通过患者身体和心理健康水平来评定患者的生活质量指数，生活质量指数越高，说明患者的治疗效果越好。研究组总有效率为100%，对照组为88.9%。

七、百部三草汤

【组成】鱼腥草30 g，猫爪草15 g，仙鹤草30 g，肥百部20 g，天门冬15 g，黑玄参15 g，炙紫菀15 g，贝母10 g，五味子6 g等。

【功用主治】清热润肺散结，补益脾肺，化痰。适于四种类型肺结核。

【方义】方中鱼腥草、猫爪草清热解毒，止咳化痰；百部、紫菀、川贝母润肺散结，止咳化痰；仙鹤草、五味子补肾养心，止血止汗；天门冬、黑玄参养阴清热，润肺滋肾。

【随证加减】咯血者加白茅根30 g，三七（研粉）6 g，早晚2次分服；肺肾两虚加虫草菌粉6 g，早晚2次分服，山海螺30 g；咳嗽甚者加蜜炙款冬花15 g，红景天10 g；肺有空洞者加白及30 g，肥玉竹15 g；口干舌燥无痰者加北沙参、麦门冬各10 g；低热心烦加知母、地骨皮各10 g；盗汗者加浮小麦30 g，糯稻根30 g；自汗加防风10 g，生黄芪30 g；大便干结者加生大黄6 g，柏子仁10 g；痰多者加全瓜蒌20 g，化橘红12 g；胸闷胁痛加醋郁金15 g，炒枳壳10 g；胃纳不香加砂仁5 g，焦三仙20 g。现代药理研究：鱼腥草中的鱼腥草素对肺炎双球菌、肺炎杆菌均有较强的抑制作用，对结核杆菌也有一定的抑制作用；鱼腥草素还能增强患者白细胞的吞噬功能，加强其吞噬细菌的能力。合成的鱼腥草素异烟腙在体外及体内对结核杆菌均有较强的抑制作用，并能提高血备解素水平，从而提高机体的防御能力。猫爪草全草含有氨基酸、有机酸、糖类。百部既是润肺降气止咳的良药，还含有多种生物碱。该生物碱能降低动物呼吸中枢的兴奋性，抑制咳嗽反射，而奏镇咳之效。百部煎剂在试管内对多种致病菌，如肺炎球菌、人型结核杆菌等均有抑制作用。紫菀含紫菀皂苷、紫菀酮、紫菀醇等，其中紫菀酮有较好的镇咳作用；经动物实验证明，紫菀煎剂有明显的祛痰作用；有报道紫菀在体外对人型结核杆菌有抑制作用；对小鼠实验性结核病有一定疗效。川贝母含有多种生物碱；经动物实验证明，川贝母有明显的镇咳祛痰作用。仙鹤草含有仙鹤草素、仙鹤草内酯、皂苷等成分，其中仙鹤草素有增加血钙的作用，有强心作用，能调整心律；对人型结核杆菌有一定的抑制作用；此外，还有降低基础代谢及使已疲劳的骨骼肌兴奋等作用。五味子含有五味子素；煎剂对人型结核杆菌有较强抑制作用；动物实验表明，有明显的镇咳祛痰作用，并能舒张支气管平滑肌，缓解痉挛而止咳平喘。天门冬含有天门冬素、黏液质、β-谷甾醇及5-甲氧基-甲基糠醛、葡萄糖、果糖、甾体皂苷；煎剂对金黄色葡萄球菌、溶血性链球菌、肺炎双球菌等都有不同程度的抑制作用；动物实验表明其有止咳、祛痰作用；本品尚有增强免疫功能的作用。黑玄参含有生物碱、挥发性生物碱、糖类、甾醇、氨基酸、胡萝卜素等，有抗真菌作用。

【临床应用】周震等采用百部三草汤治疗肺结核13例。有效：患者的咳嗽及临床症状明显减轻，X线检查肺结核基本消除；无效：患者的症状没有任何改善。研究组总有效率为100%，对照组为89%。

八、理痨救偏汤

【组成】党参、山药、茯苓、鸡内金、黄芩、百部、白芍、郁金、鱼腥草、夏枯草、炙甘草等11味。

【功用主治】清金保肺，培土生金。适于脾肺气虚肺结核。

【方义】方中鱼腥草、黄芩、百部以清金保肺；党参、山药、茯苓、鸡内金、炙甘草以培土生金；白芍益母补肝荣木；郁金疏肝行郁；夏枯草平降肝逆；鱼腥草、黄芩、百部、鸡内金、夏枯草均有抑制或抗结核杆菌作用；白芍有保肝作用。

【随证加减】据具体情况增减。

【临床应用】李家生采用自拟理痨救偏汤治疗肺结核。

【验案】

例一：李某，女，28岁。1988年4月15日初诊。患右上肺浸润性肺结核，治疗6个月未见好转。住南阳某医院，X线摄片发现第3、第4肋间处有1 cm×1 cm大小空洞，经输液及中西医治疗1个月，仍未见转机。自动出院后由家属背负前来就诊。症见形体消瘦，面色姜黄，气短息微，胸痛咳嗽，自汗盗汗，手足心热，心悸头晕，纳差便溏。舌淡尖红、有齿痕，苔薄黄，脉弦细数，重按无力。

辨证：脾肺气虚、虚热恋肺。

方药：党参20 g，生山药30 g，茯苓12 g，黄芩12 g，百部15 g，白及12 g，郁金12 g，鱼腥草30 g，夏枯草15 g，五味子10 g，鸡内金12 g，炙甘草10 g，浮小麦60 g。

服上方药1个月，配服异烟肼、利福平，自行坐车50余公里前来复诊。自述诸症均轻，唯近日胸胁痛，易怒生气突出。上方加香附12 g，地骨皮12 g。服药3个月，已正常操持家务，X线摄片示空洞愈合，余症进一步稳定。守方减药量，嘱隔日服1剂或1周服2剂，并配异烟肼，坚持服药半年。随访1年，康健，未见复发。

例二：王某，女，41岁。1983年5月初诊。患右上肺浸润性肺结核4年，检查发现1 cm×1.5 cm大小空洞已2年，服抗痨西药4年未愈。自述平日易怒易气，胸胁疼痛，肝功能检查示转氨酶稍高于正常值数，大便时干时溏，头晕眠差。症见面色黧黑、如蒙烟尘，月经错后，经量少、色淡暗，舌淡暗、体胖、有齿痕，苔薄白，脉弦涩而长，重按无力。

方药：理痨救偏汤加当归、香附、白及。

服药1周，自觉症状改善，增强了治病服药信心。继服上方1个月，面黧黑斑色已退，唯留两颧部分未净，月经稍错后，经色转红又坚持服药3个月，X线摄片示空洞愈合，病情稳定。守方稍事加减，嘱隔日1剂，配异烟肼，继服半年。后复查，结核完全钙化，可上班工作。追访5年，病情一直稳定。

九、健脾化痰汤（咳嗽）

【组成】云苓12 g，法夏12 g，北杏12 g，白术12 g，百部12 g，紫菀12 g，石菖蒲12 g，枳壳12 g，白及15 g，怀山药20 g，党参30 g，陈皮5 g，甘草5 g。

【功用主治】健脾养肺益肾，祛湿化痰降浊。适于脾肺气虚型肺结核咳嗽。

【方义】方中党参、云苓、白术健脾益气，法夏、北杏、紫菀、石菖蒲化痰止咳，白及、百部补肺杀虫，枳壳、陈皮行气化痰，怀山药益肺滋肾。药理研究表明，党参、云苓、白术配伍，可提高小鼠腹腔巨噬功能，促进淋巴细胞转化功能，能增强细胞免疫功能。

【随证加减】伴咽痒者，加荆芥、防风；伴咳喘者，加炙麻黄；痰黄者去紫菀、石菖蒲，加黄芩、枇杷叶；咳痰不爽者加瓜蒌皮、川贝；湿痰重者加苍术、厚朴。

【临床应用】杨清芬等采用健脾化痰汤治疗老年性肺结核迁延不愈咳嗽56例。显效：咳嗽及临床症状消失，服药后2周未见发作者，双肺呼吸音清，X线胸片提示病灶明显吸收，痰菌转阴；好转：咳嗽明显减轻，痰量明显减少，兼有症状消失，双肺呼吸音清，痰涂片反复，X线胸片提示病灶吸收好转；无效：咳嗽症状无改善，各项指标均与治疗前一样。结果：治疗组总有效率为96.4%，对照组为76.9%。

【验案】

患者，女，66岁。发现肺结核已6年，曾经不规则化疗，病情反复，慢性病容，面色晦暗，咳声低微，咳而伴喘，咳痰清稀色白，痰涂片连续3次找到抗酸杆菌。红细胞沉降率50 mm/h。X线胸片：双上中肺可见密度不均的斑片状、索条状阴影，左上肺可见1.5 cm×1.2 cm的透光区，双下肺纹理增粗，肺气肿征。西医诊断：慢性纤维空洞型肺结核；中医诊断：肺痨。患者入院1个月，经化疗咳嗽仍迁延不愈，故请中医会诊配合治疗。症如上述，查舌淡胖、边有齿印、苔薄白，脉濡弱。

辨证：肺脾气虚型。

治则：健脾养肺，化痰止咳。

方药：云苓、法夏、北杏、石菖蒲、百部、紫菀、枳壳各12 g，白术、白及各15 g，炙麻黄10 g，党参30 g，杯山药20 g，陈皮、甘草各5 g，每日1剂，水煎服。

服药2周症状明显改善，随证加减，继服2周，咳嗽、胸闷、纳呆、多囊肝症状均消失，食欲增加，体重增加3 kg，痰涂片转阴，红细胞沉降率正常，3个月后复查X线胸片提示病灶明显吸收，左上肺空洞缩小（1.0 cm×0.8 cm）。

十、滋阴活血汤（盗汗）

【组成】生地20 g，熟地20 g，太子参20 g，百合20 g，黄芪20 g，丹参15 g，地龙15 g，当归10 g，黄芩10 g，黄连10 g，白及10 g，浮小麦30 g。每日1剂，水煎早晚分服，4日为1个疗程。

【功用主治】滋阴降火，活血固表。适于阴虚火旺型肺结核盗汗。

【方义】方中生地、熟地、太子参、百合滋阴养津，滋生津血；当归、丹参、白及、地龙散瘀通络，祛瘀生新；黄芩、黄连泻三焦之火；黄芪固表止汗，一充已虚之表，二固未定之虚，再配浮小麦以滋阴敛汗而达阴守汗止的目的。

【临床应用】周培文采用滋阴活血汤治疗肺结核盗汗 80 例。痊愈：盗汗止，其他症状消失；好转：盗汗明显减少，其他症状改善；无效：盗汗及其他症状无改变。结果：治疗组总有效率为 96.4%，对照组为 76.9%。治疗组80 例中，痊愈 61 例，好转 17 例，无效 2 例，总有效率为 97.5%。对照组 30例中，痊愈 4 例，好转 8 例，无效 18 例。总有效率为 40%。治疗组明显优于对照组（$P < 0.05$）。

【验案】

刘某，男，28 岁，农民。主因咳嗽，咳痰，盗汗，潮热近 1 周，症状加重尤为夜间盗汗明显诊治。查体：体温 38.9 ℃，脉搏 90 次 / 分，呼吸 21 次 / 分，血压 16/10 kPa，两肺底可闻及小水泡音，心、肝、脾（ - ）。胸片提示右上中肺、左上肺可见斑片状、索条状阴影，边界不清，密度不均匀，右中肺可见 3 cm × 3 cm 大小透亮区，痰涂片（ + ）。治疗予 2HRZE/4HR 抗痨治疗外加滋阴活血汤，4 剂，每日 1 剂，水煎服。4 剂后诸症减轻，守原方再服 4 剂，无潮热、盗汗。追踪随访 6 个月，未再出现盗汗。

十一、健脾补肺协定方

【组成】轮叶党参 15 g，南五味子 20 g，黄芪 15 g，光山药 15 g，甘草6 g。每日 1 剂，水煎早晚分服，连续使用 24 周。

【功用主治】益气养阴，健脾补肺。适于肺脾同病型肺结核。

【方义】方中五味子属于君药，集中养肝、肺、脾胃之阴；党参、黄芪、山药补脾益气调中，同时可防君药之阴柔损阳；甘草性温，能有效补益脾胃之气，在调和诸药的同时也能够发挥缓急止痛的治疗作用。

【临床应用】罗朝晖采用健脾补肺协定方预防肺结核化疗毒副反应 40 例。观察组的痰菌阴转率是 95.0%，不良反应的发生率是 17.5%；对照组的痰菌阴转率是 80.0%，不良反应的发生率是 40.0%，差异均有统计学意义（$P < 0.05$）。

十二、抗痨汤

【组成】黄芪 50 g，百合 15 g，白及 10 g，百部 10 g，黄精 30 g，麦冬10 g，生地 12 g，黄芩 10 g，丹参 15 g，太子参 12 g，玄参 12 g，五味子12 g，沙参 15 g，阿胶 10 g。

【功用主治】滋阴润肺，健脾补肾，扶正固本，佐以抗痨杀虫。适于肺阴虚，累及五脏耐药型肺结核。

【方义】方中黄芪益气固本；黄精、百合润肺补肾益精；丹参行瘀生血；太子参、玄参益气滋阴补虚；白及治痨伤肺气，生肌敛疮；黄芩、百部杀虫抑菌。药理研究证实，黄芪具有强壮和显著双向免疫调节作用；黄精、百部具有抑制及杀灭结核菌作用；白及具有补肺、止血、消肿、生肌、敛疮作用；五味子敛肺生津；沙参养阴清肺生津；阿胶滋阴润燥。

【临床应用】屈满英等采用抗痨汤治疗耐多药肺结核 32 例。结果：治疗组的证候积分较对照组均明显减少（$P < 0.01$），治疗组痰菌阴转率为 78.1%，明显高于对照组的 62.5%（$\chi^2 = 5.497$，$P < 0.05$）。治疗组、对照组病灶吸收率分别为 81.25% 和 56.25%，空洞闭合率分别为 96.6% 和 71.4%，中医证候临床疗效分别为 100% 和 81.25%，差异均有统计学意义（$P < 0.05$）。

十三、痨康汤

【组成】南沙参 12 g，北沙参 12 g，麦冬 10 g，党参 10 g，地骨皮 20 g，猫爪草 20 g，（炙）百部 15 g，（制）黄精 10 g，（炒）黄芩 12 g，白及 10 g，百合 12 g，（生）黄芪 12 g，失笑散（包煎）10 g，泽漆 12 g。每日 1 剂，水煎，早晚分服。

【功用主治】养阴润肺，清热解毒，化瘀散解。适于肺阴亏虚，热毒瘀肺耐药型肺结核。

【方义】方中南沙参、北沙参、麦冬养阴润肺，黄芩清热化痰解毒，共奏养阴润肺、清热解毒之功而为君药；以失笑散活血化瘀散结，党参、黄芪益气养阴，地骨皮清降虚火，共为臣药；以黄精、百合助南北沙参养阴润肺，白及收敛止血，猫爪草、泽漆、百部化痰散结杀虫为佐药。

【临床应用】邓红霞等采用痨康汤治疗阴虚毒瘀型复治肺结核 48 例。结果：治疗组总有效率为 89.6%；对照组 48 例总有效率为 68.8%，治疗组与对照组比较有统计学差异（$P < 0.05$）。治疗组发热 25 例，对照组发热 23 例，疗程结束后，治疗组发热消失 23 例（92.0%），对照组发热消失 18 例（78.3%）。治疗组咳嗽 45 例，治疗后 15 天症状消失 15 例（33.3%）；对照组咳嗽 46 例，症状消失 10 例（21.7%）。疗程结束后，治疗组咳嗽消失 35 例（77.8%）；对照组咳嗽症状消失 21 例（45.7%）。治疗组咳痰 43 例，治疗后 15 天症状消失 27 例（62.8%）；对照组咳痰 41 例，症状消失 22 例（53.7%）。疗程结束后，治疗组咳痰消失 39 例（90.7%），对照组咳痰消失 29 例（70.7%）。治疗组痰中带血 27 例，治疗后 15 天症状消失 24 例（88.9%）；对照组 25 例，症状消

失 13 例（52%）。疗程结束后，治疗组与对照组痰中带血症状完全消失。治疗组盗汗 14 例，治疗后 15 天症状消失 8 例（57.1%）；对照组 16 例，症状消失 3 例（18.8%）。疗程结束后，治疗组盗汗症状全部消失，对照组症状消失 10 例（62.5%）。治疗组乏力 43 例，治疗后 15 天症状消失 23 例（53.5%）；对照组 41 例，症状消失 9 例（22.0%）。疗程结束后，乏力治疗组消失 40 例（93.0%），对照组消失 29 例（70.7%）。

十四、结核方

【组成】黄精、百合、百部、白及、白芥子、前胡、田三七、丝瓜络、知母等。每日 1 剂，分上、下午 2 次服。

【功用主治】滋阴润肺，化瘀通络，去腐生肌。适于阴虚血瘀型肺结核。

【方义】方中百部、黄精、白及能润肺杀虫，滋肾补脾，治肺肾阴虚之劳嗽久咳见长；百合、前胡清肺化痰；白芥子温肺祛痰；丝瓜络通络；田三七化瘀止血；白及去腐生肌；知母除烦清虚热。诸药合用，共奏滋阴润肺、杀虫祛痰、止血生肌、修复空洞之功。现代药理研究表明百部、黄精、白及对结核菌有抑菌作用，且黄精有增强免疫功能、抗衰老、抗疲劳、耐缺氧作用，尤擅长于治结核病。

【临床应用】刘艳科采用结核方治疗阴虚血瘀型肺结核患者 56 例。治疗组总有效率为 94.8%，对照组总有效率为 78.6%；治疗组症状积分较对照组明显降低；治疗组较对照组 CD4/CD8 水平显著提高。

十五、自拟益气健脾肺痨汤

【组成】黄芪 30 g，党参 20 g，白术 10 g，茯苓 10 g，炙甘草 10 g，生姜 6 g，大枣 5 枚，黄精 15 g，山药 30 g，百部 15 g，百合 15 g。每日 1 剂，加水煎取 300 mL，分早、晚饭后 1 小时服用。

【功用主治】益气健脾，化痰止咳，滋补肝肾。适于肺阴虚、脾气虚及肾型肺结核。

【方义】方中黄芪、党参、白术、茯苓、炙甘草、生姜、大枣益气健脾；黄精、山药补肺脾、养阴生津；百部化痰止咳、抗菌杀虫；百合润肺止咳、祛痰平喘。现代药理研究表明，黄芪中主要涉及多种皂苷、黄酮、多糖，以及氨基酸、亚油酸、生物碱、胆碱等，其化合物具有较强的生物活性。黄芪可以减少血流动力学改变导致的肾小球早期高灌注、高滤过的发生，长期肾小球高滤过状态引起的肾小球损伤。现代药理研究表明党参具有抗癌、降压、抗缺氧、抗衰老、抗溃疡、增强人体免疫力、调节胃肠运动、抑制胃酸分泌、降低胃蛋白酶活性的作用；黄精具有降血糖、降血脂、抗感染抗菌、延缓衰老、调节免疫力、抗肿瘤等多种药理作用；百部浸液在体外 1：100 ~ 1：1600 浓度时对 $H_{37}R_V$ 人型结核杆菌有抑制作用。

【随证加减】咳嗽、咳痰，加陈皮 10 g，姜半夏 10 g；咯血，加仙鹤草 30 g，白及 15 g，田七粉（冲）2 g；骨蒸劳热，加十大功劳叶 15 g；盗汗，加浮小麦 30 g，地骨皮 15 g，五味子 10 g；胸痛，加木香 8 g，郁金 10 g；食欲不振，加焦麦芽 30 g，焦谷芽 30 g，焦神曲 10 g，鸡内金 10 g。

【临床应用】方利彪采用自拟益气健脾肺痨汤治疗肺结核 45 例。治愈：主要症状消失，最后 2 个月痰菌连续转阴，病变明显吸收，胸片病灶硬结、钙化、纤维增殖；显效：主要症状消失，次要症状消失或基本消失，痰菌转阴，胸片病灶吸收好转，病灶大部分纤维增殖；有效：主要症状减轻，次要症状存在，痰菌阴性，胸片病灶范围缩小 1/2 以上；无效：达不到有效标准甚至或恶化者。对照组 45 例的总有效率为 97.78%，治疗组 45 例的总有效率为 95.54%，两组比较无统计学意义（$P > 0.05$）；6 个月后治疗组的复发率为 6.25%，对照组的复发率为 26.66%。

十六、桃红四物汤加味

【组成】当归、生地、白术、党参各 12 g，赤芍、川芎、桃仁、红花、夏枯草、百合、茯苓、柴胡、桔梗、枳壳、甘草各 10 g，丹参 15 g。

【功用主治】扶正祛邪，调理气血，化瘀行滞。适于各型肺结核。

【方义】方中桃红四物加丹参、夏枯草、桔梗、柴胡、枳壳等活血化瘀，理气行滞；百合强壮补肺；党参、白术、茯苓、甘草益气；再兼随证加减，通过药物的共同作用，改善局部组织的血液循环和新陈代谢，调整机体的整体状态，提高细胞免疫功能，配合化疗杀菌抑菌，正气得扶，经脉舒畅，促进病变的转化吸收和组织的修复。

【随证加减】咳嗽加川贝母、杏仁各 10 g；痰中带血去桃仁、川芎，加白及、仙鹤草各 10 g；潮热加青蒿、地骨皮各 10 g；盗汗加浮小麦、五味子各 10 g，煅龙骨、煅牡蛎各 15 g；失眠加夜交藤 10 g，酸枣仁 12 g；纳差加怀山药 12 g，陈皮 10 g。

【临床应用】马嘉瑾采用桃红四物汤加味治疗肺结核 28 例。显效（明显吸收）：肺内病灶吸收 1/2 及以上者；有效（吸收）：肺内病灶吸收 1/3 及以上而不足 1/2 者；无效（吸收不理想）：肺内病灶仅稍有吸收或无明显变化者。本组 28 例（统计至摄胸片复查时）显效 21 例，有效 7 例，有效率为 100%。

【验案】

陈某，男，39 岁，教师。间歇性咳嗽、咳痰、乏力月余，发烧半月。X 线胸片示双肺弥漫性粟粒状影，细菌学检查痰结核杆菌培养阳性，确诊为初治活动性肺结核。抗痨强化阶段给予异烟肼 0.3 g/d，利福平 0.45 g/d，乙胺丁醇 0.75 g/d，链霉素 0.75 g/d 治疗，自觉症状逐渐改善，1 个月后痰菌培养转阴，3 个月后摄胸片复查肺内病灶未见吸收，患者心情不佳，纳差，无其他不适症状及阳性体征，舌红苔薄，脉弦细数，证属痰湿凝滞、气血失畅，治以调理气血、化痰行滞，方用桃红四物汤加味（基础方加怀山药、陈皮），配合化疗促进肺内病灶吸收，原抗痨用药不变，强化期延长，其中链霉素改为间歇用药，共服中药 60 剂后摄胸片复查，肺内病灶吸收 2/3 以上，伴随症状亦消除，巩固治疗阶段停中药与链霉素，继续异烟肼、利福平、乙胺丁醇治疗。

十七、补络补管汤加味（咯血）

【组成】白及 25 g，生龙骨 30 g（捣细），生牡蛎 30 g（捣细），山萸肉 30 g（去净核），三七 6 g 研细末，以药汁送服。

【功用主治】滋阴、固涩、止血、行瘀、降逆化痰。适于肺肾阴虚咯血。

【方义】方中白及，苦甘涩，能收敛止血；龙骨，甘涩平，能收敛固涩，其性善利痰，治肺中痰饮咳嗽，咳逆上气；牡蛎潜阳固涩除老血；山萸肉补益肝肾，涩精止汗；三七止血散瘀，为吐衄要药。

【随证加减】服后效果不显，可加代赭石细末 25 g；肺热明显，咳黄痰者，可加双花 15 g，黄芩 15 g，阴虚血热者加生地 15 g、玄参 10 g。

【临床应用】王伟东等采用补络补管汤加味治疗咯血 89 例。治愈：咯血控制，症状消失；好转：咯血减少，症状改善；未愈：咯血无变化。89 例治愈 86 例，无效 3 例，总有效率占 96.63%。

【验案】

刘某，男，45 岁，以支气管扩张咯血收入院。住院后经中西药物、抗感染、出血治疗，咯血一直未止，时咯血痰，血多痰少，自述儿时已患支气管扩张，8年前在某结核医院手术治疗，未再咯血，此次住院，因劳累喘咳加重，引起宿恙。诊时，精神尚可，面色苍白，舌淡白嫩，呼吸短促，腰困腿酸，时有耳鸣头晕，每晨起咯血十余口不等，饮食可，两便正常，脉虚数，尺弱，证属肾虚喘咳、血络损伤，拟用"补络补管汤"方加赭石末15 g，连用5天，咯血即止而愈。

十八、附子泻心汤（咯血）

【组成】大黄12 g，黄连6 g，黄芩6 g，附子10 g。

【功用主治】寒热并投，表里同治，凉血活血。适于寒凝血瘀肺结核咯血。

【方义】方中三黄苦寒直折泻火以存阴，导气下行，肃降肺胃；附子辛温回阳，既可反佐寒药防止格拒，发挥药力，又能解寒凝血瘀导致出血之弊。

【随证加减】侧柏叶、血余炭、仙鹤草寒敛止血；赤芍清热活血，白术健脾燥湿，旱莲草凉血止血。

【临床应用】周怀道采用附子泻心汤治疗3例中老年结核咯血，服药3~20剂，取得良好效果。

【验案】

例一：印某，男，42岁。自诉1982年发病，经各级医院确诊为空洞型肺结核。曾反复使用抗痨药物治疗，仍咯血不止。病发初期曾用抗痨药加垂体后叶素等止血，尚能奏效于一时，久之则无术可施。诸如西药的血管收缩剂、血管扩张剂，以及中药的四生饮、花蕊石散、十灰散等，效果皆不如意。1998年春咯血复剧，即延医于笔者。

症见：容貌憔悴，面色无华，脉细而数者，此乃血亡阴消之象；胸腹胀满，大便不爽，舌质红、苔黄者，乃里热郁迫，气机不畅之征；手足不温，背微恶寒者，乃卫阳不足，四肢失煦之故。辨证属阴亏阳损，里热迫肺，表阳虚微之证。

治法：寒湿并用，表里同治。

方药：附子泻心汤加味。大黄、黄芩、黄连，苦寒直折泻火以救阴；侧柏叶、血余炭、仙鹤草，寒敛止血以保肺；更配附子，一可辛温回阳固表；二可防寒凉过甚而留瘀出血。

药证合拍，5剂咯血渐止，更服20余剂，血宁而不复见。后以育阴养血、健脾和胃之法调养数月，现可从事一般轻劳动。

例二：彭某，女，70 岁。患者早年丧夫，家务劳苦，身体羸弱。1998 年 3 月突发咯血，经检查诊为肺结核。用抗痨药并重用垂体后叶素止血，仍无明显效果。故求中医治疗。

症见：脉细而数，鹄面鸠形，舌红少苔，气息低微而短促，喜温而恶寒。

辨证：肝肾阴虚，相火克肺，迫血妄行，阴损及阳，卫阳失护。

方药：投附子泻心汤加血余炭、侧柏叶、仙鹤草等。

初服后咯血减少，续服 10 余剂则咯血停止，后服养血健胃之品 30 余剂，病愈。

例三：唐某，男，58 岁。自诉年壮之时患肺结核，经抗痨治疗 3 年，基本痊愈。1999 年春，因负重复发咯血，经中西医结合治疗，数日方瘥。2000 年春，因搬运重物再发咯血，在当地医院用抗痨抗感染药和止血药治疗，咯血不止反剧，乃求诊于中医。

症见：舌苔黄而粗糙，大便干结，欲饮冷水，脉弦而细数，但觉背部阵阵恶寒，寒甚则咯血加剧，此表寒束肺，热为寒郁也。

治法：治当寒热互投，表里同治，凉血活血。

方药：附子泻心汤加赤芍、白术、血余炭、旱莲草、侧柏叶等，3 剂后咯血止。

十九、泻火止血汤（咯血）

【组成】黄芩 12 g，知母 12 g，丹皮 12 g，沙参 12 g，麦冬 12 g，牛膝 10 g，百部 10 g，白及 20 g，仙鹤草 20 g，百合 20 g，阿胶 15 g，甘草 6 g。每日 1 剂，加水 800 mL，煎取 350 mL，早晚分 2 次服。

【功用主治】泻火止血，扶正生肌。适于阴虚火旺肺结核顽固咯血。

【方义】方中黄芩、知母、丹皮泻阴火，白及、阿胶、仙鹤草止血生肌，百合、沙参、麦冬滋阴降火，牛膝引血下行，甘草调和诸药。

【随证加减】若痰多胸闷者去沙参、麦冬，加鱼腥草 15 g，瓜蒌皮 15 g；病史长，空洞较多或较大、气虚明显者加太子参 20 g，北芪 15 g。

【临床应用】潘向荣采用泻火止血汤治疗肺结核顽固性咯血 20 例。近期治愈：1 周内咯血停止，6 个月内不再咯血，咯血伴随症状消失；显效：咯血基本停止，偶有血丝状痰血，咯血伴随症状基本消失；无效：咯血虽有减少，其他症状改善不明显，或停药后再出现咯血。结果：近期治愈 14 例，显效 4 例，无效 2 例。

二十、止血宁肺汤（咯血）

【组成】白及 20 g，生地炭 15 g，侧柏叶 15 g，三七 15 g，川贝 15 g，当归 12 g，杏仁 12 g，青皮 12 g，茯苓 12 g，陈皮 12 g，五味子 12 g，神曲 12 g，甘草 6 g。轻者 2 天 1 剂，重症每日 1 剂，日服 3 次，5 剂为 1 个疗程。

【功用主治】凉血止血，化痰降气，润肺止咳。适于阴虚火旺型肺结核咯血。

【方义】方中白及、侧柏叶、生地炭、三七凉血降火止血，川贝、杏仁、五味子、陈皮、茯苓、神曲、甘草止咳降痰宁肺，以免咳嗽而加重咯血，当归、青皮开郁理气，以免郁火灼肺而出血，其中当归兼能养血润肠通便，便通则气降血止。据现代研究，当归与白及配伍又能增加毛细血管的收缩性，从而达到止血之目的。

【随证加减】咯血量多可加用仙鹤草 12 g，热像明显可加用焦栀子 15 g，情绪紧张可加用百合 12 g。

【临床应用】余益国采用止血宁肺汤治疗肺结核咯血 108 例。经中药治疗咯血停止，主要症状消失，舌脉正常者为治愈；咯血停止，主要症状改善，舌脉正常，或咯血已经停止停药后又有复发，再用中药即可控制者为有效；治疗后（2 个疗程）病情无变化者为无效。结果：痊愈 67 例，占 62%；有效 41 例，占 38%；总有效率为 100%。其临床症状（咯血）消失时间最快为 3 天，一般为 5~10 天，平均为 6.5 天。对全部病例观察 11~30 个月，均未复发。

二十一、仿清燥救肺汤（咯血）

【组成】冬桑叶 10 g，生石膏 10 g，胡麻仁 10 g，枇杷叶 10 g，沙参 15 g，杏仁 15 g，麦冬 12 g，阿胶 12 g，甘草 5 g。1 剂 / 日，2 次 / 日，水煎服，每 6 剂为 1 个疗程。

【功用主治】清燥润肺，益气生津，滋阴降火，宁络止血。适于阴虚肺燥型肺结核咯血。

【方义】方中阿胶、沙参、甘草滋阴润燥、益气生津；桑叶、杏仁、枇杷叶宣肺降逆；石膏泄热保津；麦冬、麻仁养阴增液。

【随证加减】肺热炽盛型治拟清热解毒、凉血止血,上方加大青叶、赤芍、丹皮各10 g,生地、侧柏叶各12 g,板蓝根、白及各15 g;肝火灼肺型治拟清肝泄肺、凉血止血,上方加桑白皮、地骨皮各12 g,生栀子、茜草、石决明各10 g,白及15 g;阴虚肺燥型治拟滋阴润肺、宁络止血,上方去石膏、桑叶,加白及、青蒿各12 g,鳖甲、生地、丹皮各10 g,赤芍6 g,白茅根15 g;气血亏虚型治拟补气摄血,上方去石膏、桑叶,加仙鹤草、黄芪各12 g,茯苓10 g,大枣5枚,白及15 g。

【临床应用】宋龙英采用仿清燥救肺汤治疗肺结核咯血56例。显效:3天至1周咯血停止,咯血伴随症状消失;有效:1周内咯血量减少,咯血伴随症状减轻;无效:1周内咯血无明显减少,咯血伴随症状无明显减轻。结果:治疗组:显效15例,有效40例,无效1例,总有效率达98.21%。对照组:显效3例,有效49例,无效4例,总有效率达92.86%。

【验案】

周某,男,42岁,因间断咯血2年,再发3天,1992年8月10日住院。曾因咯血在当地医院对症止血无效。经X线和痰菌检查,诊断为浸润性肺结核合并咯血症。用垂体后叶素止血,青霉素抗感染及抗结核治疗10余天。8月24日晚咯鲜血4～5次,咯血量在400 mL以上。

症状:咯血,咳嗽面赤,烦躁口干少津,盗汗,舌质红绛,苔黄厚,脉细数。

辨证:阴虚肺燥型。

治法:滋阴润肺、宁络止血。

方药:仿清燥救肺汤。沙参、生地各20 g,麦冬、白及、赤芍、杏仁各12 g,枇杷叶、阿胶(烊化)、茜草、青蒿、丹皮、火麻仁、鳖甲各10 g,白茅根15 g,甘草5 g。

服3剂后咯血减少,诸症减轻。6剂后咯血停止,咯血伴随症状基本消失,继服上方6剂巩固疗效,随访5年咯血未复发。

二十二、抗痨护肝汤(药物性肝损害)

【组成】太子参18 g,垂盆草30 g,五味子15 g,黄芩12 g,柴胡9 g,广郁金12 g,枳壳15 g,丹参30 g。1剂/日,水煎2次,分早晚2次温服。

【功用主治】以清利肝胆湿热为主,并佐以益气养阴。适于阴虚内热型肺结核药物性肝损害。

【方义】方中黄芩、垂盆草清利肝胆湿热；柴胡、枳壳调畅肝胆；广郁金、丹参活血化瘀；太子参、五味子益气养阴。

【随证加减】乏力加生黄芪；恶心加广藿香、姜半夏、竹茹；纳差加神曲、炒麦芽；腹胀加厚朴、白豆蔻；胁痛加炒川楝、延胡索、白芍、甘草；黄疸加茵陈、虎杖。

【临床应用】高学清采用抗痨护肝汤治疗抗结核药物所致肝损害42例。显效：强化期治疗结束后症状、体征未出现，肝功能未受损害；有效：治疗过程中出现较轻的症状或体征，血清丙氨酸转氨酶异常但无须中断抗结核治疗，疗程结束后症状或体征消失，肝功能恢复；无效：治疗过程中出现较严重的症状或体征，肝功能异常明显，需中断抗结核药物治疗。治疗组总有效率为90.4%，对照组为65%。治疗组中出现乏力2例（4.7%），恶心及纳差5例（11.9%），黄疸5例（11.9%），肝大7例（16.7%）；对照组中出现乏力9例（21.4%），恶心及纳差13例（31%），黄疸11例（26.2%），肝大13例（31%）。

二十三、柔肝降酶合剂（药物性肝损害）

【组成】黄芪、五味子、山楂、大枣等组成。每次30 mL，3次/日。

【功用主治】益气健脾，柔肝降酶。适于肺结核药物性肝损害。

【方义】方中黄芪益气健脾、保肝，为君药。五味子益气生津、补肾柔肝，为臣药，辅助黄芪以加强健脾保肝之效。山楂消食健脾，活血化瘀，为佐药。《本草正义》谓其"力能补脾养胃，……健运中气，……鼓舞清阳，振动中气"。据现代研究，黄芪多糖不仅能作用于多种免疫活性细胞，促进细胞因子的分泌和正常机体的抗体生成，还可以从不同角度发挥免疫调节作用；黄芪总提取物对体内外肝细胞凋亡均有明显的抑制作用，对四氯化碳造成的肝损害引起的血清总蛋白和白蛋白降低有回升作用，并能预防四氯化碳所致的肝糖原减少。五味子对四氯化碳、对乙酰氨基酚等化学药物所致动物急慢性肝损害肝脏有保护作用，能减轻肝细胞坏死，防止脂肪性变，抗纤维化，使血清谷丙转氨酶活性显著降低，有促进肝细胞内蛋白质合成的作用，五味子活性成分五味子醇甲、五味子乙素对损伤的肝细胞有显著的修复和保护作用。《得配本草》记载"人足太阴、阳明经"，消食散瘀、行气散结、补脾消积，为治疗脾虚不运、滞血胀痛等之要药，《嘉祐本草辑复本》谓其"健胃，行结气"，《中药大辞典》谓其"补脾和胃……解药毒"，《神农本草经》记载"安中养脾，助十二经……和百药"，现代药理研究表明，大枣多糖是大枣中重要的生物活性物质，具有多种生理活性，可作为免疫促进剂，能控制细胞的分裂和分化，调节细胞的生长与衰老，大枣多糖是抗衰老的主要活性成分。诸药合用，共奏益气健脾、柔肝降酶之功。

【随证加减】黄疸可配合茵栀黄颗粒；乏力加太子参；纳差加焦三仙、生麦芽；腹胀加厚朴、枳壳。

【临床应用】姜锦林等采用柔肝降酶合剂防治抗结核药物所致肝损害 35 例。显效：强化期治疗结束后症状、体征未出现，肝功能未受损害；有效：治疗过程中出现较轻的症状或体征，血清丙氨酸转氨酶异常但无须中断抗结核治疗，疗程结束后症状或体征消失，肝功能恢复；无效：治疗过程中出现较严重的症状或体征，肝功能异常明显，需中断抗结核药物治疗。治疗组总有效率为 88.6%，对照组为 63.6%。

二十四、中药益肝汤（药物性肝损害）

【组成】赤芍 20 g，生大黄 10 g，黄精 10 g。浓煎取汁 100~150 mL，待药温降至 37 ℃左右，应用导管高位保留灌肠。

【功用主治】疏肝健脾，补气养阴。适于肺结核药物性肝损害。

【方义】方中赤芍有效成分为芍药苷，具有凉血、活血化瘀之功效，能改善肝脏微循环、疏通肝内毛细胆管；大黄味苦性寒，有效成分为蒽醌类衍生物，具有泻下、抗菌、促进肝细胞再生等功效；黄精含天门冬氨酸、毛地黄糖苷及蒽醌类化合物等活性成分，具有补气养阴、健脾、改善肝脏微循环、增强免疫功能、抗脂质过氧化等作用。

【随证加减】情志不畅者加柴胡、郁金疏肝理气；血瘀明显者加丹参、山甲软坚化瘀；脾虚腹泻者加人参、党参、白术、茯苓益气健脾；合并腹水者加车前子、大腹皮利水消肿；纳差者加陈皮、山楂，砂仁和胃消食。

【临床应用】魏高文等采用中药益肝汤保留灌肠预防抗结核药物所致肝损害 50 例。抗痨治疗后，治疗组药物性肝损害发生率为 2%，对照组为 16%。

二十五、四君四白散（肺结核）

【组成】党参 20 g，白术、百部、白及、白茅根各 15~20 g，茯苓、甘草各 10 g。日服 1 剂，分 3 次服。先服汤剂 7~14 剂，后以此为基本方，碾细末，棕色瓶密装，每次服 15 g，早晚各服 1 次，以蜂蜜调服，3 个月为 1 个疗程。

【功用主治】补脾敛肺，脾肺同治。适于脾肺气虚肺结核。

【方义】方中党参、白术、茯苓、甘草调补脾胃、补土生金。白及敛肺生肌，百部润肺止咳、杀虫，白茅根通肺络、清热止血。

【随证加减】盗汗重，加黄芪、防风；潮热甚，加青蒿、地骨皮；咳嗽剧烈加桑叶、桔梗；咯血多加生地、丹皮。

【临床应用】李寿彭采用四君、四白散治疗肺结核 2 例，治疗 3 月可使病灶吸收、硬化。

【验案】

例一：曾某某，男，42 岁。

咳嗽发烧，咯血胸痛半月伴潮热盗汗，食差消瘦。经胸部摄片确诊为右肺上部 III 型肺结核，痰检查 3 次均查出抗酸结核杆菌。按规定疗程服用异烟肼、对氨基水杨酸，肌内注射链霉素。治疗半年，胸部平片复查，结核病灶与上次摄片比较未见好转。改服抗结核二线药，服异烟肼、利福平、乙胺丁醇，坚持半年，摄片复查，病灶依旧未见好转，改用中医药治疗。

症见：咳嗽胸痛，纳差消瘦，潮热颧红，失眠头昏，肢软疲乏，大便稀溏，脉缓，舌质淡，苔薄白。

辨证：脾肺气虚。

方药：基本方加枣仁、知母、山药各 12 g。

服药 7 剂后，食欲稍增，头昏失眠减轻，精神好转，改用四君四白散加味，服 3 个月后摄胸部平片，见结核病灶呈条索硬结灶，再服 3 个月，诸症消失，病灶纤维硬结。追访 1 年，未见复发，全勤上班。

例二：万某某，男，31 岁。

咳嗽咯血反复发作 2 个月，伴发热胸痛，潮热盗汗，纳差消瘦，语言低微。摄胸部平片，见右肺尖可见边界不清楚模糊阴影，痰检查 3 次均查出抗酸结核杆菌，确诊为 III 型肺结核。口服异烟肼、对氨基水杨酸，肌内注射链霉素。治疗半月后出现眩晕呕吐，头昏失眠，不思饮食，日渐消瘦，卧床难起，扶墙而行，被迫停止化疗，抬来中医治疗。据其舌脉，先治其标，投以温胆汤加酸枣仁汤，治疗半月，眩晕呕吐，头昏失眠消失，食欲稍好，继则用四君四白散加味治本，先拟汤剂 7 剂，食欲好转，精神转佳。再改四君四白散治疗 3 个月，复查胸片，右肺上部病灶吸收硬化，再服 3 个月巩固疗效。摄片复查，结核痊愈，追访 1 年，未见复发。

二十六、复方蜈蚣散（肺结核）

【组成】蜈蚣 600 条，三七 100 g，白及、紫河车各 200 g，百部、猫爪草各 2000 g。前 4 味研粉制成胶囊服，后 2 味煎水送服。为 100 天（1 个疗程）的量。

【功用主治】抗痨扶正，活血散解。适于肺结核。

【方义】方中蜈蚣为主药，辛微温有小毒，有祛风定惊、攻毒散结作用；三七合蜈蚣活血化瘀止血，紫河车补肺益精，白及补肺止血生机，百部、猫爪草抗痨，润肺止咳，活血散解。

【随证加减】气阴两虚加太子参、南沙参；气血两亏加黄芪、阿胶；肺肾两虚加冬虫夏草。

【临床应用】陈硕林用于治疗肺结核，治疗组空洞 24 例，8 例闭合，9 例缩小，7 例无效；对照组 11 例，仅 2 例缩小，9 例无效。总疗效比较，治疗组显效 14 例，有效 15 例，无效 7 例；对照组显效 2 例，有效 7 例，无效 11 例。

二十七、五味抗痨散（肺结核）

【组成】白及 150 g，百合 150 g，薏苡仁 150 g，川贝 30 g，杏仁 150 g。以上药研末装瓶备用。每次服 10 g，每日 3 次，白开水送服。1 服为 1 个疗程，一般服用 3 个疗程。

【功用主治】滋阴润肺，清热化痰，抗痨抑菌，止血生肌。适于肺肾阴虚，心肝火旺，络伤血溢肺结核咯血。

【方义】方中白及为主药，具有抗痨抑菌、生肌止血之功；百合润肺宁心，清热止咳，并能促进空洞闭合；薏苡仁渗淡利湿，清热排脓；川贝润心肺，清痰热，止咳逆；杏仁泄肺解肌，镇咳平喘。

【临床应用】宋国杰等采用五味抗痨散联合 2H3R323E3/6H3R3E3 治疗复制复发肺结核患者 40 例，总有效率为 85.0%，明显高于对照组的 57.5%。

【验案】

患者，长期在深圳打工，3 个月前出现咳嗽、盗汗，自以为外感之证，服用感冒药未见好转。无检查治疗。10 天前咳嗽加剧，痰中带血，甚至咯血，午后潮热，消瘦明显。经某医院检查诊断为浸润性双肺结核合并右上肺空洞（2 cm × 2 cm）。遂来诊。

症见：形体消瘦，颧红唇赤，呛咳不爽，痰少咯血，潮热盗汗，头晕目花，心烦失眠，脉细数，舌质红苔少。

辨证：肺肾阴虚，累伤心阴，雷龙之火上炎。

治法：滋阴降火。

方药：理阴煎。生地 15 g，熟地 15 g，生鳖甲 15 g，地骨皮 10 g，秦艽 10 g，青蒿 10 g，麦冬 10 g，银柴胡 10 g，百合 15 g，百部 15 g。水煎服，日 1 剂，并拟"五味抗痨散"1 服，每次 10 g，日 3 次，以清热化痰，抗痨抑菌，生肌止血。

上药服 3 天后，潮热已退，咳嗽咯血减轻。汤剂中去银柴胡、秦艽，加紫珠草 15 g，阿胶 10 g，再服 5 剂后，咯血已止，余症均减。嘱服"五味抗痨散"2 剂，X 线复查提示：肺结核转入吸收好转期，空洞已初步钙化。自觉症状消失。再服散剂 2 服以善其后。

二十八、消核散（肺结核）

【组成】生地、白芍、山药、沙参、川贝母、甘草、大力子、葶苈子、百部、法半夏、陈皮、丹参等 20 多味中药。共研成细粉装袋。每日 3 次，每次 8 g，饭前用温开水送服。1 个月为 1 个疗程，一般治疗 2~3 个疗程。

【功用主治】滋阴润肺益气，清肺泻火杀虫。适于肺脾同病，气阴两虚，络伤血溢肺结核咯血。

【方义】方中生地、白芍、山药、沙参、川贝母、甘草滋阴润肺益气；大力子、葶苈子、百部泻火杀虫，再配合丹参、陈皮活血化瘀，理气止痛。诸药配伍扶正祛邪，抗痨杀虫。

【临床应用】李庆生等采用自拟消核散治疗肺结核 50 例，治愈（症状完全消失，X 线胸片检查病灶吸收或钙化者）35 例；好转（症状、体征明显好转者）13 例；无效（症状、体征，X 线胸片检查无改善者）2 例。总有效率为 96%。

【验案】

肖某，女，30 岁，患浸润性肺结核 3 年。现胸痛、胸闷、咳嗽、消瘦、乏力、咯血。经 X 线胸片检查，已转为慢性纤维空洞型肺结核。用上方治疗，1 个疗程后，拍片复查示空洞闭合、病灶吸收。继服 1 个疗程告愈。随访 2 年未复发。

第三节 中成药治疗

一、健肺丸

【组成】胡黄连、当归、川贝各 10 g，乌梢蛇 15 g，岗松 20 g，大黄 8 g，川芎 6 g，黄芪、龟板、白及各 12 g。

【功用主治】抗痨杀虫，补益气血。

【方义】方中乌梢蛇、胡黄连杀虫并治疗阴虚劳热骨蒸，大黄、川芎、当归凉血养血活血，龟板滋阴潜阳，黄芪补气升阳、固表敛汗、托毒排脓、利尿消肿，川贝清热化痰润肺止咳，岗松杀虫解毒，白及收敛止血，共奏抗痨杀虫、补益气血之功。

【随证加减】有咳嗽、严重纳呆、肝功能损害、发热较重等兼夹症状者，再配合中药汤剂辅助治疗，咳嗽重者以桑杏汤加减，纳呆者以六君子汤加减，肝功能损害者以逍遥散加减，发热者以小柴胡汤合泻肺散加减。

【用法用量】上药共研末，煎汤提纯，制成粉末颗粒剂，装胶囊，每粒 0.46 g，相当于生药 8 g，每日 3 次，每次 4 粒，1 个月为 1 个疗程，连续用药 1~4 个疗程。

【临床应用】庞德湘等治疗肺结核 29 例，服药时间最长 4 个月，最短 2 个月。结果显示痊愈 25 例，显效 3 例，无效 1 例（中途放弃治疗），总有效率 96.6%。

【验案】

洪某某，男，48 岁。因反复咳嗽咯血 2 年余，伴纳呆乏力、潮热，于 1991 年 7 月 12 日入院，经检查两上肺有结核病灶，伴炎性感染，血检正常，痰检（＋）。服利福平、乙胺丁醇、异烟肼，半月后出现不适症状，停药后减轻同年 8 月 7 日起改用中药健肺丸，每日 3 次，每次 4 粒，连服 3 个月，诸症消失，面色红润，体质渐复，经检查结核病灶全部吸收，随访 1 年半，经多次痰检 X 线摄片等未见复发。

二、肺痨康胶囊

（南京中山制药厂和南京雪康中药研究中心 中药新药第 6 类）

【组成】地蚕，紫金牛，百部（蜜炙），白及等。

【功用主治】补肺抗痨，清金化痰。适于肺结核（阴虚痰热型）。

【方义】方中君药为紫金牛，以地蚕、百部为臣药，辅以白及等药。紫金牛有解毒破血、止血功能，民间将其用于肺痿、咳嗽及火眼；地蚕有养阴清肺、止咳化痰作用；百部甘、苦，性微温，功能温肺润肺、止咳杀虫。

【用法用量】上药共研末，煎汤提纯，制成粉末颗粒剂，装胶囊，每粒450 mg，每日 3 次，每次 4 粒，1 个月为 1 个疗程，连续用药 1~3 个疗程。

【临床应用】岳淼等采用肺痨康胶囊辅助治疗肺结核 30 例，强化期 12 周，巩固期 20 周，共 32 周。治疗组病灶吸收和空洞闭合率分别为 96.66%和 58.62%；对照组病灶吸收率和空洞闭合率分别为 76.66% 和 38.70%（ $P < 0.05$ ）。治疗组痰菌阴转率为 94.11%，明显高于对照组的 84.61%（ $P < 0.05$ ）。治疗组患者 CD4/CD8 治疗后恢复正常明显多于对照组。

三、肺泰胶囊

【组成】苦荬菜、黄芩、百部、枇杷叶、瓜蒌、川贝母、北沙参、太子参等。

【功用主治】滋阴清热、化痰止咳。适于肺结核（阴虚痰热型）。

【方义】方中百部、枇杷叶、瓜蒌、川贝母等药物发挥清热、化痰、止咳作用。沙参、太子参、黄芩等药物具有免疫促进作用和增强巨噬细胞吞噬功能。

【用法用量】上药共研末，煎汤提纯，制成粉末颗粒剂，装胶囊，每粒450 mg，每日 3 次，每次 4 粒，1 个月为 1 个疗程，连续用药 1~3 个疗程。

【临床应用】张瑞梅等采用肺痨康胶囊辅助治疗肺结核 30 例，强化期12 周，巩固期 20 周，共 32 周。完全吸收加显著吸收为显效，以显效加吸收为有效，治疗结束时治疗组显效率为 68.7%（79/115），优于对照组的 52%（26/50），两组比较有统计学意义。

参考文献

［1］张桂凤.百合固金汤加减治疗矽肺结核咳喘42例临床观察［J］.北京中医，2000，6（6）：17-18.

［2］王花端.月华丸为主治疗复治性肺结核100例［J］.中医研究，1999，12（6）：37.

［3］杨晓云.参苓白术散加减治疗老年性肺结核气阴两虚夹瘀证30例总结［J］.湖南中医杂志，2013，29（5）：45-46.

［4］陈文昌，唐露.八珍散治疗重症肺结核33例疗效观察［J］.中医函授通讯，1991（3）：46-47.

［5］赵青，吴娴芬.玉屏风颗粒剂辅治儿童Ⅰ型肺结核30例［J］.中医研究，1998，11（2）：23-24.

［6］唐涛，曾建军.清瘟败毒饮治疗肺结核化疗期类赫氏反应13例疗效观察［J］.中医药学报，2010，38（5）：131-132.

［7］王爱华.清骨散加味治疗结核病长期发热59例［J］.吉林中医药，2003，23（7）：28.

［8］寇立亚，陈广华.当归六黄汤联合西药治疗阴虚火旺型肺结核60例临床疗效观察［J］.四川中医，2016，34（9）：93-95.

［9］冯敬一，崔丽霞，刘凤英.麦味地黄汤加味治疗肺结核潮热盗汗150例［J］.中医研究，1992，5（3）：40-41.

［10］孙艳.养阴益肺汤配合短程化疗治疗活动性肺结核168例［J］.湖南中医杂志，2006，22（6）：38.

［11］任郭侠，李卫星.润肺汤治疗肺阴亏虚型肺结核临床观察［J］.陕西中医，2016，37（11）：1470-1471.

［12］王素平.平肺汤治疗肺结核256例临床观察［J］.实用医技杂志，2007，14（10）：1322.

［13］李素琴，张宏亮.加味补肺汤治疗肺痨32例［J］.陕西中医，2004，25（8）：688-689.

［14］叶品良，卢润生，黄秀深，等.肺痨康治疗肺结核69例［J］.江西中医药，2009，40（2）：33.

［15］周震.《百部三草汤》治疗肺结核临床研究［J］.光明中医，2009，24（5）：949-950.

［16］郑哲，李娟.二冬琼玉汤治疗小儿肺结核临床观察［J］.光明中医，2019，34（9）：1351-1353.

［17］李家生.运用自拟理痨救偏汤治疗肺结核［J］.中医函授通讯，1994（2）：45－46.

［18］杨清芬，黎燕琼，潘爱华.健脾化痰汤治疗老年性肺结核迁延不愈咳嗽56例［J］.国际医药卫生导报，2000（suppl.2）23－24.

［19］周培文.滋阴活血汤治疗肺结核盗汗症80例［J］.福建中医药，2003，33（6）：33－34.

［20］罗朝晖，牟建珍.健脾补肺协定方预防肺结核化疗毒副反应的作用分析［J］.现代诊断与治疗，2017，28（3）：435，588.

［21］屈满英，蒋之，封文军，等.抗痨汤治疗耐多药肺结核的临床疗效观察［J］.中国现代医学杂志，2014，24（32）：91－94.

［22］邓红霞，刘艳科，蒋之.痨康汤治疗阴虚毒瘀型复治肺结核48例临床观察［J］.中医杂志，2010，51（9）：801－803，829.

［23］刘艳科.结核方对阴虚血瘀型肺结核病患者T淋巴细胞亚群的影响［J］.湖南中医杂志，2005，21（3）：22－23.

［24］方利彪.自拟益气健脾肺痨汤治疗肺结核45例临床观察［J］.光明中医，2018，33（19）：2859－2861.

［25］马嘉瑾.桃红四物汤加味促进肺结核病灶吸收28例［J］.陕西中医，1999，20（6）：244.

［26］王伟东，杨海山.补络补管汤加味治疗咯血89例体会［J］.黑龙江中医药，2000，2（2）：15

［27］周怀道.附子泻心汤加味治疗肺结核咯血［J］.湖北中医杂志，2001，23（2）：43.

［28］潘向荣.泻火止血汤治疗肺结核顽固性咯血20例［J］.华夏医学，2001，14（2）：224.

［29］余益国.止血宁肺汤治疗肺结核咯血108例［J］.实用中医药杂志，1999，15（1）：10－11.

［30］宋龙英，方开专.仿清燥救肺汤治疗肺痨咯血临床观察［J］.湖北中医杂志，2000，22（3）：25.

［31］高学清，吴蕾.抗痨护肝汤防治抗结核药物所致肝损害42例［J］.中医药导报，2010，16（10）：27－28.

［32］姜锦林，陈普艳，杨强，等.柔肝降酶合剂防治抗结核药物所致肝损害［J］.湖北中医杂志，2014，36（8）：33－34.

［33］魏高文，宋海鹏，裴异，等.中药益肝汤保留灌肠对药物性肝损害的预防作用［J］.光明中医，2019，24（10）：1835－1837.

［34］李寿彭．四君、四白散治疗肺结核［J］．实用中医药杂志，1990（2）：1.

［35］陈硕林．复方蜈蚣散为主治疗肺结核36例初步观察［J］．上海中医药杂志，1994（8）：24-25.

［36］宋国杰，代向红．中西医结合治疗空洞型肺结核疗效观察［J］．实用中医药杂志，2008，24（6）：378.

［37］李庆生，李宝枝，扬英．消核散治疗肺结核50例［J］．湖北中医杂志，2002，24（6）：42.

［38］庞德湘，苏英元．苏元"健肺丸"治疗肺结核29例［J］．浙江中医杂志，2004，39（5）：1.

［39］岳淼．肺痨康胶囊辅助治疗肺结核（阴虚痰热型）的临床研究［J］．山东中医药大学，2005（4）：3-4.

［40］张瑞梅，高春景，胡凯．肺泰胶囊配合西药治疗耐药性肺结核115例［J］．陕西中医，2006，27（12）：1470-1472.

第六章　肺结核的针灸治疗

1949 年以来，广大针灸工作者对结核病进行了大量的临床治疗与研究，取得了许多可喜的成绩。针灸治疗结核病的方法多种多样，有沿用传统针法治疗者，有按照特定部位（如耳针、腕踝针、第 2 掌骨侧针刺）治疗者，有结合药液、电磁（如穴位注射、磁性皮内针）治疗者，还有针灸配合现代方法综合治疗者。取穴有的依据辨证分型选穴，也有的选取特定穴。取穴原则以俞募配穴加内关、足三里、三阴交为主。主穴多为心俞、厥阴俞、内关、三阴交、足三里、神堂、神门、间使、膻中、巨阙，其中内关、足三里较常用。

在针灸治疗结核病的机制研究方面，多数学者认为与高级中枢整合作用下的自主神经有密切关系。林氏等认为针刺对心律的调整作用是一种由穴位针刺所引起，通过自主神经系统而进行的体表 – 内脏性反射活动。很可能穴位针刺既可以通过脊髓侧角交感神经链到达内脏器官引起心脏的节律失常，又可以在脊髓等处抑制内脏器官包括心脏的病理性传入冲动，从而纠正某些肺结核。夏氏等也认为神经因素参与肺结核的发生，针刺可以调节自主神经系统从而调节心脏功能，针刺纠正肺结核的作用主要是通过调节神经系统的活动而实现的。针刺改善心功能，增加冠状动脉血流量及激活垂体 – 肾上腺皮质系统的体液因子，亦可能在一定程度上协同对抗肺结核。李氏等认为针刺抑制肺结核的机制很可能像针刺镇痛一样，具有多因子、多层次的复杂环节。胡氏研究认为，在肺结核患病过程中，心包经上钙离子浓度发生特异性的变化，针刺治疗可调整钙离子浓度变化，提示钙离子在经络活动中有重要作用。

这些研究和治疗方法的运用，大大深化了中医学对肺结核的认识，丰富和充实了中医学治疗肺结核的内容。

第一节　灸法治疗

灸法是利用某些易燃材料和药物在穴位上或患处烧灼和熏熨，借其温热性效能，通过经络的作用调整人体生理功能的平衡，而达到防治疾病目的的一种治疗方法。抗结核治疗中灸法多于针法，一般认为艾灸在提高人体免疫力方面大于其他针灸方法。结核病的灸法有多种，有温和灸、隔蒜灸、隔药灸、火柴灸及药灸（又称太乙神针）。现代实验研究表明，艾灸对小鼠实验性结核病有明显疗效，可提高巨噬细胞吞噬功能，促进T淋巴细胞转化功能及提高T细胞计数。灸法不仅对结核病有治疗作用，还有预防作用，同时灸法还广泛用于治疗抗结核药物引起的不良反应，具有较好的疗效。

一、取穴特点

灸法治疗结核，以背穴为多，其次为胸脘和小腹部穴，还常加用阿是穴。

1. 膀胱经及肺经：肺俞、膏肓、肝俞、魄户、太渊、尺泽、列缺等；
2. 任脉和督脉经穴：膻中、中脘、气海、关元、大椎、身柱等；
3. 胃经和肾经穴：足三里、丰隆、上巨虚、太溪、照海等；
4. 经外奇穴：四花（患门）、当心脊骨、乳旁三寸、乳边胁下三寸、九曲中府、腰眼等。

二、治疗依据

1. 治则：宣肺、健脾、抗结核为根本；
2. 重视脾胃，脾胃为后天之本，扶正以抗邪；
3. 久病及肾，壮肾抗结核为要。

三、辨证取穴

1. 虚热证：肺俞、膏肓、四花、魄户；
2. 肾阴虚证：膏肓、气海、丹田、关元、中极；
3. 肾气虚证：丹田；

4. 阳气下陷：膏肓、肺俞、四花、大椎；

5. 骨结核：四花；

6. 痰湿证：膏肓、丰隆；

7. 淋巴结核：至阳、膈俞。

加减：阴虚配尺泽、膏肓；阴虚火旺配尺泽、孔最；气阴两虚配定喘、列缺；阴阳两虚配肾俞、关元。

治疗特点：需足够壮数（《千金要方》："六百壮，多至千壮。"），符合结核治疗足疗程说法。

择时施灸：建议正午施灸（正午阳气由极盛转衰，施灸过早伤其气血，过晚病气难除。）灸法治疗不仅可以治疗结核病本身，还可以治疗结核相关症状及并发症，如咳嗽、术后尿潴留等。

四、相关文献

《针灸逢源》："痨瘵传尸灸四花，膏肓肺俞实堪夸，大椎穴并三椎骨，鬼眼功多用勿差。"

《千金要方》："六百壮，多至千壮。"

《医学入门》："虚损痨瘵，只宜早灸膏肓、四花，乃虚损未成之际。"

《医学纲目》："若灸之早，百发百中，累试有效。"

《太平圣惠方》："肺俞，传尸骨蒸，肺咳。"

《百证赋》："痨瘵传尸，趋魄户、膏肓之路。"

《行针指要歌》："或针劳，须向膏肓及百劳。"

《周氏经络》："膈俞，痨瘵治此，以血妄行也。"

《肘后备急方》："灸乳下一寸，随病左右，多其壮数。"

《针灸聚英》："羸瘦虚损，传尸骨蒸""灸足三里以引火气实下"。

《外台秘要》："文仲论：传尸病……又灸法；立脚于系鞋处横纹，以手四指于纹上量胫骨外，逼胫当四指中节按之，有小穴，取一缕麻刮令薄，以此麻缓系上灸，令麻缕断。"

《扁鹊心书》："妇人产后热不退，恐渐成痨瘵，急灸脐下三百壮""若伤寒后，或中年久嗽不止，恐成痨瘵，当灸关元三百壮"。

《针灸资生经》："羸瘦固瘵疾，自有寒热等证……而肾俞等穴，有所当灸也。"

《罗遗编》："传尸痨……灸腰眼穴。"

《神应经》："传尸骨蒸肺痿；膏肓、肺俞、四花穴。"

《标幽赋》："体热劳嗽而泻魄户。"

《针灸聚英》："羸瘦虚损，传尸骨蒸，梦中失精，上气咳逆"，在灸膏肓同时"灸脐下气海、丹田、关元、中极四穴中取一穴"。

《扁鹊心书》："一人额上时时汗出，乃肾气虚也，不治则成痨瘵，先灸脐下百壮，服金液丹而愈。"

《医学纲目》："取膏肓、肺俞、四花穴、大椎等穴，治痨瘵者，皆为阳气下陷，而寒热往来也。"

《针灸资生经》："灸灼四花以健脾壮阳。"

《针灸资生经》："惟痨瘵有痰，为最难治，宜灸膏肓穴。"

《太乙神针》："虚痨时症，血痰……针上脘穴""针肺俞，传尸骨蒸"。

《医心方》：熨法同太乙神针类似。

《龙门方》："疗恶疰入心欲死方：取椒，布裹，薄布疰上，以熨斗盛火熨之，令汗出，验"。

《圣济总录》：取大椎、章门等穴治疗，"凡灸皆取正午时佳，若旦起空腹灸，即伤人气，又令人血虚；若日晚食后灸，即病所难去"。

《外科全生集》取穴：肩井、肺俞、风池、缺盆等穴，各灸三五壮。

《针灸大成》取穴：天牖、天井或临泣、支沟、阳辅，灸百壮。

《圣济总录》取穴：大迎、缺盆、人迎，灸三壮。

《奇效良方》取穴：肘尖、肩柱骨，灸七壮。

《外科正宗》记载先用艾炷灸瘰疬病核上七壮，灸疮起疱，以小针挑破，取冰蛳散药末，津唾调成饼状，贴灸顶上，绵纸封贴瘰疬病核，勿使移动泄气。7天后，四边裂缝；再7天，其核自落；再搽玉红膏，内服补药，助其收口。

《肘后备急方》：灸肿令消法，取独颗蒜，横截厚一分，安肿头上，炷如梧桐子大，灸蒜上百壮。不觉消，数灸，唯多为善。勿大热，但觉痛即擎起蒜，蒜焦更换用新者，不用灸损皮肉。主穴：阿是穴、膻中、期门、肺俞；配穴：邪犯胸肺者加曲池、大椎、风门，脉络不合加心俞、关元、筋缩，阴虚内热加太溪、三阴交、足三里。

方法：①艾条悬灸每次选用3~5个穴位，每穴每次灸治10~15分钟，每日灸治1次，15次为1个疗程。②艾炷无瘢痕灸每次选用3~5个穴位，每穴每次灸治7壮，每日灸治1次，10次为1个疗程。③温针灸每次选用 3 ~ 5 个穴位，每穴每次施灸治 15 分钟，每日灸治 1 次，7 次为 1 个疗程。

五、应用举例

1. 温和灸

又称温灸法，是指将艾条燃着端与施灸部位的皮肤保持一定距离，在灸治过程中使患者只觉有温热而无灼痛的一种艾条悬起灸法。现代多采用艾灸盒辅助，一般人比较容易掌握，实践性较好。

应用举例：

（1）孟晓凤通过艾灸肺俞穴治疗 43 例肺结核慢性咳嗽，显效 32 例，有效 10 例，总有效率为 97.67%。

取穴：肺俞。

方法：六孔艾灸盒，温和灸，15~20 分/次，每日 1 次，10 天为 1 个疗程。

（2）陈喜超等通过常规化疗加艾灸治疗肺结核 33 例，有效 32 例，较单用抗结核药物 HRZS 或 HRZEAK（复治）治疗有效率提高 3.7%。

取穴：主穴为结核、肺俞。

配穴：肺阴亏虚配穴为尺泽、膏肓，阴虚火旺配穴为尺泽、孔最，气阴两虚配穴为定喘、列缺，阴阳两虚配穴为肾俞、关元等。

方法：点燃艾条，距穴位 1 ~ 1.5 寸，采用回旋灸法，以局部温热微红为宜。主穴每穴灸 15 分钟，配穴每穴灸 10 分钟，每日 1 次，15 天为 1 个疗程。

（3）杨春华采用艾灸配合治疗骨结核术后尿潴留 32 例，治愈 18 例，好转 10 例，无效 4 例，总有效率为 87.5%，优于下腹热敷及新斯的明 1 mg 肌内注射的 62.5%。

取穴：中极、关元、气海。

方法：用回旋灸法或雀啄灸法，施灸时注意艾条与皮肤距离，避免造成皮肤的烫伤，以选穴皮肤潮红为标准。治疗 1 次。

2. 隔药灸

隔药灸是以片状、饼状物（主要是药物）等作为传热介质的一种方法，即在皮肤和艾炷之间隔上某种药物而施灸的一种方法，其归属为间接灸、隔物灸。兼具艾灸及药物的作用。其中最常见的是隔蒜灸法，该法将蒜的渗透性、杀菌作用和艾灸的温通作用结合在一起，发挥二者的协同作用。

应用举例：

（1）赵粹英等采用隔蒜灸治疗 80 例难治性肺结核，显效 19 例，好转 33 例，有效率达 65%。

取穴：①百劳（双）、肺俞（双）、膏肓（双）；②中府（双）、膻中、关元、足三里（双）。

方法：每周灸治 3 次，每次轮回灸治一组穴位，每穴灸七壮，每壮含甲级纯艾绒 250 mg。

患者住院治疗，艾灸期间除予口服异烟肼 300 mg/d 外，停用其他抗结核药，一般症状对症处理。

（2）田红等通过隔蒜灸治疗 36 例复治耐药肺结核，12 周痰菌转阴 29 例，病灶吸收好转 33 例。

取穴：肺俞、膏肓、身柱。

方法：隔蒜灸，每穴灸 3 壮，每日 1 次，灸 5 天停 2 天，治疗 12 周。

（3）高蒙等采用隔蒜灸联合药物 HZ 治疗复治涂阳肺结核 39 例，痰菌转阴 38 例（97.44%），高于对照组的 27 例（69.23%）。

取穴：主穴为肺俞、身柱、风门、结核、膏肓、魄户，发热配曲池、大椎。

方法：将大蒜切成 0.4 cm 厚度左右薄片，在上面刺数孔，将蒜片置于穴位处，将艾炷置于蒜片上点燃进行艾灸，每个穴位灸 3~5 壮，每日 1 次，每周治疗 5 天，连续治疗 12 周。

（4）吕洪清等通过隔蒜灸治疗 30 例抗结核药致胃肠道副反应，显效 21 例，有效 6 例，无效 3 例，总有效率为 90.0%。

取穴：中脘、天枢、神阙、气海、足三里、上巨虚、下巨虚。

方法：每穴灸 3 壮，每日 1 次，10 次为 1 个疗程。

（5）姜锦洲通过隔药灸治疗结核性瘘管 15 例，治愈率达 100%。

方法：赤小豆 50 g，黄酒适量，艾炷七壮含艾绒 3 g。将赤小豆研成粉末加黄酒搅拌均匀捏在手中，拍成直径 3 cm 圆饼，饼的中央对准瘘管口，艾隔饼灸七壮，每日 1 次，7 天为 1 个疗程。

（6）修素梅等通过隔蒜灸配合抗结核药 4HRZE/8HRE 治疗结核性腹膜炎 31 例，2 个疗程治疗全部有效，其中治愈 8 例，好转 23 例。

取穴：①水分、气海、水道，有粘连者加天枢、上巨虚；②结核、脾俞、大肠俞。

方法：取独头蒜或大蒜瓣，切成厚 0.3~0.5 cm 薄片，在其上用粗针刺数孔，艾绒制作成蚕豆或枣核大小的艾炷置于蒜片上点燃后放在所选穴位上，每穴灸 3~5 壮，以穴位皮肤红润不起疱为度。每日 2 次，上午、下午交替取穴，每周治疗 5 天停 2 天，2 周为 1 个疗程，治疗 2 个疗程统计结果。

（7）郝建玲等采用隔蒜灸联合 HREZ 治疗 48 例结节型淋巴结结核，治愈 39 例，好转 6 例，总有效率为 93.8%，优于单纯西药组的 79.2%。

取穴：患处。

用法：将艾绒用手指捏成底部直径 0.6~0.8 cm，高 1~1.2 cm 的锥形艾炷，将紫皮独头蒜切成 3~5 mm 厚的蒜片，中间用针刺数孔，将蒜片放置患处正中，上置艾炷施灸，每次灸 3~7 壮，以穴位皮肤红润不起疱为度，每周治疗 5 次，3 个月为 1 个疗程。

3. 天灸

天灸疗法又称发疱疗法，是中医传统的外治疗法，是借助某些对皮肤有刺激性的药物对一定的穴位或部位的刺激作用，使患者的局部皮肤发红充血，甚至起疱，达到治疗疾病效果的中医疗法。天灸通过刺激患者的穴位，能够使局部血管扩张，促进血液循环，达到消炎止痛的效果；能够改善经络气血的运行，调节脏腑功能；能够增强机体的免疫力，增强患者对疾病的抗病能力。

应用举例：

（1）黄冬生等采用天灸疗法联合 2HRZS/4HR 化疗治疗 60 例初治菌阳患者，治愈 46 例，好转 11 例，总有效率为 95%，优于单纯西药组的 83.3%。

取穴：①肺俞、三阴交、脾俞、大椎；②足三里、肾俞、肝俞、百劳；③膏肓、结核、内关、心俞。

处方：白芥子 40%、甘遂 10%、百部 10%、白及 10%、没药 10%、地榆 10%、麦冬 10%，共研细末，用时以老姜汁调和成 1 cm × 1 cm × 1 cm 的药饼，用 5 cm² 的胶布贴于穴位上。

用法：3 组穴位交替使用。根据患者的病情辨证，加贴 1~2 个穴位。将药物贴于穴位上，每次贴药 1 小时，1 次/10 天，治疗 6 个月，共 18 次。

天灸可能发生的不良事件及处理方法：贴药后局部皮肤红肿，可外涂皮康霜减缓刺激；皮肤局部水疱或溃烂者应避免抓挠，保护创面，涂搽红霉素软膏；皮肤过敏可外涂抗过敏药膏，如症状严重到医院处理。

注意事项：戒生冷、烟酒、辛辣、海鲜及易致化脓食物，贴药当天避免冷水浴。

（2）孙树枝等采用自制斑蝥雄黄膏天灸疗法配合2HRZE/4HR治疗淋巴结结核50例，痊愈39例，显效6例，好转2例，总有效率为94%。

取穴：①肺俞、三阴交、脾俞、大椎；②足三里、肾俞、肝俞、百劳；③膏肓、结核、内关、心俞。

处方：取雄黄1等份、斑蝥2等份、青黛1等份，分别烘焙、研末，过80目筛，备用；再取上好蜂蜜适量，加入以上药末中均匀搅拌成和面状膏剂，放置于褐色小口瓶中，再用塑料纸密封其口，放阴凉干燥处备用。

治疗方法：取自制斑蝥雄黄膏适量，摊在50 mm×60 mm橡皮膏上，然后把淋巴结核处常规消毒，再把制作好的橡皮膏药贴上，并固定牢固。如果有多个淋巴结结核，每个都依上法用膏固定。大约12小时后贴药处有灼痛或挠痒感，这时表皮下有组织液开始渗出，不必理会，直到32小时左右时取下橡皮膏。此时淋巴结结核处出现水疱若干，或者连成一片，有的自然破裂，流出黄水若干，用酒精棉球擦去；有的水疱未破，用消毒针挑破，也用酒精棉球擦去。嘱咐患者保护表皮，防止感染。4~7天后表皮愈合，可继续重复上述治疗，4次为1个疗程。

第二节　针刺治疗

针刺治疗，就是运用各种不同的针具刺入腧穴，或刺激腧穴、经络，激发机体自身的调节功能，扶正祛邪，使不平衡的阴阳达到平衡，从而防治疾病的方法，又称针法、刺法。治疗原则为实则泻之，虚则补之，热则疾之，寒则留之，不实不虚，以经取之。

一、毫针治疗

毫针为古代九针之一，是临床应用最广泛的一种针。根据各地采用毫针治疗肺结核的多篇报道来看，针刺选用手足太阴经穴为主，背部俞穴为辅。配穴方法主要有辨证论治配穴及经验穴治疗等。

（一）辨证取穴

辨证取穴法是根据疾病发生的病因病机而进行辨证取穴的方法。

1. 治疗举例

丁立华等通过辨证论治治疗肺结核 48 例，分三型，总有效率为 91.7%。

2. 分型与取穴

（1）肺阴亏虚（30 例）：咳嗽气喘，痰少而黏，胸闷胸痛，咯血等。

取穴：肺俞、膏肓、身柱。

配穴：咳嗽不畅、胸闷气滞者，配尺泽、太渊、合谷；痰液黏多难咳，配丰隆、足三里；咳嗽咯血者，配鱼际、太冲、膈俞；胸胁痛者配中府、膻中、尺泽、支沟、阳陵泉、期门；潮热者配大椎、间使、心俞、肝俞、太溪；盗汗者配后溪、阴郄、复溜、合谷。

（2）脾虚证（4 例）：咳嗽痰多，食欲不振，嗳气吞酸，肠鸣腹泻或便秘，面黄肌瘦等。

取穴：脾俞、胃俞、中脘、足三里。

配穴：腹胀、肠鸣、便溏者，配天枢、气海；便秘、腹胀者，配支沟、大肠俞、照海；嗳气吞酸、脘腹胀满者，配期门、章门、行间。

（3）肝肾两虚证（14 例）：干咳，痰黏难咳，呼吸表浅，失眠，面烘易怒，腰酸肢冷。

主穴：肝俞、肾俞、三阴交。

配穴：失眠、烦躁、面红、脉数者，配风池、神门、太溪、行间、足临泣；阳痿遗精、腰酸肢冷者，配命门、志室；少气懒言、神疲乏力者，配关元、足三里；妇女月经不调者，配四会、关元、中极、血海、地机等。

（4）无明显症状者，取古代文献所载治痨穴位：肺俞、膏肓、灵台、足三里。

治疗方法：原则应用补法，兼有实证时，可暂用泻法。留针 15~30 分钟，隔日 1 次；20 次为 1 个疗程，一般需连续治疗 2 个疗程，病重者可治疗 3 个疗程以上。

（二）经验穴治疗

除辨证治疗，部分医家通过经验穴治疗肺结核及其相关并发症，取得良效。

应用举例：

1. 周陈德曾以针刺督脉穴为主治疗肺结核 1 例，取得良效。

取穴：①督脉压痛点：胸椎棘突下、身柱及两侧夹脊；②胸部压痛点：华盖、膻中、气户、俞府。

方法：针背部穴取俯卧位，用 50 mm 毫针，督脉穴针尖略向上，从椎间隙刺入，深可达 1 寸，针感直透前胸。夹脊穴直刺可达脊椎横突，针感随肋骨方向绕达前胸或侧胸。胸部穴位取仰位，俞府、气户用 40 mm 针直刺，针感内传或向经脉上下传导，华盖、膻中用 25 mm 毫针斜刺，针感向体内上下传导。1 个疗程 7 次后症状明显减轻，X 线复查示右肺阴影消失。左肺仍有残留，又续针 3 个疗程复查胸片，阴影全部消失。

2. 于庆春等通过针刺华佗夹脊穴治疗结核性脑膜炎后肢体瘫痪 29 例，总有效率达 93.1%。

（1）上肢瘫痪治疗

取穴：大椎穴旁开 0.5 寸夹脊穴。

配穴：肩髃、曲池、外关、合谷。

方法：局部常规消毒，用 2 寸毫针，直刺夹脊穴 1.5~2 寸，得气后用强提插捻转行针数次，以患者有放射性酸麻胀感觉并沿上肢外侧至指端为度，留针 20 分钟，每间隔 5 分钟行针 1 次。配穴的各穴位尽量深刺，行平补平泻手法，得气后加电针治疗，留针 20 分钟。每日 1 次，15 次为 1 个疗程。

（2）下肢瘫痪治疗

取穴：腰阳关穴旁开 0.5 寸夹脊穴。

配穴：环跳、足三里、伏兔、上巨虚、委中、承山、昆仑、阳陵泉、绝骨、三阴交等交替针刺。

方法：局部常规消毒，用 3 寸毫针，向内呈 80° 进针 2~2.5 寸，得气后用强提插捻转行针数次，以患者有放射性酸胀感觉并沿下肢外侧至趾端为度，留针 20 分钟，每 5 分钟行针 1 次。配穴的各穴位尽量深刺，行平补平泻手法，得气后加电针治疗，留针 20 分钟。每日 1 次，15 次为 1 个疗程。

3. 辛焰等采用中药方剂天王补心丹加减配合针刺治疗肺结核失眠 60 例，治愈 52 例，好转 6 例，有效率为 96.7%，优于中药汤剂加西药组的 73.3%。

取穴：神门、大陵、后溪、申脉、昆仑、百会、太冲、合谷。

方法：按常规针刺操作进行，针刺神门、大陵、后溪、申脉、昆仑、百会、太冲、合谷等穴，留针 30 分钟，每日 1 次，5 天为 1 个疗程。

4.梁丽俊采用针刺治疗耐药肺结核便秘患者30例，痊愈3例，显效20例，有效6例，无效1例，总有效率为96.67%，优于乳果糖组的93.33%。

取穴：足三里、天枢、三阴交、支沟、照海。

方法：按常规针刺操作进行，针刺上述穴位常规消毒后，足三里直刺1~2寸、天枢直刺1~2寸、三阴交直刺1~1.5寸、照海直刺0.2~0.3寸、支沟直刺0.5~1寸，采用补法，待患者出现麻、胀、重、酸等针感后留针30分钟，每5分钟行针1次，第1周每天1次，此后每周3次。疗程4周内1个。

二、其他针刺方法

除毫针补泻外，还有多种针刺方法用于治疗结核病，包括刺血、挑刺及火针疗法。这些方法均为损伤性的穴位刺激疗法，刺激较强烈，需提前做好解释工作。

1.刺血法

刺血法又称刺络法，是中医学中的一种独特的针刺治疗方法，通过放血祛除邪气而达到和调气血、平衡阴阳和恢复正气的目的。适用于"病在血络"的各类疾病。现代临床刺血都在常规消毒后进行，出血量以数滴至数毫升为宜。

应用举例：

王秀珍曾以刺血方法治愈多例骨与关节结核。

① 曾治1例膝关节结核伴混合感染。

治疗方法：委中、三阴交刺血一次后症状减轻，改足三里、委阳刺血，见肿痛大减，并能下床扶走，又相继行上巨虚、阴陵泉和阳陵泉、委中刺血，后而愈，追访5年无复发。

② 又治愈髋关节结核、胸椎结核伴伸展性截瘫及胸椎结核并发冷脓肿等病。

治疗方法：选择关节附近穴位或其周围显露血管，常规消毒，用小号三棱针刺入静脉血管壁，使之流出暗紫色瘀血10~20 mL，血止拔罐，约3分钟去罐，继以2%碘酒棉球涂之。

2.挑刺法

挑刺法是在一定穴位或部位，用特制针具挑断皮下白色纤维组织，以治疗疾病的一种方法。它由我国九刺中的"络刺"发展而来，又称为截根法。

应用举例：

（1）于锦岚等收集挑刺法治疗淋巴结结核2000例，有效率可达92.5%，浸润性淋巴结结核效果最佳，治愈率达86.8%。

治疗方法：一般取俯式坐位，常规消毒后行穴位局麻，再以消毒的三棱针刺2～5cm深，在感觉达到肌膜层时将三棱针上下划拨3～5次或更多些，划割幅度0.5～1.0cm，患者感到麻木或有轻微疼痛，随即起针并将针眼处敷盖小块清创膏，以免污染针眼。每日1次，每次挑拨一穴双点（左右），连续10次为1个疗程，然后休息3～7日，再隔日1次，合共20～25次为1个总疗程。从肺俞穴开始向下轮番使用，直到肾俞穴为止。另外可根据不同发病部位予以不同配穴。配穴中以天井和肩井为主，其次是臂臑、气舍、缺盆、少海和极泉等。

（2）谢书东等用针挑治疗淋巴结结核，收到了较好的效果，治愈率达60%～75%，有效率达100%。

治疗方法：在结核患者的背部距脊椎骨两旁2寸肌肉范围内，上至肩胛骨下至腰椎尽处，由下而上用手指轻擦皮肤5～10次，在擦过的皮肤处可出现新发米粒大的瘀血点（摩擦之前出现的小红点不算），即是针挑部位。每次可找出红点3~7处。将找出的红点做上记号，进行消毒，然后用消毒过的粗针挑破红点，使局部略出血水或淋巴液，再以干棉球擦干即可。每7～10天治疗1次，下一次操作仍要另外找出红点再挑。

（3）方湘治等通过穴位截根术治疗浅表淋巴结结核352例，治愈304例，好转41例，无效7例，总有效率为98%。

治疗方法：第1次手术取魄户穴，第2次取膏肓穴，第3次取骑竹马穴。骑竹马穴取穴方法：第7~9胸椎棘突间，旁开1.5寸区域点按有明显的酸、胀、麻感即是。每次手术间隔6个月。所有病例均按此顺序取穴。行3次手术未愈者或病情复发者，可再按上述顺序取穴治疗。令患者反坐于靠背椅，穴位局部皮肤常规消毒，铺巾，术者戴无菌手套，用1%的普鲁卡因2mL做术部浸润麻醉。根据患者的身材大小、胖瘦做切口，即胖大者稍深，瘦小者稍浅，其深和长均不宜超过1cm。再以特制的钩针钩出术口内纤维样物，将其切断。此物多达数百条，务必全部钩出割断。然后用无菌纱布覆盖，胶布固定。术中及术后必须防止术口感染。

以上方法因刺激性较大，需注意以下问题。

以下患者慎用：

①贫血、低血糖、有血液病或出血倾向者；

② 肝肾或心脏有严重疾患、有出血性者；

③ 孕妇、年老体弱者慎用。

注意事项：

（1）针具和刺血部位必须严格消毒，防止感染；

（2）对患者做好解释工作，消除对放血的顾虑，以免引起患者紧张，发生晕针等意外事故；

（3）操作时下手不可过猛，恰当掌握出血量，防止伤及其他组织；

（4）注意避开动脉、肌腱、神经干及内脏；

（5）面部慎用；

（6）针后局部出现红晕或红肿未能完全消失时，则应避免洗浴，以防感染。

3. 火针疗法

火针疗法是将针体用火烧红后灼刺人体一定腧穴和部位，从而达到防病治病目的的一种疗法，古代称之为燔针、焠针、烧针、白针、煨针等。

火针治疗的选穴与定穴除与毫针的基本规律相同而选择有关的经穴外，多选阿是穴（压痛点、异常反应点等）及病灶局部，要求穴少而精。穴位局部需碘酒加酒精棉球消毒，烧针一般用酒精灯烧红，左手端灯，右手持针，针尖指向针刺部位。针刺深度及方法、深浅根据病情及针刺部位的组织结构而定，痰核、瘰疬、窦道等需刺入核心或基底，皮肤表皮疾病针刺不可过皮肤；刺四肢、腰腹及肌肉丰厚处可深达 0.5~1 寸，面部、背胸部则 0.1~0.2 寸深，多采用垂直皮肤的直刺法，部分采用与皮肤成 45° 的斜刺法。

火针大多不留针，快入即出，部分疾病也可留针，如刺淋巴结结核，需留针 1~2 分钟，以清除干酪样坏死物；远端穴位治疗疼痛疾患时，多留针 5 分钟，但均短于毫针。起针时手持消毒干棉球，以防出血，出针时不摇大针孔，迅速按压针孔以减轻疼痛。针孔不需特殊处理。多 3~5 次为 1 个疗程，疗程间隔 1 周左右，每 2~3 天针刺 1 次。

应用举例：

（1）由福山等运用火针针刺治疗慢性结核性滑膜炎 137 例，总有效率为 98.55%。

治疗方法：取阿是穴为主。每次选用 3~4 个穴位，然后右手持中号火针在酒精灯上烧红至发白亮时迅速刺入穴位 0.5~1 寸，留针 3~6 分钟，使积液在针孔处流出。待水不流时，加拔火罐 5~10 分钟，然后用无菌纱布敷盖，并用胶布固定，以防感染，每 3~5 天为 1 个疗程，1 个疗程后观察疗效。膝关节选配穴为血海、梁丘、内外膝眼，加拔火罐 15 分钟；踝关节选配穴商丘、申脉、照海、昆仑。

（2）崔吉红等用火针治疗淋巴结结核患者 85 例，具有较好的疗效，针刺后白细胞总数和中性白细胞数、总补体、溶菌酶、血液谷胱甘肽、血清皮质醇等均有改变，并有利于抗感染。

治疗方法：以肿大的淋巴结为中心，局部皮肤浸润麻醉，将火针在酒精灯上烧至白亮，迅速刺入淋巴结，深度以刺入淋巴结中心为宜，留针 20 秒后拔出。每次刺 4 针，周围 3 针，中心 1 针。针完后敷无菌纱布。如果治疗前表面有波动液化，亦无须切开，可在火针治疗时用注射器抽出，残余脓液由火针针孔自行溢出。每周治疗 1 次，一般 3 ~ 4 次痊愈。

（3）康维清等以火针治疗淋巴结核 48 例，全部治愈。

治疗方法：以左手固定肿大的结核肿块，用酒精灯烧红不锈钢火针，快速刺入肿块中心，迅速拔出，针刺深度以刺中结核中部而不伤正常组织为度。可根据肿块大小刺 1 ~ 5 针，大者先刺肿块边缘后刺中央。肿块多者每次可取 1 ~ 3 个，若有脓液流出可用消毒干棉球擦净，然后用引流药线蘸煅石膏和升丹各半研细的药粉进行引流，每日或隔日换药 1 次，直至痊愈。火针治疗每 5 ~ 7 天 1 次。

三、电针疗法

电针疗法是指在刺入人体穴位的毫针上，用电针机通以微量低频脉冲电流的一种治疗方法，此疗法的优点就是能代替人来做较长时间的行针操作，增加了刺激量并提高临床疗效。刘明芳等通过背部电针治疗结核性胸膜炎，取得较好疗效。

应用举例：

取穴：第 1 组为大椎、命门、肺俞、脾俞、肝俞，第 2 组为大椎、命门、肺俞、脾俞、肾俞。

治疗方法：大椎和命门，左肺俞与右肺俞，左脾俞与右脾俞，左肝俞与右肝俞，左肾俞与右肾俞各为一对穴位。电针采用疏波，电流的刺激强度以患者能耐受为度，通电时间 30 分钟。每次选取 1 组穴位常规消毒，2 组穴位交替使用，采用 2 寸 30 号毫针，针尖方向朝下，斜刺入 1~1.5 寸，得气后通电针，每日 2 次，10 天为 1 个疗程。

四、穴位注射

穴位注射法是一种针刺和药物相结合来治疗疾病的方法，根据所患疾病，按照穴位的治疗作用和药物的药理性能，选择相适应的腧穴和药物，发挥其综合效应，达到治疗疾病的目的。

应用举例：

1. 邱丽等通过针刺加曲池穴位注射维生素 B_{12} 或维生素 C 治疗 200 例肺结核患者发热，总有效率达 86%，较肌内注射阿尼利定总有效率的 61.5% 明显提高。

治疗方法：用 2 mL 或 5 mL 注射器和 7 号针头抽取维生素 B_{12} 或维生素 C 5 mL，选取曲池穴位，皮肤常规消毒后将针头刺入穴位 1 ~ 1.5 寸，得气后行大幅度捻转，使针刺的感觉向一定部位传导和扩散，在患者有较强烈的得气感时将药物注入穴位内，每日 1 次，7 天为 1 个疗程。

因肺结核患者大多数是午后低热，故注射时间选择午后 2 点。

2. 左立云等采用针刺与穴位注射维生素 B_1 和维生素 B_{12} 治疗儿童结核性脑膜炎合并四肢瘫痪，治疗 23 天后患者四肢活动自如。

取穴：合谷、曲池、手三里、足三里、条口、髀关、肺俞、脾俞、环跳、阳陵泉、悬钟、昆仑，双侧头针运动区上 1/5。

治疗方法：①肺俞、脾俞用补法，阳陵泉透阴陵泉、悬钟透三阴交，余穴均用强刺激泻法。②用维生素 B_1 和维生素 B_{12} 注射液，每次取 4 个下肢穴进行交替穴位注射，每穴 0.5 mL。③待体针结束后进行头针治疗，取运动区上 1/5 快速捻转，200 次/分，并鼓励患儿活动肢体。

3. 李志强等通过穴位手法注入卷曲霉素配合莫西沙星联合治疗耐多药肺结核 52 例，6 个月及 24 个月自觉好转率分别为 63.46%（33 例）、88.46%（46 例），6 个月及 24 个月痰菌转阴率分别为 67.31%（35 例）、86.54%（45 例），均优于对照组（$P < 0.05$）。

取穴。第 1 组：结核穴 – 大杼穴旁开 3 寸处，膏肓穴 – 第 4 ~ 5 胸椎棘突间距脊柱中线旁开 3 寸处。第 2 组：肺热穴 – 第 3 ~ 4 胸椎棘突间距脊柱中线旁开 0.6 寸处；肺俞穴 – 第 3 ~ 4 胸椎棘突间距脊柱中线旁开 1.5 寸处。

治疗方法：先采用第 1 组穴位治疗 2 周后，再采用第 2 组穴位治疗 2 周，然后再采用第 1 组穴位，总疗程 48 周。在每组的 2 对穴位中，交替注入药物 1 次/日。注射方法：持针方式采用掌握式，以中指、食指在外，拇指在内的方法握持注射器，针尖斜向后正中线，刺入0.5～0.8寸，提抽"得气"后用左手拇指压住，注入药量2 mL。不可深刺，以免损伤肺脏。药物配法：取卷曲霉素0.75 g，用注射用水4 mL溶解，取2 mL分别用于该组治疗穴位。

4. 吴有为等通过穴位注射链霉素加温针疗法治疗淋巴结结核46例，有效率达100%。

取穴：取第七颈椎棘突下旁开百劳穴。

治疗方法：注射针刺入穴内0.5～0.8寸有针感为佳，每日1次，每次1穴，男左女右交替进行，每穴每次注入0.25%奴夫卡因溶液1 mL，内含进口链霉素0.1 g。

5. 谭凤芝等采用穴位注射异烟肼、核酪注射液及针刺治疗浸润性肺结核60例，治愈45例，好转12例，总有效率为95%。

取穴：双侧肺俞、脾俞、肾俞、尺泽、太渊、结核点、血海、太溪、足三里。

治疗方法：异烟肼注射液100 mg分注两个腧穴，隔日1次；核酪注射液2 mL，分注两个腧穴，隔日1次。两种药交替使用，各穴注20次后停药；再用毫针针刺，用补法，留针20分钟，治疗10次。以上穴注与针刺结合治疗为1个疗程。

6. 刘志川等通过穴位注射小剂量链霉素治疗结核性渗出性胸膜炎30例，总有效率为90%，较ES方案80%有效率明显升高。

取穴：支沟、肺俞、膏肓、脾俞，均为双侧取穴。

治疗方法：选定穴常规消毒，注射器刺入深0.5～0.7 cm，有酸、麻、重、胀感之后，缓慢注入，每穴0.3 mL左右（0.125 g稀释为2.5 mL）双侧穴位交替注射，同时口服维生素类药物，10日为1个疗程，治疗过程中一般不抽胸水，不服其他抗结核药。

7. 周万仁等通过太渊穴位注射垂体后叶素注射液治疗注射用血凝酶及氨甲苯酸注射液治疗无效的肺结核大咯血11例，有效率达100%。

取穴：太渊。

治疗方法：穴位常规消毒，避开桡动脉，直刺0.8～1.3 cm，得气回抽无血后每穴缓慢推注0.5 mL垂体后叶素。3天注射1次，3次为1个疗程。1个疗程治疗后，所有患者咯血都得到控制，有效率达100%。

8.张凤娥等通过曲池穴注射垂体后叶素治疗肺结核并咯血90例,总有效率达93.33%。

取穴:双侧曲池。

治疗方法:双侧曲池常规消毒后垂直进针,进针后患者有酸、胀、困、麻感时回抽无回血方可缓慢注药,双侧曲池各注射5单位垂体后叶素,出针后按压片刻。每12小时封闭1次。治疗封闭6次以上,总有效率为93.33%。

9.吴广伟等通过手、足三里穴位注射甲氧氯普胺、维生素 B_{12} 针剂+维生素 D_2 果糖酸钙注射液,改善肺结核化疗后胃肠反应56例,总有效率为79%。

取穴:手足三里(双侧)。

治疗方法:局部常规消毒,抽取药液,针尖与皮肤垂直,快速穿过皮肤后徐徐进针,深度约1寸,当出现针感、回抽无血时,每穴推入总剂量1/2量(甲氧氯普胺10 mg/次,恶心呕吐时用;维生素 B_{12} 针剂2500 μ g/次+维生素 D_2 果糖酸钙注射液2 mL/次),出针后用棉签按压针孔,防止出血及药液回流,症状严重时每日1次,转轻时隔日1次,5次为1个疗程,一般需1~4个疗程。

第三节 耳穴治疗

耳穴治疗是用耳针或其他方法刺激耳郭上的穴位以治疗疾病的一种方法。由于其操作简便、疗效肯定、经济实用、副作用小等优点,被广泛使用,临床用于治疗结核,也取得较好疗效。

应用举例:

1.张小莉等通过耳穴压迫法治疗浸润性肺结核46例,耳穴配合化疗组痰菌转阴率为88%,单纯化疗组为70.4%,不适症状较单纯化疗组缓解快。

治疗方法:

主穴取肺点、胸点、肾点、胃点。配穴取神门、交感;咳嗽、气短、喘显著者加用平喘、支气管;纳差、腹胀显著者加胃、肠;盗汗、胸水多者加用内分泌、膈;发烧者加轮1至轮6或耳尖、屏尖;发热长期不退加肾上腺;咯血者加肝、脾;睡眠差者加枕、皮质下、心;伴有糖尿病者加用胰、内分泌;空洞者加肾上腺、内分泌、皮质下;头痛、肌肉痛、耳鸣等亦可加贴相应部位。

2. 马跃东等采用耳穴火柴灸治疗颈淋巴结结核 26 例，痊愈 25 例，症状明显减轻为有效 1 例，总有效率 100%。

取穴：取耳穴颈部的反应点，症状重的加肘尖。（颈穴的部位：对耳轮体部，将轮屏切迹至对耳轮上、下脚分叉处分为 5 等份，下 1/5 为颈椎，颈椎前部为颈穴；自然光下明亮处仔细观察颈穴区，一般淋巴结结核在颈穴区有片状或丘疹状充血，红润有光泽，或用探棒、火柴棒以均匀的压力按颈穴区，有明显的压痛即为反应点。）

治疗方法：将火柴划着后对准所取耳穴迅速点灸一下，停 1 ~ 2 秒钟，每穴 1 ~ 2 次，双侧交替点灸，每 3 ~ 4 天灸 1 次，3 次为 1 个疗程，治疗 2 个疗程。点灸要迅速，最好提前对准穴位，在火柴头爆燃的同时点在穴位上。这样火力较大，刺激较强，效果相对好些。

第四节　头针

头针是在头部特定的区域进行针刺防治疾病的一种方法，主要用于治疗脑源性疾病；其理论依据包括传统的脏腑经络理论和根据大脑皮层的功能定位在头皮的投影选取相应的头穴线。

应用举例：

杨清芬等以头针为主针刺治疗小儿结核性脑膜炎后面瘫、肢体瘫痪取得良效，总有效率为 93.3%，较单用西药抗结核治疗总有效率的 66.7% 明显提高。

取穴：头穴取四神聪、额中线、顶旁 1 线、顶旁 2 线，顶中线、顶颞前斜线和顶颞后斜线各上 1/5、中 2/5，面瘫加下 2/5，每次选 2 ~ 3 线，交替使用。

配穴：口眼㖞斜加选攒竹、四白、迎香、巨髎、下关、颊车、地仓、听会，每次选 4 穴，交替使用；上肢瘫痪加选合谷、内关、曲池、外关、手三里、神门、八邪、肩髃，每次 4 穴，交替使用；下肢瘫痪加选风市、阳陵泉、足三里、三阴交、解溪、太冲、涌泉、悬钟、环跳、委中、承山等，每次 5~6 穴，交替使用。

治疗方法：

头针：头部每次选 2 ~ 3 线，常规消毒后，用 0.30 mm × 13 mm 的不锈钢毫针，快速进针，进针时与头皮呈 20° ~ 30° 夹角，进针后不提插，捻转约 200 次/分钟，捻转 2~3 分钟后，留针 30 分钟。

体针：在选好的穴位上常规消毒后，分别用 0.30 mm × 25 mm 和 0.30 mm × 40 mm 的不锈钢毫针快速刺入，直刺 1.5~2.0 寸，得气后用强提插捻转行针数次后，留针 30 分钟。每日 1 次，针 5 次休息 2 日，10 次为 1 个疗程，观察 3 个疗程。

第五节　现代技术结合

针灸与现代的理疗、药物投入治疗相结合，发挥出 1+1 > 2 的疗效。

1. 崔秀琴等通过低能量氦–氖激光局部加肺俞照射配合化疗治疗肺结核空洞，较单纯化疗组症状缓解快、病灶吸收显著。

治疗方法：使用 He – Ne 激光治疗机，波长为 632.8 nm，双光纤。每光纤平均输出功率为 3 mW。选双肺俞穴位照射 10 分钟。每日 1 次。10 次为 1 个疗程，休息 5 ~ 7 日，再进行第 2~3 个疗程。

对照组予 2HRZS/4HR 6 个月短程治疗。

2. 杨寅等采用中医定向透药法联合针灸治疗肺结核盗汗 64 例，痊愈 30 例，显效 23 例，有效 10 例，无效 1 例，总有效率为 98.44%，明显高于纯针灸治疗组的 57.81%。

取穴：脾俞、肺俞、肾俞、合谷（双）。

处方：敛汗益气汤。沙参、黄芪各 5 钱，浮小麦 10 钱，当归 4 钱，柴胡 3 钱，加水 800 mL 煎制成 500 mL（治疗时将药液倒入定向透药治疗仪）。

治疗方法：单手进针法，垂直皮肤表面进针，深度为 2.5 cm，采用提插捻转泻法，留针时给针灸处加热，留针 30 分钟，起针后在相应穴位做定向透药治疗，穴位上贴电极片，正极连在右边，负极连在左边，选择导入模式，强度为 25，首次给患者进行治疗时从小强度开始，避免患者产生恐惧和其他不适感，每日 1 次，每次 25 分钟，2 周为 1 个疗程。

参考文献

［1］沈思佳，任宏丽，张怡洁，等 . 近代针灸治疗肺结核选穴特点及诊疗规律研究［J］. 浙江中医杂志，2016，51（7）：469－470.

［2］赵粹英，陈汉平，胡国胜，等 . 艾灸治疗实验性结核病的免疫学机理研究［J］. 上海针灸杂志，1992（1）：29－30，42.

［3］赵粹英，严华，顾法隆，等.艾灸治疗难治性肺结核的临床研究［J］.上海针灸杂志，1990（4）：2-3，42.

［4］孟晓凤.艾灸肺俞穴治疗肺结核慢性咳嗽的效果与护理［J］.光明中医，2021，36（21）：3695-3697.

［5］陈喜超，何珍，黄德新.常规化疗加艾灸治肺结核33例疗效观察［J］.江西中医药，2001，32（4）：41.

［6］杨春华.艾灸治疗骨结核术后尿潴留32例临床观察［J］.江苏中医药，2017，49（1）：55-56.

［7］田红，姚艳红，刘莲花.隔蒜灸治疗复治耐多药肺结核的临床观察［J］.中国中西医结合杂志，2008，28（6）：560-561.

［8］高蒙.隔蒜灸联合药物治疗复治涂阳肺结核的效果观察［J］.中国疗养医学，2020，29（3）：290-293.

［9］吕洪清，逢金岐，赵秀萍，等.隔蒜灸治疗抗结核药致胃肠道副反应30例［J］.上海针灸杂志，2009，28（2）：104-104.

［10］姜锦洲.隔药灸治疗结核性瘘管15例探讨［J］.安徽中医临床杂志，1994，6（3）：48.

［11］修素梅.隔蒜灸配合抗结核药治疗结核性腹膜炎31例［J］.上海针灸杂志，2014（12）：1162-1162.

［12］郝建玲，苏海涛，纪力.隔蒜灸联合西药治疗结节型颈部淋巴结结核疗效观察［J］.上海针灸杂志，2019，38（1）：86-88.

［13］黄冬生，何刚，潘静洁，等.天灸疗法联合化疗治疗初治菌阳肺结核的临床疗效观察［J］.实用医学杂志，2011，27（1）：133-134.

［14］孙树枝，崔占义.自制斑蝥雄黄膏天灸疗法治疗淋巴结核50例［J］.针灸临床杂志，2010，26（11）：42-44.

［15］丁立华.针灸治疗肺结核48例疗效观察［J］.山西中医，1995（5）33-34.

［16］周陈德.针刺督脉穴为主治疗肺结核［J］.上海针灸，2002，21（7）：52.

［17］于庆春，仇永全，陈东.针刺华佗夹脊穴治疗结核性脑膜炎后肢体瘫痪29例疗效观察［J］.新中医，2003，35（11）：49.

［18］辛焰，孟伟.中药汤剂配合针灸治疗肺结核失眠的临床疗效［J］.中国药物经济学，2014，（9）：64-65.

［19］梁丽俊，蒋明英，汪菊萍.针刺治疗耐药肺结核患者便秘疗效观察［J］.河南中医，2019，39（1）：113-116.

［20］王秀珍.刺血治愈骨与关节结核［J］.新中医，1981（3）21.

［21］于锦岚，夏玉卿，王连芝，等.挑刺治疗淋巴结结核2000例的临床研究［J］.中国针灸，1989（5）1-3.

［22］谢书东，张振元.针挑治疗淋巴腺结核的初步报告［J］.中医杂志，1959（3）60.

［23］方湘治，方源.穴位截根术治疗浅表淋巴结结核352例［J］.中国针灸，2001，21（2）：116.

［24］由福山，蔡育军.火针刺治疗慢性结核性滑膜炎137例［J］.针灸临床杂志，1996，12（7）：75.

［25］崔吉红.火针治疗颈淋巴结结核临床观察［J］.中国针灸，2002，22（6）：379.

［26］康维清.火针治疗淋巴腺结核48例［J］.中国针灸，1996（12）：280.

［27］刘明芳，魏铁花，赵惠.背部电针治疗结核性胸膜炎案［J］.针灸临床杂志，2007，23（5）：44.

［28］邱丽.针刺加穴位注射治疗肺结核病人发热［J］.第一军医大学学报，1996，16（4）：345.

［29］左立云.针刺与穴位注射治疗结脑合并四肢瘫1例［J］.针灸临床杂志，2002，18（2）：51.

［30］李志强，刘凤新，何玉霞.穴位手法注射卷曲霉素与莫西沙星联合治疗耐多药肺结核的疗效观察［J］.世界中医药，2018，13（1）：195-198.

［31］吴有为，原云台.中西医结合根治淋巴腺结核46例报告［J］.哈尔滨医药，2005，25（5）：50.

［32］谭凤芝.穴注与针刺治疗浸润型肺结核60例临床观察［J］.针灸临床杂志，1996（7）：69.

［33］刘志川，王光荣.穴位注射小剂量抗痨药治疗结核性渗出性胸膜炎30例疗效观察［J］.中国针灸，1996（5）：6.

［34］周万仁，姜艳丽，唐咏梅.穴位注射治疗肺结核大咯血11例［J］.中国针灸，2004，24（10）：700.

［35］张凤娥，王红.穴位封闭治疗肺结核并咯血90例［J］.陕西中医，2000，21（8）：366.

［36］吴广伟，杨湘宇.穴位注射改善肺结核化疗后胃肠反应的观察［J］.国际医药卫生导报，2007，13（14）：58-60.

［37］张小莉，魏振义.耳穴压迫法治疗浸润型肺结核46例观察［J］.中国针灸.1990（3）：23-24.

［38］马跃东.耳穴火柴灸治疗颈淋巴结核 26 例［J］.中国针灸，2003，23（8）：472.

［39］杨清芬，黄绍梅，邱薇.穴位针刺治疗小儿结核性脑膜炎后面瘫、肢体瘫痪 30 例临床观察［J］.现代医院，2009，9（4）：68-69.

［40］崔秀琴，肖志坚，姚恒波.低能量氦-氖激光局部加穴位照射对肺结核空洞治疗的临床［J］.中国防痨杂志，1997，19（2）：78-79.

［41］杨寅，孔晓华，崔岩飞，等.中医定向透药法联合针灸治疗肺结核盗汗的疗效观察［J］.护理与康复，2019，18（2）：60-62.

第七章　肺结核的中西医结合调护

本病应防重于治，未病当预防，已病重调养，瘥后防复发，目的都在于保护和增强人体正气的抗病能力。要求在接触患者时，身佩安息香或用雄黄擦鼻，同时要饮食适宜，不可饥饿，体虚者，可服补药。即病之后，不但要耐心治疗，还应重视摄生，应避风寒、禁烟酒、慎房事、怡情志、劳逸适度；适当进行体育锻炼，加强食养，忌食一切辛辣刺激、动火燥烈之物。

一、肺结核中医预防

（一）防止传染

结核病属于传染性疾病，要加强卫生宣教工作，提高群众对肺结核发病原因及传播途径的认识，掌握预防知识，自觉养成不随地吐痰的习惯，知晓结核病临床症状，早发现早治疗。对肺结核患者应做好隔离预防，尤其痰菌阳性的患者，饮食用具应分开使用，煮沸消毒，避免接触传染，尽量单间居住，经常进行房间通风，衣物阳光下晾晒，还可选择加用紫外灯消毒。

（二）未病先防，已病防变

加强疾病宣教，知晓结核病早期症状，早发现、早治疗。对易感人群定期进行普查，一经发现要及时治疗。已病的患者，不但要劝其耐心接受药物治疗，还要戒酒色、节起居，适当进行饮食疗法、体育疗法等，保持身体协调、胃肠功能良好。

（三）增强体质

健康人平素要保养正气，按时规律作息、营养均衡、增强运动、保持愉快心境，使正气强盛，即使接触肺结核患者也不发病或发病较轻，不治自愈。

二、肺结核中医调护

（一）营造良好的环境

1. 应保持室内整洁

温度在 18~22 ℃，湿度为 50%~60%，每日定时通风 2 次，使空气清新，为患者提供安静、舒适的休养环境。以便更好地适应环境，保持最佳的心绪接受治疗。

2. 营造和谐温馨的人际氛围

患者因疾病处在情绪易激的状态，常因小事与人争执。护士要主动协调，营造温馨的氛围，如播放轻松愉快、有益于平和心境的音乐等。

（二）病情观察

辨证施护是中医护理的主要依据，在临床护理工作中，护士要通过观察及时掌握病情变化，根据治则提出护理的基本原则，再根据护理原则制定出具体的护理方案。

1. 发热

（1）监测体温波动及全身情况：注意患者出汗部位及量的多少，观察体温变化规律、意识状态及饮食情况，了解护理后的病情变化。发热时嘱患者多饮水，日摄入量在 3000 mL 左右，高热者可予冰袋或头部冷敷、25%~35%酒精擦浴，如出现寒战必须立即停用，高热抽搐可针刺人中、十宣、大椎、合谷、太冲等穴位。如服退热药后仍不出汗，可多饮热开水。高热在 40 ℃以上时，立即报告医生，行药物及电冰毯降温处理。

（2）高热昏迷的患者应给予吸氧，并注意保持呼吸道通畅，加强口腔及皮肤护理，定期热水擦身，汗出较多者应及时用毛巾擦干，对汗湿衣物及时更换，注意为患者保暖。

（3）对症处理：高热原因未明可先予物理降温。在服中药时，要注意解表药不要久煎，应热服；内伤发热患者的汤药，则应文火久煎，温服。高热口干者应多饮水，大便秘结者可用大黄煎水灌肠。

2. 咳嗽、咳痰

（1）体位：选择舒适的体位，有利于膈肌运动、腹肌收缩和增加腹压的体位。剧烈咳嗽时，取坐位；为促使患者将痰咳出，应使其经常变换体位。

（2）向患者讲解有效咳痰的方法。保持呼吸道通畅，观察患者咳嗽咳痰的情况，如痰量及颜色。及时正确采集痰标本送检以帮助诊断，对痰液黏稠或刺激性咳嗽的患者可用生理盐水雾化吸入，以湿化气道，帮助咳痰。对咳嗽剧烈的患者，可遵医嘱予镇咳药。

3. 咯血

（1）痰中带血的患者：一般无须特殊处理，适当减少活动量、进食温凉饮食、口服或不服止血药即可，随着病情好转，咯血症状可自行缓解。

（2）小量咯血的患者：应适当休息，消除患者的紧张情绪，口服或肌内注射止血药，每次咯血量较多或持续咯血倾向者，可静脉推注或静脉滴注止血药，加强对疾病的治疗。

（3）中等量咯血的患者：需住院治疗或在急诊室观察。应立即取患侧卧位，不要轻易使用中枢镇咳药。绝对卧床休息，保持安静。止血药首选垂体后叶素。咯血停止后也要采用止血药巩固治疗 24 小时以上。注意加强护理，防止发展成为大量咯血。

（4）若发现患者有喉痒、突然胸闷、呼吸困难加剧、面色青紫等咯血先兆时及时报告医生。大量咯血多好发于夜间或清晨，根据咯血发生的规律，严格交接班，密切观察其病情变化。观察咯血的颜色、性质及量，评估生命体征及意识状态等方面的变化，告诉患者咯血时不能屏气，尽量将气管内残留积血咯出。对咯血量大的患者，应绝对卧床休息，半卧位或患侧卧位，不明确哪侧肺出血，应仰卧位，头偏向一侧。立即建立静脉通道，遵医嘱予止血药，补充血容量和抗感染治疗，注意观察呼吸和血压情况。同时穴位封闭治疗肺结核咯血，选择双侧上肢尺泽和内关穴。予以 0.25％奴夫卡因 1 mL 注射，如有必要，可间隔 2～4 小时重复进行。如发现咯血窒息立即将患者取头低脚高位，并叩击背部，以利于血块或血液排出，必要时用吸引器吸出咽部、气管的积血。

（5）针对不同主症，加强护理，对咯血量多者，应嘱患者安静休息，消除紧张情绪，密切观察病情变化，警惕淤血阻塞气道和气随血脱的危症发生；咳嗽严重者，应避免活动，保持病室空气流通和一定的湿度，避免尘埃飞扬而刺激咳嗽，必要时可服（三七粉）川贝粉 3 g，开水送下；盗汗多者，宜静少动，注意室内通风，盖被勿太厚，内衣被汗液浸湿后，应及时更换并用干毛巾擦身；胸痛患者，应取患侧卧位，减少活动。

（三）休息与活动

体育锻炼对保持健康的身体素质及预防疾病有着重要作用，中医早有"导引"和"吐纳"的锻炼方法，所谓"导引"，是指"摇筋骨，动肢节"，通过有规律的呼吸和全身肢体的适量运动，以疏利关节、调和气血、提高抗病能力。"吐纳"是一种内养功，通过静心思念、集中精神，与特殊的呼吸方式相配合，以调节体内阴阳平衡。

1. 结核活动期、咯血、高热等严重结核病毒性症状，或结核性胸膜炎伴大量胸腔积液者，应绝对卧床休息。呼吸困难者，可取半坐位，给予吸氧。

2. 恢复期可适当增加户外活动，如散步、打太极拳、做保健操等，加强体质锻炼，增进机体免疫功能，避免到人多嘈杂的场合。体质过差者适合静养、听音乐等。

3. 轻症患者在坚持化疗的同时，可进行正常工作，但应避免劳累和重体力劳动，保证充足的睡眠及休息，合理安排学习、工作及生活，做到劳逸结合。

（四）用药护理

1. 指导患者正确用药。结核药物化疗原则：早期、联合、适量、规律、全程。

2. 向患者介绍治疗结核病的化疗药物的名称、作用、副作用及应用方法，嘱患者要按时、足量服药，坚持完成疗程。

3. 观察患者用药后的反应。遵医嘱给予保肝治疗，定期复查肝功能。观察患者有无恶心、呕吐、腿痛、视物模糊等不适，及时报告医生，予对症处理。

4. 患者较常见的用药心理有抗拒心理和依赖心理，必须具体分析，弄清原因，是药物的不良刺激，还是疗效不佳，尽可能帮助患者解决困难，对患者中存在的盲目求补心理，要指出其危害性，必要时可做适宜的行为阻断。

5. 对于发热的患者应用退热药时应注意熟悉各种解热镇痛药的禁忌证，了解复方解热镇痛药的成分以免发生过敏反应及不良反应。用量不宜过大，以免引起大量出汗、体温骤降、血压下降甚至虚脱。对年老体弱及婴幼儿，用药尤应注意。

6. 坚持三查七对，中成药及丸、散、浸膏等贮存备用的制剂，应检查有无发霉变质。服中药时，一般汤剂及对胃黏膜有刺激性的药物多饭后温服；补养药煎剂宜空腹趁热服用；呕吐患者服药，宜先漱口，并将汤药分次服；昏迷患者用鼻饲，汤剂温度应适当，量不可过多；给婴儿喂药须特别仔细，注意调味，防止呕吐或呛入气管；对于较大儿童，应劝自服，不可硬灌。

（五）消毒隔离

1.排菌患者外出须戴口罩。

2.空气消毒每日至少一次，每次用紫外线灯消毒半小时，由于紫外线会伤害眼睛及皮肤，因此消毒时要尽可能保证病室无人。若病室有危重患者，消毒时须将一毛巾盖在患者脸部，身体其他部位用被子盖好。门窗、桌子、床及洗手间用0.2%过氧乙酸擦拭，用0.1%有效氯洗消液拖地，痰杯每日清洗，每周以0.2%过氧乙酸浸泡消毒两次。

3.咳嗽或打喷嚏时，应以卫生纸遮住口鼻，有痰时要吐入盛有消毒液的带盖的容器内，消毒后倒入下水道。不要随地吐痰，以免结核菌向外播散。

4.结核患者的餐具及生活用品可采用煮沸、光照、紫外线、高压蒸汽灭菌、焚烧等方法消毒；衣物、被褥等可在阳光下暴晒。

5.住院期间不得随意互串病房，止血带及治疗巾要做到专人专用，以防交叉感染。

6.陪护、探视者必须遵守院规，进入病房须戴口罩。

（六）健康宣教

1.新入院患者需连续三日清晨留取痰标本。一般在清晨刷牙、漱口后咳出的痰最为理想。标本容器应清洁干燥，取样要新鲜、送检要及时。

2.告知患者所接受的治疗及目的、如何观察药物疗效，发现副反应及时报告医护人员，告知咯血的先兆及咯血时的注意事项。

3.咯血患者要保持大便通畅，多吃蔬菜、水果，多饮水，可经常按摩下腹部促进肠蠕动。

4.对于肺功能不全的患者，指导其进行肺功能训练，如缩唇呼吸和腹式呼吸动作的配合。对于咳嗽咳痰的患者，指导其有效咳痰的技巧。

5.做好消毒隔离。病室通风，不随地吐痰，每日用紫外线进行空气消毒1次。咳嗽或打喷嚏时，应以卫生纸掩住口鼻，有痰时要吐入盛有消毒液的带盖容器内，消毒后倒入下水道。

6. 保持病室环境卫生整洁，请勿乱扔果皮纸屑等杂物，不要往窗外倒水，病区内严禁吸烟。

7. 对于发热患者，应慎起居，勿劳累；体质虚弱者应注意避风寒；向患者及家属讲明发热原因及预防，介绍简单物理降温方法及发热时注意事项，学习自我护理；嘱定期门诊复查。

三、情志护理

情志护理是根据医学心理学理论，通过护理人员的语言、表情、姿势、态度、行为及气质来影响和改善患者的情绪，解除其顾虑和烦恼，从而增强战胜疾病的信心，使患者能在最佳心理状态下接受治疗，以达到早日康复的目的。喜、怒、忧、思、悲、恐、惊七情是人对周围事物的反应，正常情况下对健康有益。但过激过盛则会破坏人体正常的气机升降而产生病态。肺结核患者的心理健康水平总体上偏差，以躯体化、抑郁、焦虑、恐惧较为突出。做好患者的心理护理对肺结核患者康复有着重要作用。

1. 热情诚恳，全面照顾，建立良好的护患关系，对患者关心、体贴、服务真诚，通过闲谈聊天，耐心倾听其主诉，以取得患者的信任，更深入地了解患者的心理状态，这样可以有的放矢地做好思想工作和心理护理。

2. 对患者亲友讲解肺结核的基本知识及消毒隔离知识，减轻对此病的恐惧，以科学的态度与患者交流，从而消除疑虑。

3. 向患者介绍肺结核治疗成功的案例，用通俗易懂的语言与之交流，告之疾病发生的原因、疗程中注意事项，让患者树立战胜疾病的信心。

4. 据病情可适当安排患者看电视、听广播以转移注意力，使其尽可能接近日常生活，逐步恢复平稳的情绪和心态。

5. 对易发怒生气的患者，更应耐心、注意态度和语气，待其情绪稳定后再慢慢进行劝导和安慰。

6. 高热患者易急躁、忧虑，尤其是体温持高不降、病因不明者更易出现悲观情绪，应劝导患者避免急躁，认识到疾病发展的规律，积极配合治疗和护理。对于气郁发热，更应讲明其情绪与体温波动的关系，消除顾虑，树立信心。

7. 音乐疗法：音乐疗法不仅给人带来愉快的情绪和欢快的情感，而且具有养生抗衰、防病疗疾的神奇功效。结核病患者倾听音乐不仅能够强身健体、舒缓心理，更有益于结核病患者加速康复。

四、饮食护理及调护

（一）饮食护理

结核病是一种慢性消耗性疾病，由于结核菌不断繁殖，破坏组织器官，导致人体分解代谢加速，营养失衡和抵抗力下降。抵抗力下降又会引起结核菌的加速生长，形成恶性循环。因此，肺结核患者应增加营养，做到辨证配餐。中医治疗不仅以药物祛病除邪，更重视饮食调养的作用，做好饮食护理，可达到辅助治疗的目的。饮食调理得当，可达到补气养血、强身健骨的作用。故应注意饮食品种多样化，不宜偏食。疾病有寒热虚实表里的不同，食物则有寒、热、温、凉四性和辛、甘、酸、苦、咸五味的区别。外感风热可用辛凉解表的饮食，外感风寒可用辛温解表的饮食，肝肾阴虚可进滋阴食物，脾肾阳虚可进温补饮食，燥热伤津可进清热生津之食物，入睡困难、多梦易醒者可进养心安神的食物，总之，饮食护理同样应遵循"寒者热之、热者寒之、虚则补之、实则泻之"的中医法则。

1. 给予高蛋白、高热量、易消化的饮食，发烧时，应进清淡饮食；摄入一定量的新鲜蔬菜、水果，以补充维生素；补充足够的水分，每日饮水量不少于 1.5 升，保证机体代谢的需要和体内毒素的排泄；禁食辛辣刺激性的食物，忌饮浓茶、咖啡等。避免进食过高热量的食品，如煎、炸食物，巧克力等。戒烟戒酒，注意饮食卫生。

2. 大量咯血期间要禁食，咯血停止后也要杜绝较烫的食物及饮料。小量咯血者宜进少量温凉流质饮食，多食含纤维素的食物，以保持大便通畅，避免排便时因腹压增加而引起再次咯血。

3. 饮食应增加富有营养的食物，如牛（羊）乳、甲鱼、豆浆、水果等；宜食补肺润燥、生津之品，忌辛辣刺激、动火燥热之品。

（二）肺结核患者食疗

1. 有"内火"结核病患者饮食应注意以下几点。

（1）肺中有火：咳嗽无痰或痰少而黏，干咳时间较长，有时痰中带血，潮热盗汗，手足心热，午后两颧发红，并有失眠、口干、咽燥、声嘶等症状。可予百合 30 g、红枣 10 枚、大米适量煮粥吃；或沙参 10 g、麦冬 10 g、胖大海 1 个，泡茶饮服。

（2）心有虚火：主要表现为低热、盗汗、心烦、失眠、健忘、易惊、口干等症。可予莲子、大米适量，共煮，常食；或生地黄、麦冬、五味子各适量，泡茶服。

（3）肝火上扰：表现为眩晕耳鸣，耳聋，眼干涩、红肿而疼痛，口苦有臭味，容易发怒、烦躁而不能眠等。防治应清热泻火，可采用龙胆泻肝汤。

（4）肾中虚火：表现为头晕目眩、耳鸣、耳痛、傍晚口干、五心烦热、失眠、盗汗、腰膝疼痛等。可予枸杞子、地骨皮泡茶饮或平时常服六味地黄丸。

（5）胃有实火：上腹部嘈杂不适，伴有口干、口苦、烦躁不安、大便干结等。可予知母、栀子、黄芩、淡竹叶、石斛、天花粉等泡茶饮。

（6）胃有虚火：表现为口渴、饮食减少，有时轻度腹胀、低热或潮热、大便干燥等。可适量吃些蜂蜜、梨汁、甘蔗汁等。

2. 中医肺结核患者食疗偏方

（1）羊髓生地羹：羊脊髓、蜂蜜各 50 g，生地黄 10 g，熟羊脂油 15 g，黄酒 25 mL，生姜丝、精盐各少许。先将羊脊髓、生地黄一同放入锅内，加水煮汤至熟透，捞去药渣，再加入熟羊脂油、精盐、生姜丝、黄酒、蜂蜜等，加热至沸即成。适用于肺结核之低热、咳嗽、咳痰等症。

（2）胡萝卜蜂蜜汤：胡萝卜 1000 g，蜂蜜 100 g，明矾 3 g。将胡萝卜洗净切片，加水 350 mL，煮沸 20 分钟，去渣取汁，加入蜂蜜、明矾，搅匀，再煮沸片刻即成。适用于咳嗽痰白、肺结核咯血等症。

（3）雪梨菠菜根汤：雪梨 1 个，菠菜根、百合各 30 g，百部 12 g。将雪梨洗净、切块，菠菜根洗净、切成段，与百合、百部一同入锅，加水适量，煎汤，水沸后 40 分钟即成。适用于肺结核患者。

（4）甲鱼滋阴汤：甲鱼肉 250 g，百部、地骨皮、知母各 9 g，生地黄 24 g，精盐适量。将甲鱼放入沸水锅中烫死，剁去头、爪，揭去硬壳，掏出内脏，洗净后切成 1 cm 见方的小块，与洗净的百部、地骨皮、知母、生地黄一同放入砂锅内，加水适量，用武火煮沸，再转用文火炖 2 小时，加精盐调味即成。适用于阴虚及肺结核出现潮热、盗汗、手足心热等阴虚证。

3. 盗汗的食疗方

（1）浮小麦茶：将浮小麦用文火炒黄为度，候冷，瓷罐封贮备用。每天 3 次，每次取浮小麦 5 ~ 10 g，水煎汤，代茶饮服。具有调中退热、止虚汗之作用。

（2）甘蔗叶茶：甘蔗叶 100 g。将甘蔗叶洗净、切碎，放入砂锅内，加水煎沸 15 分钟。代茶饮用。具有清热养阴、生津敛汗之功效。

（3）小麦糯米粥：小麦仁、糯米各 30 g，大枣 15 g。上 3 味共煮成粥，吃时加白糖调味。每天 2 次，可分次吃完。具有强健脾胃、敛汗宁神之功效。

（4）麦枣龙眼肉粥：小麦 25 g，红枣 5 枚，龙眼肉 10 g，糯米适量。洗净后放入砂锅内，加水适量，共煮为粥，每天 2 次，温热服。具有补虚敛汗之功效。

五、日常生活调护

（一）足部保健按摩

对于因病情限制而活动不便的结核病患者，足部保健按摩既可促进其早日康复，又可祛病强身。具体步骤：坐在床上或椅子上，将腿屈曲，足心向内侧，搓足心涌泉穴至发红、发热。

1. 以一手掌快速推擦涌泉穴百余次，然后再用拇指按揉涌泉穴 60 次以上，两足交替进行。搓涌泉穴具有温阳、散寒、益气、活血、培补元气等功能。

2. 揉捏每个足趾。先用右手拇指和示指揉捏左足各足趾，再用左手揉捏右足，每天 2 次，每次揉捏 30 次以上。

3. 搓足背和足跟。搓前两手掌互相搓热，然后以手掌搓足背和足跟，每天 2 次，每次搓 30 次以上，晨起和睡前进行。

（二）体质调养

研究表明，结核病的发生与患者的体质有着密切的关系。结核病患者一般体型瘦长，口干咽燥，大便干、小便黄，怕热，手足心热，心烦失眠，爱喝凉开水，面赤，唇红，舌质红而无苔，脉细数等。宜滋阴清热、养津清热，以利润燥。平素加强自我修养，遇事冷静、沉着，切勿发怒。往往寒冬易过，夏热难耐，可服六味地黄丸来调节。盛夏，注意避暑；寒冬，要适当养阴。饮食宜清淡，多吃些芝麻、糯米、蜂蜜、乳品、鱼类、柿、梨、藕、冬瓜、萝卜及豆制品等，还可食用百合粥、枸杞粥、山药粥，忌食辛辣、燥热食物，少食肥腻厚味。不宜剧烈运动，重在调养肝功能、肾功能。

（三）清污排废食谱

人们每天摄入大量的食物，除一些对人体有益的营养物质外，饮食中也不乏致病物质不断进入体内，同时，人体在进行新陈代谢时，也在不断产生"垃圾"。而结核病患者，体内的结核杆菌还释放出大量的"毒物"。如果采用清污排废食谱，不仅能清除体内的"垃圾"和"毒物"，而且可促使结核病早日康复。

1. 新鲜的果蔬：鲜果汁、鲜菜汁（不经炒煮）是体内的"清洁剂"，能清除体内堆积的毒素和废物。当大量的鲜果汁或蔬菜汁进入消化系统后可使血液呈碱性，将积存在细胞中的毒素溶解后排出体外。

2. 海带酥菜：海带有多种吃法，北方炒海带，南方凉拌海带丝，但海带酥菜吃法最好。把猪骨头铺在锅的最底层，再依次放入瘦肉、海带卷、鲜藕、白菜帮，再加水、醋、盐、糖等各种佐料，煮沸后文火焖 1 小时即成酥菜。海带对放射性物质有特别的亲和力，海带中的胶质能促使体内的放射性物质排出体外。

3. 绿豆枸杞龙眼汤：绿豆具有解毒功能，能帮助排泄体内的毒物，促进机体的正常代谢，绿豆糕、绿豆汤是人们喜爱的饮食。绿豆偏凉，如能加入少许枸杞、桂圆，同时煮汤或粥食用，就更有滋补解毒之作用，适于结核病患者服食。

4. 清香可口的茶叶蛋：茶对机体可谓是用途广泛的排污剂。浓茶可以延缓毒物的吸收，并可使一部分毒物排出体外；茶有利尿作用，能帮助体内的废物排出体外；每天坚持饮茶还能调整肠胃功能。茶叶蛋具有提神醒脑的功效，还能够养肝和护肝，茶叶蛋含有丰富的卵磷脂及蛋白质，能够帮助肝脏细胞的修复，同时也能够防止有毒物质对肝脏带来损害，促进肝细胞生长及繁殖；并且能延缓衰老。但是久煮的茶叶蛋会产生大量的重金属及亚硝酸盐，长时间服用可能致癌；茶叶蛋的蛋黄含有硫化亚铁，不容易被人体消化吸收，长时间服用的话会引起缺铁性贫血；还可能增加肾脏的负担。尤其胰腺炎和胆囊炎的患者不能空腹吃茶叶蛋，否则可能诱发、引发疾病。因此每周 1~2 个茶叶蛋足矣。

5. 猪血蘑菇汤：猪血中的血浆蛋白经过人体胃液和消化液中的酶分解后，可产生一种有解毒和滑肠作用的物质，与侵入胃肠道的粉尘、有害金属微粒发生化学反应，变为不易被人体吸收的物质而排出体外。

6.木耳与蘑菇：菌类食品有很好的除污和清除血液中的毒素之作用，特别是黑木耳，其胶质有很强的吸附能力，有清涤肺部绒毛积垢、消化纤维、润滑肠道内的废物的作用，对增进健康极有益。

六、医疗体育

坚持锻炼有利于气血流通，可增强体质，配合治疗，可以更快地减轻病情。对于肺结核患者，坚持锻炼则效果更好。首先通过室外锻炼可以增强患者耐寒固表的功能，使人体防寒御邪的功能增强，可减少感冒的发生，减少肺病急性感染的发作，可以缓解病情的发展。另外，通过长期的锻炼可以提高肺气宣发肃降的功能，从而减轻咳喘的发作，改善动则气喘的症情；增强食欲，增强脾胃消化吸收的功能，使病情迅速向好的方面转化。所以说，坚持锻炼对肺病患者来讲有着更重要的意义。

可根据病情的轻重来确定锻炼的时间长短及锻炼方式。一般肺结核患者在缓解期间，每天活动时间以上午8~9点为宜，每次可活动半小时至一小时。活动的方式可采取慢走、做操、打太极拳等；下午5~6点或晚饭后可再活动一次。肺结核重症患者，不能到室外活动者，可间断地在室内慢步行走。

参考文献

［1］张少茹，李宁.结核病人的心理特点及护理［J］.护士进修杂志，2006，21（4）：367-368.

［2］胡美蓝，黄干喜.肺痨辨证施护［J］.时珍国医国药，1999，10（11）：35.

［3］沈忆莉.肺结核咯血病人的护理［J］.浙江中西医结合杂志，1996，6（2）：121.

［4］孙平卿.肺结核常见主症的辨证施护［J］.安徽中医临床杂志，1997，9（6）：349.

第八章　肺结核病证的中西医结合研究

第一节　肺结核证型客观化研究

随着现代科技的进步和现代医学的进展，新中国成立以来中医专家对中医证型的客观化和现代化进行了探索和研究，可为临床提供有益的参考。

肺结核 X 线影像与辨证分型关系研究如下。

梁定等对 200 例肺结核采用胸部 X 线检查所见与中医临床各证型进行对照观察，以明确肺结核 X 线影像与中医证型的关系。中医辨证分为肺阴亏虚、阴虚火旺、气阴两虚、阴阳两虚四个证型。西医按 I 型（原发型）、Ⅱ 型（血行播散型）、Ⅲ 型（浸润型）、Ⅳ 型（慢性纤维空洞型）、V 型胸膜炎进行诊断。于病例摄片后 3 日内先由专科中医师详细记录病情并确定临床证型，同时由放射科医师详细记录胸片的 X 线所见，结合有关其他检查确定西医类型，二者进行对照观察。结果表明：①各证型与西医类型间有显著性差异。②本病的初期，肺部的病灶范围小，辨证符合中医肺阴亏虚型；当肺部病灶有所扩大或广泛粟粒样病变，有明显中毒性临床症状，则符合阴虚火旺型；肺部病灶进一步扩大，并经反复破坏和修复则可出现纤维化征象，必定影响肺功能，符合气阴两虚型，示病变已转入慢性期。继之由于肺组织遭到重度破坏损害到肺功能，必将引起肺循环障碍并影响心功能，则出现肺气肿、肺动脉高压、肺心病等征象，表示本病已达晚期，临床上可有年龄大，病期长，以及心慌、气喘、肢体肿等特点，符合阴阳两虚型辨证。结论表明 X 线影像与中医证型有内在联系。

韩树立等把 X 射线影像应用到中医学的辨证论治内容中去，将其作为望诊的一部分，使辨证更为精确，论治的效果更为显著。对内生瘰疬型、毒热炽盛型、气阴两盛与气滞血瘀型、阴阳俱盛型、肝郁气滞与痰饮留邪型肺结核的病因病机、症状舌脉、X 线表现进行了分析，并由此总结每一型的治疗法则。如对内生瘰疬型提出多发于婴幼儿，临床上多见倦怠、发育不良、消瘦、语声低微、慢性咳嗽、低热、盗汗、颧红、舌淡苔白、脉细数等表现。婴幼儿急进发展，可迅速波散而出现毒热炽盛的表现。大多数患者只出现类似感冒症状，甚至在不知不觉中度过，所以 X 线的检查极为重要。X 线表现：多见于右肺的上肺叶的下部或下肺叶的上部的边界比较模糊的小片状密度增高阴影，以及由此阴影发出的一条或数条较模糊的条索状密度增高阴影及与之相应的自肺门凸向脏野的结节状、团块状阴影。治疗方面应予抗结核抑菌，养阴益气，软坚散结。

与其观点相同，石氏将 X 线影像学引入中医的辨证论治体系，对 300 例结核性胸膜炎患者，以 X 线胸片为主线，分成风寒外感型、停痰留饮型、肝郁气滞型、阳气不振型、水饮郁肺型、阴精亏损型及热毒内陷型。对每一种类型的 X 线特点进行了重点分析，并结合病因、病机、体征、症状提出治疗方案。例如：停痰留饮型多有陈旧性结核病灶，合并胸水。X 线胸片显示有多个钙化灶、纤维条索或空洞、干酪灶影像。肋膈角多见少量或中等量密度增高，外高内低即所谓 Ellis 影像，气管或呈垂柳状，纵隔可移位。此类患者多为肺结核复治病例，病程多在 5 年以上，常规抗结核胸水亦难消退。临床上呈慢性消耗病容，不思饮食、咳呛咯血、盗汗遗精、喘息气短、大便溏薄。根据 X 线胸片及临床辨证此为肺结核日久，阴损及阳，出现阴阳两虚、脾肺肾三脏并损的证候。治疗上，胸水吸收不能求快，不能单纯利水，因越利水正气越伤，此型多用温补脾肾、培土生金之法，一般疗程需 8 个月以上。此研究丰富了中医的辨证论治，使得中医语言能够包括现代科学的、客观的、标准化的内容。

郭晓燕等对 13 家医院的 373 例 MDR-PTB 患者，采用聚类分析、因子分析法揭示 MDR-PTB 的中医证型分布，探讨不同证型与痰结核菌阳性程度、肺部病变范围之间的关系。耐多药肺结核中医证型与痰菌及肺部病变相关性研究结果表明 MDR-PTB 主要分为肺气亏虚、肺肾气阴两虚、阴虚火旺、肺脾气虚 4 型。阴虚火旺、肺脾气虚、肺肾气阴两虚型痰涂阳性程度均较肺气亏虚型明显（$P < 0.05$，$P < 0.01$），阴虚火旺型痰涂阳性程度较肺肾气阴两虚、肺脾气虚型均明显（$P < 0.05$），肺肾气阴两虚、阴虚火旺、肺脾气虚型肺部病变范围均较肺气亏虚型明显（$P < 0.05$，$P < 0.01$），肺肾气阴两虚型肺部病变范围较肺脾气虚、阴虚火旺型明显（$P < 0.05$，$P < 0.01$）。结论表明 MDR-PTB 患者肺部病灶范围愈大，涉及脏腑越多，证型越复杂。

第二节　中医药防治结核病现代免疫学研究概述

在中国传统医药学发展的历史中，尽管"免疫"一词的概念出现比西方要晚，其含义也与现代免疫概念不尽相同。但是，在中华民族几千年来与各种传染病的斗争中，积累了丰富的经验。早在我国汉代，民间医生就已经开始研究传染病的防治途径，并总结出许多在今天看来仍未过时的预防和诊治传染病的方法。这些理论和实践的经验总结，是我国古代中医药学对人类免疫学发展的重要贡献。肺结核作为传染性疾病，早在宋代《仁斋直指方》的"瘵食人骨髓"中明确指出"瘵虫"传染是形成本病的外部因素。结核的传染及流行决定于人群易感性，也就是受感染的人群的正气；这就让中医的正气跟免疫产生一定联系。"正气存内，邪不可干。"中医观点的防病治病，重视整体调节、平衡阴阳，达到"阴平阳秘，精神乃治"的目的。中医的免疫观不单以实验室动物为基础，中医防重于治，防治结合，强调人整体观，强调整体调节、辨证施治，强调理、法、方、药的有机统一。通过临床实践及现代药理研究分析，许多中药对人体免疫功能有不同程度的作用。结核菌变种频生，耐药结核病成为目前结核病治疗的重大难题之一，在中医辨证治疗的灵活手法下，达到控制疾病的效果。而中医药与现代免疫学关系研究为沟通中西医建立了有效的桥梁，值得我们充分挖掘发挥。

一、中医药传染病防治思想与免疫关系密切

1. 阴平阳秘思想与免疫关系

阴平阳秘学说与免疫学存在共通之处，相互间联系广泛。

中医理论认为"阴平阳秘，精神乃治"即阴阳相对协调平衡，则健康无病。此时机体免疫系统的防御功能处于正常状态。若阴阳失和，失于调节与稳定，阴阳相互促进，互为根本的功能遭到破坏，则此时的机体的防御功能即天然免疫防御机制、皮肤、黏膜、补体系统、巨噬细胞、自然杀伤细胞等及免疫系统的结构或功能发生缺损，而极易患传染性或感染性疾病。由此可见，阴平阳秘，阴阳的协调配合，相互为用，是维持正常生理状态的最高标准。

中医学认为阴阳二者互相制约，二者处于此消彼长、彼消此长的动态平衡中。就如同机体的免疫监视功能（包括特异性和非特异性识别和杀伤）。其主要功能表现在机体通过免疫细胞识别突变或复制错误细胞上的抗原，并通过特异或非特异性杀伤细胞将畸变或突变细胞破坏，这样，可使新出现的畸变细胞在未引起大量增殖、扩散前即被消除，从而起到抗肿瘤、抗持续性感染的作用。如果阴阳之间的这种动态平衡被打破，则机体就会出现细胞癌变或持续性感染的状况。

2. 正气与免疫学关系

在结核病的预防及护理方面，历代医家一贯强调对本病应注意防重于治，"正气存内，邪不可干。""邪之所凑，其气必虚。"平素保养元气，爱惜精血，痨不可得而传，认为增强正气、保持阴平阳秘的状态是防止传染的重要措施。为中医疾病预防以及发生的重要思想。

《素问·评热病论》云："邪之所凑，其气必虚。"中医学中"正气"的含义较广，既包括人体的生理机能活动，也包括机体抵御和清除各种有害因素的能力。人体的免疫功能与中医学"正气"关系密切，既包括机体的防御功能，也包括特异性免疫应答。若阴平阳秘、正气旺盛、气血充盈、卫外固密，免疫功能多正常，即使外感结核杆菌也不易发病，即使发病也易于康复；若正气不足，免疫功能多缺陷或低下，HIV 感染者、老年人、孕妇、免疫缺陷病患者则容易被结核杆菌感染侵袭而罹患结核病。

从发病的病因分析，虚证源于正气虚损，临床也证明虚证患者的免疫功能多低下，有的表现为细胞免疫功能低下，有的表现为体液免疫功能低下，有的表现为细胞免疫和体液免疫功能均低下，也有的患者表现为吞噬细胞的吞噬能力等非特异性免疫功能下降。

因此，治病求本，补充正气，在很大程度上是指调整并增强机体的免疫功能，这是治疗很多疾病的基本原则。

二、肺脏与免疫的密切关系

中医主张肺主气、司呼吸、通调水道，在液为涕，外合皮毛，皮毛为一身之表，包括皮肤、黏膜、汗腺、毛发等，有分泌汗液、湿润皮肤和抵御外邪等功能。卫气的作用也是依靠肺气宣发的力量，卫气强，机体防御功能强，可以抵挡外邪侵袭，如果肺气虚，则宣发卫气的力量下降，屏障失固，外邪极易乘虚而入引起疾病，所以肺气和卫气二者是相连的，起着机体屏障的作用。肺气的宣发肃降通调水道，又与人体津液免疫密切相关。

1. 肺脏与体液免疫

津液作为构成和维持人体生命活动的基本物质，具有滋润濡养、调节机体阴阳和协调气血的生理功能，在疾病的发生发展变化中，发挥着重要的抗病免疫作用，肺脏通过对津液的生成和代谢产生影响而影响着津液的抗病免疫功能。津液之所以能输布于全身，主要依靠肺的宣发肃降功能。肺气宣发，能使津液向上，向外输布于肌表；肺气肃降，能使津液向下，向内输布于内脏。肺的宣发肃降功能正常，津液才能正常输布于全身，发挥其濡润功能。若素体肺阴不足或燥邪内侵、损伤肺阴，使肺的宣发肃降功能失常，津液不能正常输布，全身各部分就会失其濡润，影响机体的抗病免疫功能。《丹溪心法》说："识者以肺为津液之脏。"肺气通过其宣发肃降作用，将脾转输的津液输布全身，上至五官七窍，外至肌腠皮毛，内至脏腑组织。同时，肺通过宣发卫气，主司腠理开合，调节汗液的分泌和排泄；肺还将组织代谢后的浊液下输于膀胱，成为尿液生成之源。肺脏在津液代谢和调节机体阴阳中发挥着重要作用，故谓"肺为水之上源"。肺开窍于鼻，涕液为肺所主，由肺津上注于鼻所化，有润泽保护鼻腔的作用。现代研究证实，涕液中含有免疫球蛋白（如血清 IGA、IgG、IgE、SigA）、溶菌酶、干扰素等多种免疫物质。肺主呼吸，呼吸道分泌物痰液中也含有免疫物质 SigA、IGA、IgG、IgE 等，均具有杀灭细菌及中和病毒的作用。现代研究发现，肺气虚证患者鼻分泌物、唾液、气管灌洗液中细胞及体液免疫功能显著下降，鼻腔及气管黏膜廓清功能受损，说明上、下呼吸道免疫防御功能都显著下降，这正是卫外不固、反复外感的根本原因。

2. 肺卫与免疫防御

卫气属正气之一，具有重要的免疫防御功能。《素问·痹论》指出："卫者，水谷之悍气也。"卫气的分布，不受脉管的约束，运行于经脉之外，外达皮肤肌肉，内至胸腹脏腑，遍及全身，具有护卫肌表、抗御外邪入侵等功能。卫气的这种功能，与机体皮肤、黏膜、血脑、胎盘的机械屏障作用，血液和组织中的吞噬细胞的吞噬作用及体液中的非特异性杀菌物质等机体的某些天然防御功能极为相似。

由此可见，病原微生物等外邪入侵机体时，首先由卫气的屏障作用对其进行阻挡，在多数情况下，能阻止病原微生物侵入体内，保护机体健康。如果病原微生物等外邪突破了这种屏障作用，侵入机体的某一部位，气血又能与病邪做斗争，将其驱出体外，使机体恢复健康。气血的这种功能与病原微生物等抗原性异物侵入机体后，巨噬细胞将其吞噬、消化、处理，再把抗原信息传递给 B 细胞或 T 细胞，诱发免疫系统发生特异性免疫应答，最终把病原微生物清除体外的特异性免疫功能类似。

3. 肺与大肠相表里

肺与大肠相表里起源于《黄帝内经》，是中医学的基本理论之一，通腑泄热作为治疗肺结核发热及肠结核常见临床思想。近 10 年来，从事中西医结合研究的学者对这一理论进行了更加深入地研究，从文献到临床，从现代分子生物到免疫学，从胚胎学到内分泌学，从肠病及肺到肺病及肠等都进行了细致的研究，不断地从各个层次探讨肠与肺相关的机制，包括细胞水平、分子水平，而且还发现了各种机制间的内在联系。这些不仅为中医学"肺与大肠相表里"理论的研究奠定了坚实的基础，而且开辟了研究新途径。

大肠与免疫的关系：肠道拥有机体最大的黏膜相关淋巴组织，参与构成机体免疫防御的第一道防线。如肠黏膜表面的吸收细胞和杯状细胞可防止肠腔内细菌、毒素及炎症介质渗透到周围组织，以维持肠道正常功能；M 细胞可摄取大分子抗原，诱导机体产生特异的黏膜免疫反应；大量正常微生物群可激活肠道免疫系统，防御外源性致病菌的入侵。人体六腑功能正常，正气旺盛，则免疫功能正常，邪气难以致病。

三、肺结核基本治疗思想与免疫

培土生金法现代免疫学研究。在结核病诸多中医治疗方法中，培土生金法尤为突出，此法以中医朴素的脏腑五行子母相生（脾五行属土，具生化之性；肺五行属金，具肃杀之性。土生金，脾肺生理病理关系密切，脾为肺之母脏，虚则补其母，实则泻其子。）理论立法，临床以此遣方用药往往切中病机，效果显著。对于培土生金法现代学者亦做了大量免疫学研究，从顽固性咽喉炎、哮喘、支气管炎与反流性胃炎，肺系淋巴系统与消化系淋巴系统，肺系免疫系统与消化系免疫系统，肺系内分泌系统与消化系统内分泌系统，肺系炎症性疾病与胃肠菌群系统，以及对脾虚哮喘模型大鼠气道炎症的影响这些方面叙述了此治法的现代研究。谢荣名对培土生金法治疗小儿肺门淋巴结结核进行研究发现，通过增强人体脾胃的消化功能，能明显增强人体的免疫功能，增加机体免疫球蛋白含量，增强网状内皮系统的吞噬功能，提高淋巴细胞的转化率和机体的免疫防御功能，调节能量的代谢作用。将健脾补脾的治则治法与抗结核功效的中药相结合，运用于治疗小儿支气管淋巴结结核，可以通过增强人体的抗病能力，达到促进病灶的吸收和治愈作用。充分证明了培土生金这一中医经典治疗方法对治疗肺系及消化系疾病的重要性。

有人发现健脾颗粒对脾虚小鼠肠道菌群有显著的调整作用，通过使已降低的双歧杆菌、乳酸杆菌恢复到正常水平，而使脾虚时已升高的大肠杆菌、肠球菌等数量减少。由此可见，调补脾胃与调整微生态平衡、提高机体的免疫力密切相关。脾为"后天之本"和"气血生化之源"，故脾气健旺，则人体气血充盈，卫气的生成、元气的充盛、正气的强弱均有赖于脾胃的濡养。"脾旺则不受邪"，中医的一些补中益气、补脾健胃的方剂，或有升高白细胞作用，或有增强吞噬细胞活性作用，或有加强 T 细胞、B 淋巴细胞活性的作用，临床上常用于由脾气虚弱而致的免疫功能低下、体弱多病的治疗。

四、肺结核基本证候与免疫

1. 肺阴虚与免疫

国内学者多数认为虚证患者的免疫机能普遍低下，尤以外周血淋巴细胞转化试验为著，体液免疫结果不一致。南征等通过对肺阴虚患者与正常人和肺气虚患者的对比，考察其免疫功能的改变，研究结果表明，肺阴虚患者淋巴细胞转化试验显著低于正常人，亦显著低于肺气（阳）虚患者。这与国内多数研究虚证的结果一致。其研究结果同时表明肺阴虚患者血清 IgG 和 IgA 明显高于正常人和肺气虚患者，可能与肺脏分泌细胞产生 IgG 和 IgA 的功能有关。肺阴虚时此种抗体分泌功能亢进，随着病情进展，此种功能衰竭，血清 IgA 和 IgG 水平下降。即肺阴虚和肺气虚为肺脏虚证的两个病变程度不同的阶段。虚证的发生似与遗传有关，体质因素的影响可能更为重要，所以细胞免疫功能低下是否就是肺阴虚证的实质尚需进一步探讨。

2. 脾虚证与免疫

脾为后天之本，五行脾属土，与肺脏生理病理密切相关。

关于脾虚证的现代免疫研究范围较为广泛，包括体液免疫、细胞免疫、特殊免疫、局部免疫、脾虚与免疫遗传学研究。关于细胞免疫方面，北京市中医院的研究表明，脾虚患者的淋巴细胞转化率较正常人显著降低，经升血汤（黄芪、太子参、茯苓、白术等）治疗后，则可升高到正常水平。尹光耀利用 3 H-TdR 测定 51 例脾虚慢性胃病患者的淋巴细胞转化率，结果表明脾虚患者较正常人明显降低。近年来的研究表明，脾虚患者和实验性脾虚动物模型的巨噬细胞吞噬活性降低，而经健脾益气的单味药或复方治疗后，能提高巨噬细胞的吞噬能力，增强机体的非特异性免疫功能。脾虚患者及实验性脾虚动物模型的自然杀伤细胞、白细胞介素-2、干扰素活性均低下，即 IL-2-IFN-NKC 调节网水平降低，而经健脾扶正法治疗后低下的免疫功能得以恢复，因而认为 IL-2-IFN-NKC 调节网水平的降低是脾虚证的基本内涵之一。

第三节　常用抗结核中药复方的现代免疫学研究

现代研究表明，具有体外抑菌作用的中药主要有苦参、黄连、大蒜、淫羊藿、远志、北豆根、铁线蕨、五桠果科、夏枯草、猫爪草、狼毒、啤酒花、小芸香木属植物、蜈蚣、山楂、沙棘。本文主要就常用抗结核中药现代免疫学研究举例。

一、单味药

两千年前的《内经》中已有"正气存内，邪不可干"的精辟论述，这是对机体免疫功能的认识，"扶正固本"及"虚则补之"是针对性的治疗原则，涉及免疫治疗。临床实践证明，一些中药能治疗许多与免疫功能紊乱有关的疾病，今择其中主要中药的简介如下。

1. 人参

人参为五加科植物人参的根，含多种人参皂苷、香菇多糖，另含 β-榄香烯、人参炔醇、单糖、多糖，多种维生素、氨基酸、酶、胆碱等。能增加非特异性抵抗力，增加淋巴细胞、IgM 含量，增加单核—吞噬细胞系统功能，抑制肺的过氧化脂质生成，清除超氧自由基、羟自由基。

2. 黄芪

黄芪为豆科植物膜荚黄芪及内蒙黄芪的根，含黄芪苷、大豆皂苷、黄芪多糖、7-羟基-4-甲氧基异黄酮、多种氨基酸、亚麻酸和硒、锌、锰、铷等微量元素。能提高机体非特异性免疫功能，如单核吞噬细胞系统功能，作用强度与卡介苗相近，与党参合用则较卡介苗为佳；能增加脾重量及其细胞数，促进抗体生成；促溶血空斑形成细胞数增加，促 sIgA 含量上升，刺激动物迟发超敏反应，提高正常人和肿瘤患者的淋巴细胞转化，明显促进辅助 T

细胞分化成熟和部分降低抑制 T 细胞活性，增强 NK 细胞活性，降低 HBsAg 滴度，曾有报告用黄芪治疗 110 例活动性肺结核有效，但未以痰菌考核，是很初步的，然而值得进一步研究。

3. 仙灵脾（淫羊藿）

仙灵脾为小檗科植物箭叶淫羊藿、心叶淫羊藿和大花淫羊藿的全草，含黄酮类化合物淫羊羞贰、淫羊藿苷、淫羊新贰、木脂素、生物碱、挥发油、维生素 E 等。能使免疫功能低下的小鼠的脾淋巴细胞数、P 反应，单核吞噬细胞吞噬碳粒能力恢复到正常水平。淫羊藿总黄酮可使"阳虚"小鼠抗体形成细胞功能及抗体滴度趋于恢复，能显著促进阳虚小鼠淋巴细胞刺激指数，使之接近正常。促进阳虚动物的淋转，提高其 Ea 花结率；增强下丘脑垂体–性腺轴及肾上腺皮质轴（HPAA）的功能。

4. 冬虫夏草

冬虫夏草为冬虫夏草的菌座及虫体。含多种人体必需的氨基酸、半乳糖、D–甘露醇、核苷类（尿嘧啶、腺嘌呤）、亚油酸、亚麻酸、维生素 B_{12}、麦角甾醇及 15 种微量元素。虫草和虫草菌浸液可增加小鼠脾重量，使脾的蛋白质含量、细胞 DNA 和 RNA 含量明显增加，拮抗泼尼松龙、环磷酰胺和 X 线引起的脾重下降。对单核 – 巨噬细胞系统，虫草多糖和水提取物呈增强作用，明显提高血中胶体碳粒廓清速度，增加其对抗原信息的识别、处理、传递能力和通过结晶片段受体实现的对靶细胞的抗体依赖性细胞毒反应。通过刺激小鼠腹腔黏附细胞分泌高度的 IL–1，参与调节免疫反应，增强体液免疫功能，诱导小鼠脾 B 淋巴细胞表达较高水平的 IL–2 受体。对细胞免疫功能的影响，尚无公认看法，有实验证明，能起到增强作用，水提取液对小鼠胸腺细胞有与剂量相关的致有丝分裂作用，说明它能直接刺激 T 细胞增殖但作用较弱，对自然杀伤细胞活性，虫草醇提取液有增强作用。总之，对不同的淋巴细胞亚群呈增强或抑制作用，毒性极低，是一种很有前途的免疫调节剂。

5. 马兜铃酸

马兜铃酸是从马兜铃科植物马兜铃根分离的总马兜铃酸，其中马兜铃酸占 3/4 以上，含马兜铃酸 A 有显著增强吞噬细胞的吞噬能力、提高机体的抗菌能力、提高细胞免疫功能的作用，作用快、毒性极低、无不良反应，用于慢性支气管炎、窦炎、扁桃体炎、肾炎、前列腺炎，也可用于支气管扩张症，使脓痰易于咳出，迅速清除。

6.刺五加

刺五加为五加科植物刺五加的干燥根和根状茎。所含成分主要有五加甙A、B、C、D、E、F、G等。其作用特性与人参基本相同，具有调节紊乱的机体功能。使之趋于正常，有人将人参、刺五加等誉为"适应原性药物"。能增强吞噬功能。促进抗体形成，其中以刺五加甙E最强，B甚弱C则无此作用，适用于慢性支气管炎和身体衰弱的肺结核患者，但无单独的临床报告。

7.党参

党参为桔梗科植物党参的根。含皂苷、菊糖及微量生物碱等，有增强细胞吞噬功能，作用与卡介苗相近，与黄芪、灵芝合用，则强于卡介苗。

8.白术

白术为菊科植物白术的根。含挥发油15%，油中主要成分为苍术醇和苍术酮及维生素A样物质。具有非特异性免疫功能增强作用，增强细胞吞噬功能，与卡介苗大致相等，还具有增强垂体肾上腺皮质功能作用。

9.白花蛇舌草

白花蛇舌草为茜草科植物白花蛇舌草。含乌索酸、齐墩果酸、双香豆酸、豆甾醇、β谷闭醇及其葡萄糖苷和三十一烷。能增强细胞吞噬功能，促进抗体生成。尚有增强垂体－肾上腺皮质功能的作用。不良反应偶见口干。

其他中草药补骨脂、枸杞能增加白细胞数；附子、女贞子、黄精、薏苡仁能促进T细胞转化，并产生细胞因子；首乌促进抗体产生；甘草、大麦、补骨脂可抑制过敏反应；生地能保持血中激素的较高水平；地黄、金银花、黄芩和肉苁蓉有促进淋巴细胞转化作用；此外还有灵芝、玄参、肉桂、白芍、炙鳖甲等。

二、常用抗结核复方的现代免疫学研究

1.生脉饮

生脉饮来自于《内外伤辨惑论》，由人参、麦冬、五味子组成，益气养阴，可用于各种肺痨气阴两虚证。方中人参补气，麦冬养阴生津，五味子止汗生津。雷氏检测48例生脉饮和抗痨药联合治疗的肺结核患者的血清白细胞介素2（IL-2）、白介素62（IL-6）及T淋巴细胞亚群，并与48例单纯抗痨药治疗的患者及正常人进行临床对照。结果显示肺结核患者与正常人比较，细胞免疫功能低下；治疗1个月后，生脉饮组的细胞免疫功能明显增高，与化疗组比较，差异有显著性意义；与正常对照组比较差异无显著性意义；治

疗 1 个月时，痰中结核菌阴转率生脉饮组比单纯化疗组高，但 2 个月时无明显差异。结论表明生脉饮有提高肺结核患者细胞免疫功能和加快痰中结核菌转阴的作用。

2. 六味地黄汤

六味地黄汤正是治疗肾阴虚的基本方。肾阴乃人体阴液之根本，滋补肾阴可对各脏腑组织起濡润和生化的作用。肺结核是由正气不足，感染痨虫引起的。其病理性质以阴虚火旺为主。六味地黄汤可辅助治疗肺结核肺肾阴虚型。观察六味地黄丸类方辅助治疗对 38 例结核菌阳性者的免疫影响，结果显示在细胞免疫方面：治疗组治疗前后比较，CD3、CD4 显著升高，差异均有显著性意义（$P < 0.01$）；CD8 变化不大，差异无显著性意义（$P > 0.05$）；CD4/CD8 升高，差异有显著性意义（$P < 0.05$）。在临床疗效方面：治疗组在改善症状、促进病菌转阴和肺部阴影吸收方面均优于对照组。结论：六味地黄丸类方辅助治疗可提高结核菌阳性者的细胞免疫功能，升高 IgG 水平，对改善临床症状、提高疗效有一定的帮助。

3. 二冬琼玉汤（琼玉膏化裁）

琼玉膏出自《十药神书》，为抗痨名方。二冬琼玉汤为古方琼玉膏化裁。方中以天冬、麦冬为君药，具有滋阴养肺的功效。沙参、蜂蜜养肺滋阴；生地黄、百合、山茱萸、阿胶益肾养肺；太子参、黄芪、茯苓、山药、五味子益气健脾，培土生金；甘草调和诸药。全方具有养肺肾之阴、益气健脾的功能。可用于治疗初期肺结核。逄金岐等选取 100 例初期肺结核患者，随机分为实验组和对照组各 50 例，对照组采用 2HRZE/4HR 方案，实验组在 2HRZE/4HR 方案基础上应用二冬琼玉汤治疗。结果显示实验组 T 淋巴细胞凋亡率、sFas、sFasL 较对照组下降明显，有显著性差异（$P < 0.05$）。结论表明二冬琼玉汤辅助治疗初期肺结核，通过降低淋巴细胞凋亡率等对免疫调控产生影响。

4. 归芪汤（自拟方）

自拟归芪汤由黄芪、当归、百部等药物组成，补气血兼以杀虫。其中黄芪补气升阳、固表敛汗、托毒排脓、利尿消肿，可提高患者的抵抗力，止盗汗，减少病灶渗出并促使分泌物排泄。刘氏将 120 例活动性肺结核患者随机分为归芪汤组（62 例）及化疗组（58 例），治疗前后分别检测红细胞免疫指标、病灶范围、痰菌变化，并以 30 例健康人的红细胞免疫指标作对照。以探讨归芪汤对活动性肺结核红细胞免疫功能及临床疗效的影响。结果两组肺结核患者红细胞免疫功能均低于正常人（$P < 0.01$），两组治疗前后红细胞 Cab 花环

率比较均有升高，红细胞 IC 花环率改变不大；归芪汤组红细胞 Cab 花环率升高幅度优于化疗组（$P < 0.01$）。结论表明归芪汤具有增强活动性肺结核患者红细胞免疫功能的作用，能提高肺结核的治疗效果。

5. 肺痨宁（自拟方）

肺痨宁：南沙参 15 g，生地黄 20 g，熟地黄 20 g，玄参 15 g，麦冬 10 g，黄精 10 g，五味子 6 g，当归 10 g，白芍 10 g，牡丹皮 10 g，女贞子 10 g，茯苓 20 g，黄芪 15 g，陈皮 6 g，甘草 3 g。可用于气阴两虚夹瘀证肺结核。

李同霞等研究肺痨宁对复治肺结核的免疫调节作用。将 67 例复治菌阳浸润型肺结核患者随机分为治疗组（n=34）和临床对照组（n=33）。治疗组在常规抗结核治疗的同时加用肺痨宁，临床对照组只采用常规抗结核治疗，方案同治疗组。用酶联免疫吸附法检测两组治疗前及治疗第 1、第 3 个月时患者血清中白细胞介素 – 12（IL – 12）和 Y – 干扰素（IFN – Y）水平，同时以 30 例健康查体者作为正常对照组。结果治疗前，治疗组与临床对照组的 IFN – Y、IL – 12 值均低于正常对照组，差异有显著意义（F=13.9625275，q=2.898~6.975，$P < 0.05$、0.01）。治疗组治疗第 1、第 3 个月后 IFN – Y、IL – 12 水平均较治疗前升高，差异有显著性（t=2.403~9.575，$P < 0.05$、0.01）。临床对照组治疗 3 个月后 IFN – Y、IL – 12 较治疗前升高，差异有显著性（t=3.3962951，$P < 0.01$）。对照组比较，治疗组治疗 1 个月后 IL – 12 水平升高，治疗 3 个月后 IFN – Y 水平升高，差异均有显著性（t=2.4334463，$P < 0.0$）。结论显示肺痨宁可显著提高复治肺结核患者的细胞免疫功能。

中国医药学从 2000 多年前《内经》成书时起，经汉、晋、隋、唐、宋、元、明、清各代，对于人类免疫学的实践和发展曾经做出过重要的贡献。人类免疫学经历了经验阶段、实验阶段及理论阶段。现代免疫学已成为生命科学中最前沿的学科之一，并逐渐形成免疫生物学、免疫生化学、免疫生理学、免疫药理学及免疫血液学、移植免疫学、肿瘤免疫及临床免疫等分支学科，这些学科的研究将解决当代医学所面临的重大问题。而中医药免疫的理论和实践会为免疫疾病的研究和治疗开辟更广阔的前景。最近的研究表明，中医药免疫对人类治疗艾滋病、恶性肿瘤、遗传性病、血液病等取得了令人惊喜的效果。中医药学在理论与实践上要与现代医学相结合，免疫学乃是最佳对象，而两者的结合一定能为世界医学的发展做出巨大贡献。

参考文献

［1］梁定，恽敏.肺结核 X 线影像与中医辨证分型关系的研究［J］.南京中医药大学学报，1999（3）：142－143.

［2］韩树立. X 射线影像在肺结核病辨证论治中应用的构想［J］.天津中医学院学报，1995（2）：46－47.

［3］石广仁. V 型肺结核 X 线影像中医辨证［J］.天津中医，1994，11（4）：37－38.

［4］郭晓燕，张惠勇，鹿振辉，等.耐多药肺结核中医证型与痰菌及肺部病变相关性研究［J］.中国中医药信息杂志，2012，19（4）：18－20.

［5］王丹，宋昊.浅谈"阴平阳秘"与"免疫"的关系［J］.辽宁中医药大学学报，2010，12（9）：109－110.

［6］张凤峨，苏筱玲.五脏与津液免疫的关系［J］.中医药导报，2005，11（8）：1－3.

［7］丛玉隆.当代体液分析技术与临床［M］.北京：中国科技大学出版社，1999：13.

［8］李浩.护表御邪——肺主皮毛的实质［J］.中国中医基础医学杂志，1995，5（5）：5.

［9］关洪全，韩晓伟，梁洪志.试论中医"气血"学说中的免疫学思想［J］.中医药导报，2008，14（1）：7，25.

［10］王娜，傅强，赵二鹏."肺与大肠相表里"的中西医结合研究进展［J］.辽宁中医药杂志，2011，38（3）：566－569.

［11］刘燕，张庆祥，刘明.中医脾肺关系及"培土生金"理论的现代研究［J］.世界科学技术，2015，17（6）：1146－1148.

［12］谢荣名.肺门淋巴结结核从脾胃论治的体会［J］.湖南中医杂志，1991（2）：9－10.

［13］廖世新，王晓红，李德新.健脾扶正法对脾虚荷瘤化疗 NK，IL－2 活性的影响［J］.辽宁中医杂志，1996，23（5）：235.

［14］魏睦新，贝叔英.脾阴虚证体液免疫机能初探［J］.南京医学院学报，1988（1）：53.

［15］雷水贤，商振球，陈小龙.生脉饮对肺结核患者细胞免疫功能的影响［J］.浙江中西医结合杂志，2007，17（8）：467－468.

［16］劳献宁，方琼，姚丹.六味地黄丸类方辅助治疗对结核菌阳者免疫影响的研究［J］.新中医，2007，39（6）：31－33.

［17］逄金岐，蒋玉红，李同霞.二冬琼玉汤辅助治疗初期肺结核对免疫调控的影响［J］.山东中医杂志，2007，26（8）：555－556.

［18］刘清珍，周义乾，杨义明.归芪汤对活动性肺结核红细胞免疫功能的影响［J］.新乡医学院学报，1999：47－49.

［19］李同霞，仇美健，纪海玲.中药肺痨宁对复治肺结核病人的免疫调节作用［J］.齐鲁医学杂志，2006，21（1）：35－36.

下 篇

名医验案选析与经验集萃

第九章　近代医家治疗肺结核验案选析

近代以来，许多中医临床医家对肺痨病证进行了积极的探索，对其病因、病机辨证、治法、用药等从不同角度提出了自己的观点，积累了大量医案、验方，丰富了肺痨辨证论治内容。在抗结核药物诞生之前，为结核病的防控积累了很有价值的临床经验。本章精选近代医家 32 位，验案共计 39 则，以时间为轴，按地域分类，按辨证论治、兼证、变证、咳嗽、咯血、培土生金法进行分类整理，每则医案后添加按语以分析不同医家辨证用药治疗特点，类案则予以评析，以反映不同时代肺痨病证学术发展与文献研究成果。分述如下，以供读者参考。

一、萧龙友

刘某某，女，23 岁。1953 年 12 月 6 日初诊。

据述西医检查，有肺结核为患。但自身不觉疲乏，亦无咳嗽，但上楼气有作喘之势，系肺有病征，经水以前尚充，近半年来量日见少，色亦不正，唯工作不感困倦，仅腹中作痛，此乃肝脾不调所致。法当从此消息，宁肺调肝肾为治。小心将护，不宜过劳，以期服药有效。

方药：北沙参 12 g，南白前 6 g，大百合 14 g，净百部 9 g，全当归 12 g，川芎片 9 g，干生地 15 g，赤芍药 12 g，真阿胶 9 g（研后下），甘枸杞 9 g，陈艾叶 6 g，酒炒延胡索 9 g，灵磁石 15 g（先煎），生甘草 6 g。

二诊（1953 年 12 月 13 日）：服前方 3 剂，唯觉肺部发胀，他无昕苦。仍当宁肺舒气为治，小心将护，勿过劳累为要。

方药：空沙参 12 g，苦桔梗 9 g，苦杏仁 9 g，佛手片 9 g，黄郁金 6 g，大百合 12 g，净百部 6 g，制乳没各 6 g，当归身 12 g，生白芍 15 g，延胡索 9 g，蕲艾梗 6 g，真阿胶 6 g（研后下），干藕节 5 枚。

三诊：服前方 7 剂。于前方内加嫩白前 6 g，生芪皮 12 g，川芎片 6 g，蕲艾梗并增至 9 g。再 7 剂后四诊，肺已不胀，前方加天花粉 12 g。

按语：肺结核属于中医肺痨病。肺痨病病变部位主要在肺，此外还可以影响脾、肾，以肺、脾、肾这三个脏腑为病变核心，同时还可涉及心、肝，甚至传遍五脏和整体。其病理性质以阴虚为主。本患者为青年女性，肺虚不能制约肝木，肝气上逆犯肺，肺气不能肃降为喘，肝经过少腹，肝气不舒致腹痛，肝主疏泄失常，气血运行不畅，导致月经量少而稀发。肺金不足则生肾水缺乏。因此治疗以宁肺调肝肾。以胶艾四物汤为主，补肝肾养血，沙参、枸杞、百合滋阴补肺，白前、百部止咳化痰，酒炒延胡索疏肝。二诊仅余肺胀感，因此治疗上以宁肺舒气为主，加用桔梗、杏仁，宣降肺气化痰，佛手健脾行气，并以郁金、乳香、没药替换川芎，加强活血止痛之效。

二、吴菊方

（一）咳嗽盗汗案

胡某某，女，34岁。1955年10月5日初诊。

肺痨体质，咳嗽经年，时常盗汗，每于日晡夜半，必呛咳吐痰，痰色黏白。近或发热，心烦，便结，苔黄粗糙，脉缓滞涩，由胃热酿饮，饮迫上逆于肺，宗栀子豉汤加味。

方药：黑山栀7.5g，淡豆豉5g，生竹茹15g，黄郁金7.5g，姜川连4g，旋覆花10g，苦桔梗6g，法半夏15g，鲜生姜4g，炒枳壳7.5g，代赭石5g，炒牛子7.5g，新会皮7.5g。

二诊：前方诸症虽退，仅仍咳嗽，但身体瘦弱，经常潮热盗汗，咳逆心烦，属肺痨症状，精神营养疗法仍为首要，兹舌苔薄燥，胃中尚有停滞，治从肺胃皆顾。

方药：北沙参7.5g，东白薇5g，川郁金7.5g，甜百合6g，银柴胡5g，云茯苓6g，地骨皮6g，信前胡10g，建神曲7.5g，肥玉竹6g，生牡蛎5g，紫菀10g，炒枳壳6g，苦桔梗5g，炒牛子15g。

三诊：宿恙剂后渐见消除，但复外感，头痛，寒热，热重寒轻，舌苔粗糙，并有食滞，宗栀子豉汤加味。

方药：黑山栀7.5g，连翘壳5g，白蔻仁10g，淡豆豉15g，赤茯苓7.5g，冬桑叶15g，鸡内金10g，炒枳壳7.5g，信前胡15g，黄郁金5g，新会皮6g，南杏仁10g，鲜葱白2.5g，苦桔梗7.5g。

四诊：外感已除，苔转白嫩，舌根较厚，脉来细数，食入腹胀，宿恙仍咳，以宣肺宁咳和胃。

方药：甜杏仁15g，枇杷叶15g，川象贝5g，代赭石5g，法半夏10g，甜桔梗7.5g，白前根10g，广橘白10g，蒸百部7.5g，炙紫菀15g，川黄连3g，吴茱萸1g，拌炒。

五诊：肺痨咳嗽未已，新感余邪暂除，脉左细数，阴分偏亏，体弱未复，仍以原法。

方药：蒸百部7.5g，枇杷叶10g，熟枣仁7.5g，地骨皮7.5g，甜百合10g，炒牛子7.5g，北沙参7.5g，信前胡15g，紫菀5g，炒玉竹7.5g，苦桔梗5g，象贝母10g，海浮石5g。

六诊：咳甚呕吐，痰色白而质黏稠，味苦且酸，舌质红赤，脉象细数，为阴虚所致，宗陶节斋方。

方药：天门冬7.5g，象贝母10g，甜杏仁15g，麦门冬7.5g，炒山栀5g，海浮石15g，天花粉7.5g，细生地10g，肥知母5g，新会皮7.5g，云茯苓10g，马兜铃15g。

七诊：咳减大半，但咳或呕吐，吐物酸苦，述腹部中脘至脐间肌肉拘急，按摩鸣啊，小腹时或隐痛，大便艰难，粪如羊屎，舌质红，舌尖鲜绛，脉象细小，久病阴虚，津液亏耗，肝胆内热，宗济川煎加减。

方药：淡苁蓉12g，炒枳实7.5g，天门冬10g，大生地15g，广陈皮7.5g，建泽泻5g，北沙参10g，粉甘草5g，杭白芍15g，生牡蛎15g，生石决12g，郁李仁15g，左金丸10g。

（二）发热咳血案

江某某，男，49岁。1955年11月1日初诊。

反复发热，咳痰带血，咽痛，舌苔白滑，脉细数，为肺痨征象，治以清宣。

方药：苦桔梗15g，信前胡15g，白射干7.5g，南杏仁15g，炒牛子10g，金银花7.5g，象贝母10g，苏桔梗各6g，瓜蒌皮7.5g，赤茯苓10g，粉甘草5g，炒枳壳7.5g，黄郁金7.5g。

二诊：脉缓，苔滑淡黄，午后微热，咽痛减而咳嗽仍甚，肺痨宿恙兼有伏暑之邪，方仍原法加减。

方药：苦桔梗10g，佩兰叶10g，炒牛子7.5g，南杏仁15g，炒枳壳

肺结核病证中西医结合诊治精粹

5 g，广橘白 7.5 g，象贝母 10 g，瓜蒌皮 10 g，黄郁金 7.5 g，信前胡 15 g，益元散 10 g，建神曲 7.5 g。

三诊：潮热无定时，或有或无，咳痰白黏，溺色间或黄浑，脉弦滑而数，舌苔白嫩，肺痨体质，伏暑蕴于肺胃，仍当轻剂宣化。

方药：南杏仁 10 g，川象贝各 5 g，苦杏仁 7.5 g，白前根 7.5 g，枇杷叶 7.5 g，黄郁金 7.5 g，炒牛子 7.5 g，白苏子 5 g，信前胡 15 g，冬桑叶 15 g，金银花 7.5 g，冬瓜仁 15 g，六一散 10 g。

四诊：痰吐碗余，烧热悉退，舌苔白嫩，知味纳增，精神爽快，脉仍弦滑，溺带黄浊，余热未尽，方仍原法。

方药：炒赤芍 7.5 g，象贝母 10 g，苦桔梗 5 g，炒牛子 7.5 g，信前胡 15 g，冬瓜仁 12 g，川橘络 7.5 g，生薏苡仁 10 g，瓜蒌皮 10 g，黄郁金 7.5 g，南杏仁 15 g。

五诊：咳痰如脓，日午潮热，小溲黄浊，舌苔白薄，脉细缓小，肺痨虚热内蒸，宗加减青蒿鳖甲汤。

方药：嫩青蒿 10 g，炒牛子 10 g，地骨皮 15 g，生鳖甲 15 g，象贝母 10 g，牡丹皮 10 g，赤茯苓 15 g，飞滑石 15 g，云橘红 15 g，信前胡 15 g，川黄柏 5 g，炒谷芽 15 g，苦桔梗 7.5 g。

六诊：午后潮热，舌苔白滑，咳减而胸中懊恼，肺病兼痰湿郁热，再予清宣温化。

方药：新会皮 7.5 g，赤茯苓 15 g，金银花 5 g，法半夏 5 g，南杏仁 15 g，淡豆豉 5 g，连翘壳 7.5 g，佩兰 10 g，北柴胡 4 g，瓜蒌壳 7.5 g，荷叶边 15 g，黑山栀 4 g，冬桑叶 7.5 g，粉甘草 15 g。

七诊：潮热退，咳痰白黏，舌苔薄白，肢体倦怠，食纳欠佳，脉形缓小，时觉咽中干燥津液亏损，仍从肺胃兼治。

方药：马兜铃 15 g，南杏仁 15 g，炒牛子 7.5 g，象贝母 10 g，瓜蒌壳 10 g，枇杷叶 7.5 g，冬桑叶 10 g，炙紫菀 10 g，苦桔梗 5 g，蒸百部 5 g，谷麦芽各 15 g，广橘白 7.5 g。

八诊：咳痰仍甚，咳剧干呕，舌苔白薄而滑，脉象弦细，今日身微热，食欲不振，由肺胃痰滞，兼有外感，宗温胆汤加味。

方药：新会皮 10 g，炒枳壳 7.5 g，薄荷叶 4 g，法半夏 15 g，姜竹茹 7.5 g，炒牛子 10 g，云茯苓 15 g，紫苏梗 7.5 g，鲜葱白 10 g，南杏仁 15 g，苦桔梗 5 g。

194

九诊：身热已退，痰咳略畅，唯痰浊稠黏，复夹血丝，舌白嫩滑，气弱乏力，体倦神疲，仍属虚热痰滞，方仍原法更味。

方药：苦桔梗 7.5 g，南杏仁 15 g，云茯苓 10 g，炒银花 7.5 g，象贝母 10 g，炒牛子 10 g，炒赤芍 7.5 g，信前胡 15 g，紫苏子 5 g，炒丹皮 5 g，广陈皮 5 g。

按语：吴师认为肺痨咳嗽痰多为胃热上逆迫肺，以栀子豉汤清胃热，除烦，兼以旋覆代赭汤减人参以消痰下气散结，并以郁金活血解郁，川连加强清胃热治疗；兼有外感，加用葱白、连翘、藿香等解表清热；胃热较轻则以肺胃兼顾，桑杏汤清宣肺卫，润燥止咳，同时以前胡、紫菀加强止咳化痰；食滞明显则以神曲、鸡内金、麦芽等消食导滞。

三、王文选

（一）肺阴亏损，清金养肺

王某，男，32 岁。1956 年 6 月 10 日初诊。

自诉 2 年前因易感冒、咳嗽、唾清痰。继之盗汗潮热，咯血。在外医院被诊断为右肺浸润型肺结核，住院给抗结核治疗 2 个月而减轻。出院后未按医嘱继续坚持服药，仅有微咳，自以为愈。自今年入春，因患流感后，咳嗽剧烈，胸痛、咯血，胸透为两肺浸润型肺结核。给抗痨治疗，仅见小效。后来咳嗽痰中有血不止，迁延至今已半年。自觉骨蒸潮热盗汗，面色黄，两腮潮红，遗精，体乏无力，脉细舌淡红，唇赤而干。按肺痨治之，拟用清金补肺之药。

方药：青贝 4.5 g，桔梗 4.5 g，麦冬 3 g，天冬 3 g，瓜蒌仁 4.5 g，知母 3 g，茯苓 4.5 g，紫菀 6 g，冬花 6 g，阿胶珠 3 g，甘草 3 g，大枣 3 枚。

二诊（1956 年 6 月 17 日）：服药 5 剂，咳嗽略减，咯血已止，唯觉胸胀满而痛。

方药：青贝 9 g，桔梗 4.5 g，蛤粉 4.5 g，茯苓 6 g，薏苡仁 6 g，沙参 4.5 g，苏叶 3 g，枳壳 1.5 g，甘草 1.5 g，胡桃肉 9 g。3 剂，水煎食后服之。

三诊（1956 年 6 月 22 日）：胸痛减轻，再以 6 月 10 日处方 5 剂。

四诊（1956 年 7 月 1 日）：各症均有减轻，有精神，脉象沉，舌淡。当从长远打算，治宜养肺肾之阴。用下处方隔日 1 剂，或做丸自服半年，各症消失。1957 年 2 月，经胸透两肺有钙化点，就此告一段落。

方药：熟地 6 g，山芋 4.5 g，山药 6 g，茯苓 4.5 g，天冬 3 g，石斛 3 g，薏苡仁 4.5 g，菟丝子 4.5 g，紫菀 3 g，冬花 3 g，荷叶 3 g，大枣 3 枚，炙杷叶 3 g。

按语：肺结核，中医古称痨瘵、传尸，或云肺痨等名。具有传染性，属险恶之病。由痨虫侵袭娇脏，酝酿日久而成病。能损脏腑：损肺咳嗽咯血、声音嘶哑；损脾食欲不佳、便溏、肌瘦；损肾遗精、腰痛、经闭、骨蒸潮热；损肝则胸胁疼痛等；损心则盗汗、不寐、健忘等。起病在肺，继则全身患病。由于损耗津液、气血，阴阳失常，故始终以阴虚为其病机特点，治以滋阴为大法。具体运用杀痨虫绝根、补虚复元方药，如月华丸、百合固金汤、秦艽鳖甲散等著名方剂。此案例未脱离滋阴之大法，以清金养肺为主要方法。从肺着眼，肝肾滋补并未忽略。故先主治在肺，后肺肾同治，坚持久治以获效。整个药物，如二冬、二母、沙参、石斛滋补肺阴；桔梗、瓜蒌仁、蛤粉入肺化痰；阿胶补肺止血，紫菀、冬花温润肺气止咳；薏苡仁、茯苓、山药、甘草、大枣健脾；熟地、山芋、菟丝子、胡桃肉补肾；苏叶、枳壳、炙杷叶理气降逆，荷叶升清。斟酌病情，组织配伍，运用自如。

王氏治疗此病，经验丰富，临证经常告诫病家，治疗要持之以恒，强调养肺阴为正治之法。虽有服药达 1 年之久者，但此法不变。对此病中出现的血、汗、痛、寐、哑诸症状，常用验方。胸膈气结不通，胀闷不已，用：桂枝 3 g，山栀 4.5 g，柴胡 3 g，升麻 4.5 g，茯苓 6 g，木香 1.5 g，甘草 1.5 g。盗汗用：生地 6 g，白芍 6 g，山栀 4.5 g，酒柏 3 g，丹参 6 g，枣仁 6 g，甘草 3 g。骨蒸潮热用：生地 6 g，当归 4.6 g，白芍 4.5 g，川芎 3 g，知母 4.5 g，酒柏 3 g，地骨皮 3 g，丹皮 3 g，秦艽 3 g，甘草 3 g，大枣 3 枚。虚烦不寐用：丹参 6 g，沙参 6 g，枣仁 6 g，知母 4.5 g，石斛 4.5 g，柏仁 4.5 g，甘草 3 g，灯芯 3 g。声音嘶哑用：诃子 6 g，阿胶 6 g，天冬 4.5 g，射干 4.5 g，茯苓 4.5 g，麦冬 4.5 g，桔梗 4.5 g，知母 4.5 g，沙参 4.5 g，甘草 3 g，人乳汁 30 g，莱菔汁 30 g。若兼有数症，可数方加减合用。

（二）肺肾阴虚，百合固金

冯某，男，34 岁。1966 年 9 月 19 日初诊。

自述咳嗽已 3 年多，口干痰少，经医院 X 光透视检查，诊断为浸润型肺结核。住院治疗 7 个月，出院休息 5 个月。现咳嗽、咳痰、带有少量脓血，胸闷隐痛，手足心发烧，夜晚烦躁不安，盗汗，口舌干燥，饮食减少，精神疲倦，面容憔悴，言语声低。脉虚细稍数，舌边尖红。治宜养阴清肺，润肺止咳，滋肾补水。方用百合固金汤加减。

方药：炙百合 15 g，熟地 9 g，生地 12 g，麦冬 9 g，桑白皮 9 g，天冬 9 g，当归 9 g，茯苓 9 g，川贝母 9 g，知母 9 g，桔梗 9 g，山药 12 g，炙百部 9 g，红花 3 g，五味子 9 g，甘草 6 g，阿胶 9 g（烊化）。3 剂，一日 1 剂。忌辛辣酒。

二诊（1966 年 8 月 23 日）：服药后，咳嗽稍轻，口舌不太干燥，仍以原方续服 5 剂。

三诊（1966 年 9 月 2 日）：服药后觉好，嘱将原方 5 剂研为细末，炼蜜为丸，每丸重 9 g，早、晚各服 1 丸，白开水送下。连服 2 个月。

四诊（1966 年 12 月 10 日）：经透视检查，结核病灶大半钙化。仍以原方配服。

翌年 2 月 22 日又来就诊，自云经 X 光透视已钙化。

现脉缓和，精神饱满，面色红润。为了巩固疗效，嘱仍以原方再配 1 料服之后而获全功。

按语：肺主气，为清虚之娇脏，喜润恶燥，不耐邪侵。患者已咳嗽 3 年之久，阴虚火旺。火性炎上，熏灼肺阴，阴耗气伤，气阴两亏，肺金肃降之令不行，肺气上逆而为咳。虚火灼津而成痰，内蒸以为热，故痰多为黏白。日久肺络损伤，故痰中带血导致胸闷隐痛。阴虚内热，故手足心发烧。津液不能上乘，而使口干舌燥。肺虚耗夺母气以自养，则病及于脾。脾胃气虚，生化失常，故饮食减少。舌边尖红，脉虚细稍数，皆为肺阴虚有热之象。故以百合保肺安神，二地滋肾水退热而养血，使金水得以相生；百部、贝母化痰清肺止嗽，兼能杀菌；知母泄肺滋肾阴，当归润燥补血养血，桑白皮益元气之不足，泄肺气之有余，并能祛痰止咳；阿胶清肺滋肾补血益阴，兼有活络之功；红花活血去瘀出新，二冬润燥补血生津；五味子敛肺气清润滋养生津，佐以茯苓、山药以资脾胃化源；桔梗、甘草清肺利膈，升提血气，载诸药上浮，以使功能恢复。

四、姜国宏

郭某某，男，36 岁。1961 年 1 月初诊。

患肺结核已有数年，经用链霉素、异烟肼等药治疗效果不著。1960 年春于外院住院治疗。经 X 线摄片为浸润型肺结核，肺部有鸡蛋大小空洞一处，住院近 1 年效果欠佳，拟行手术治疗，患者因恐惧手术遂出院。1961 年 1 月 20 日邀我往诊。

现症：患者面瘦骨立，两颧红赤，时咳，痰如米粥样并挟血块和血丝，咳声低怯。胸闷，心悸气短，眩晕耳鸣，盗汗。肌肤燥热，手足心发热，口干不欲饮，腹胀纳呆，腹泻 4~5 次，困倦乏力仍卧床不起。舌质红而少津，舌边有齿痕，脉象沉细而数无力。

辨证属肺肾阴虚，阴损及阳，致脾阳亦虚之肺痨病。视前所服之方药，多是滋腻之品，滋腻之药多碍脾之生机，致使脾阳不足，生化乏源。故宜清金保肺之法，佐以补中健脾治之，使气旺血复，真阴即得复生。

方药：炙百合 9 g，北沙参 9 g，天冬 9 g，川贝母 9 g，白芍 6 g，人参 9 g，白及末 9 g，茯苓 9 g，山药 16 g，百部 9 g，白术 9 g，橘红 9 g，功劳叶 9 g。

二诊（1961 年 1 月 24 日）：前药连服 3 剂，食欲略增，腹泻稍减，大便仍稀溏。时咳不止，痰中仍有血块。语声低怯，动则喘息，胸痛，脉舌如前。原方加冬虫夏草以损肺补肾，增蛤蚧、三七、藕节止嗽宁喘，化瘀止血，并嘱其戒烟酒，慎郁怒，常食大枣以助脾气。进 30 剂再行诊治。

三诊（1961 年 2 月 26 日）：服药月余，食欲明显增加，食后胃胀满消退，语言较前有力，并可做一些轻微活动，神色转佳。此乃脾阳振奋，脾气日复之象。唯仍胸痛，时咳，吐痰黄黏，并兼有少量血丝，耳鸣，心悸盗汗如前，偶现便溏。脉象沉细而缓，舌质红赤，边有齿痕。

方药：茯苓 9 g，炙百合 9 g，天冬 9 g，熟地 9 g，砂仁 6 g，冬虫夏草 9 g，人参 9 g，白及末 9 g，蛤蚧 3 g，功劳叶 9 g，白芍 9 g，龙齿 9 g，山药 19 g，百部 9 g，白术 13 g，三七粉 8 g，橘红 9 g，川贝 9 g，蒲公英 15 g，金银花 13 g，冬瓜子 9 g，薏苡仁 19 g。上方每日 1 剂，30 剂后再诊。

四诊（1961 年 3 月 26 日）：服上药 30 余剂后，胸痛渐减，黄痰已少，痰中已无血丝。面有光泽，颧赤已减，睡眠增加，可做一些家务劳动，气短较前明显好转，唯仍咳嗽，午后及夜间潮热。仍见心悸、易倦，舌质淡红，舌边有齿痕，脉象细缓无力。此系脾阳渐损，气复血生，仍守原方增损，继服 50 剂。

五诊（1961 年 6 月 5 日）：服药共百余剂，诸症若失，精力充沛，饮食睡眠如常人。唯仍有眩晕、咳嗽等症，时有口干，经摄片检查，结核吸收较好，部分已钙化，右肺空洞明显缩小。守原方继服，每日或隔日 1 剂，亦可每周服药 2 ~ 3 剂。宜避风寒，慎郁怒，戒烟酒。共治疗 1 年余，诸症尽消，复经 X 线检查，结核已愈，空洞闭合，已恢复工作。

按语：痨瘵一病，固然以阴虚者为多，然而病延日久，气血耗伤。必累及于脾肾，故以肺阴不足，兼有脾肾阳衰者恒为多见，即阴损及阳致阴阳俱虚。此时若拘泥于单用清肺保阴之法，恐更易损及脾阳，有碍脾之生化，若不清金润肺则金水不生又难复其真阴。因此，宗《内经》"形不足者，温之以气，精不足者，补之以味"之旨，补肺健中以增强生化之源，养肺肾以复其真阳而治之。本例患者，初期咳嗽胸疼，继则咯血，潮热盗汗，食少纳呆，便溏腹胀，肌肤消瘦，直至卧床不起。肺、脾、肾三脏虚损之症悉见，故以培土生金合清金保肺之法治之，方中之人参培补元气，取其气旺血生之意，茯苓配山药健脾、益肺、养肾，兼以宁心。熟地养阴滋水，恐其妨碍脾阳，又稍佐砂仁疏理气机，并制其滋腻之性，使之滋阴而不得阳，行气而不耗阴。白芍酸寒柔肝而安脾，百部治虚劳咳嗽，北沙参合炙百合，养阴清肺，宁嗽止咳。肾为气之根，肺为气之主，故又用蛤蚧、冬虫夏草等填精益髓，大补肺肾，配白及末、三七粉敛肺祛腐生肌，以促进肺空洞之愈合，至于龙齿以收敛浮火，金银花、蒲公英等品是为清肺中之毒热而用之。患者经治以来，脾肾之阳渐振、食欲增、便泻止、化源复，则五脏俱得其养。总之，此案为痨瘵之重症，初病在肺，久则累及脾肾，施治之法，以扶元保正，不忘祛除病邪，清金润肺而又重治肺肾，标本兼顾，而收全功。

五、雷声远

张某，24 岁，未婚。

1973 年因肺结核，在银川市人民医院行手术切除治疗。术后仍然胸痛、咳嗽。经中西医治疗多日，病无好转，且精神越加疲惫，形体消瘦。胸痛、咳嗽依旧，时咳黄痰或清水。每夜盗汗，烦热，失眠，头晕，食少，大便溏软，但二三日 1 行。口干不饮，月经逐渐减少，迄已 3 个月不行。自感病危。舌质绛苔少，两颧发赤，面容娇嫩。双目炯炯，神光外露，语声低微，发音嘶哑。脉细弱而数。

辨证：肺痨末期，阴竭阳脱。

治法：益肾固本，养阴滋肺。

方药：生地、熟地各 9g，生白芍 9g，天冬、麦冬各 9g，知母 9g，贝母 9g，牛蒡子 9g，沙参 9g，五味子 6g，生山药 18g，首乌藤 9g，茯苓 9g，杏仁 9g，桑皮 9g，莱菔子 9g，水煎服。

二诊：上方服 3 剂，初服药时，溏泄 1 次，继服 2 剂未泄，所有症状，均有好转，脉变为五至而细弱。原方不动，再进 3 剂。

三诊：药后各症继续好转，尤其盗汗已止，睡眠也佳，且饮食增加，可说是生机有所恢复。脉之细弱有所起色。嘱原方再进 6 剂。

四诊：药后，夜热、盗汗、咳嗽、胸痛、失眠诸症皆已消失，食欲大增，精神又较前为好，语言清利，颧赤已息，唯月经未至，脉象尤弱。依法拟制丸剂，以资药力持续。方药：生地、熟地各 60g，天冬、麦冬各 60g，知贝母各 60g，鸡内金 20g，沙参 60g，茯苓 30g，桃杏仁各 30g，丹皮 20g。蜜丸每重 10g，朱砂为衣，早晚各服 1 丸。

随诊：逾 3 年，有少妇抱婴儿来舍，面容白胖，举止活跃，问姓名，但笑不答。一再追问，言其即肺痨将危、救之复活之张某。

按语：此患者肺结核术后，属于肺痨病之末期，肺肾阴虚，肺气宣降失司，故咳嗽、胸痛，阴虚则盗汗、烦热，月经不行，舌绛苔少，脉细数；阴损及阳，脾肾不足，故头晕、食少便溏，语声低微。双目炯炯，神光外露，则为阴竭阳脱之相，病情危重，治疗以益肾固本，养阴滋肺。以二地、二冬滋肺肾之阴，生山药、首乌藤健脾益肾，沙参、麦冬滋阴润肺，茯苓健脾，杏仁、莱菔子化痰降气，知母养阴，桃仁止咳平喘，且能活血，鸡内金消食健脾固护中焦。诸药共同作用，转危为安，月经调和，故能有子。

六、刘春梅

巩某，女，59 岁。1989 年 10 月 24 日初诊。

患者消瘦，时干咳少痰，低热、盗汗，两颧发红，口燥咽干，手足心热，有时咯血，便秘、溲赤。舌质红无苔，脉细数。X 光摄胸部后前位片，提示两上肺结核浸润期。检查：白细胞 11 800，红细胞沉降率 115mm/h。证属肺阴亏损，拟滋阴润肺，百合固肺汤加减治疗。

方药：百合 30g，生地 24g，元参 30g，川贝母 15g，桔梗 12g，麦冬 20g，当归 15g，百部 30g，地骨皮 30g，白芍 15g，甘草 6g。水煎服。连服 15 剂。

二诊（1989 年 11 月 6 日）：低热、盗汗消失、咯血止，便秘减轻，并且干咳、口干咽燥、舌红少苔好转，脉细数。检查：白细胞 6300，红细胞沉降率 98 mm/h。原方继服。

三诊（1989 年 11 月 26 日）：进药 20 余剂，经检查红细胞沉降率 74 mm/h。仍守上方加熟地 20 g，又连服 15 剂，自觉症状消失，精神好转，肌肉渐见丰满，舌质红，脉虚细。效不更方，继服 20 剂。后经胸部后前位片复查：双肺纹理清晰，未见条索状阴影。检查：血常规正常，红细胞沉降率 20 mm/h。嘱其继续抗痨治疗月余，半年后复查，未见复发。

按语：本病案患者干咳少痰，午后颧红潮热，口燥咽干，低热盗汗，便秘，均属一派阴虚内热、热耗津液之象。《丹溪心法·痨瘵》倡"痨瘵主乎阴虚"，突出了病理重点，确立了滋阴清热的治疗大法。故投百合固肺汤加减，以生地、元参、地骨皮滋阴清热为君；百合、麦冬保肺滋阴以润燥为臣；当归、白芍、川贝母养血育阴润燥为佐；桔梗、百部清金杀虫。合而用之，可使阴液渐充，虚火自靖，肺肾得养。

七、邢锡波

（一）外感风热

崔某，男，38 岁。

患者因感冒而诱发咳嗽，吐白色泡沫痰已月余，近两周来曾咯血 3 次，多时达 200~300 毫升，后服中药咯血已止。今因饮食不节，咯血又作，头晕，气短，自汗，潮热，心悸，烦热，胸胁作痛，咯血呈鲜红色。

检查：胸片示两肺浸润性结核，红细胞沉降率 43 mm/h。脉弦数有力，舌红，体胖，舌净无苔。

辨证：风热犯肺，热迫血行。

治法：清宣风热，凉血止血。

方药：鲜茅根 24 g，功劳叶 24 g，百部 24 g，生地 24 g，大蓟 15 g，小蓟 15 g，丹皮 12 g，生赭石 12 g，白芍 10 g，黄芩 10 g，侧柏叶 10 g，花蕊石 10 g，浙贝 10 g，藕节 10 g，大黄 6 g，黄连 6 g。

连服 3 剂，咯血不作，仅痰中带有血丝，时杂有少量血块，午后已不潮热，心中不烦，胸胁痛减。脉虚数，咳嗽不减。是肺热已减，但肺中风热尚未肃清，宜前方加宣肺止嗽之品。

方药：功劳叶 24 g，百部 24 g，鲜茅根 24 g，生赭石 12 g，大蓟 12 g，小蓟 12 g，浙贝 10 g，前胡 10 g，瓜蒌仁 10 g，黄芩 10 g，黄连 10 g，白芍 10 g，藕节 10 g，桑白皮 10 g，花蕊石 10 g，仙鹤草 10 g，冬虫夏草 6 g。

连服 4 剂，咳嗽已减，痰中无血，精神好转，身觉有力，脉象虚软而略数，是肺中之风火外透。宜改用养阴健脾、理肺之剂。

方药：百部 24 g，生地 15 g，元参 12 g，生山药 12 g，沙参 10 g，川贝 10 g，花蕊石 10 g，炒白术 10 g，生赭石 10 g，甘草 6 g，狼毒 1.5 g，冬虫夏草 1.5 g，蜈蚣 1 条，吉林参 1.5 g，雄黄 1.2 g（后 5 味同研冲服）。

此方共服 5 周，诸症消失，身体健壮，食欲增加，后略于调剂而愈。

按语：患者咳嗽吐泡沫痰，由感冒而诱发，是风热袭肺所致，继而咳嗽带血，甚至大口咯血，系风热犯肺，伤及阳络。内热盛故身潮热，心躁烦而头晕，风热留滞胸中则胸胁作痛，咯血后阴气损伤无以维阳，则虚阳外越，而自汗。此例皆由肺气先伤，因风热内犯而诱起旧病、新病结合，则病发急促。选用鲜茅根配合十灰散，生地、大小蓟、丹皮、侧柏叶清热凉血止血，并加用花蕊石化瘀止血，藕节、仙鹤草收敛止血。黄芩、黄连清热泻火，生赭石潜降，并配合宣肺化痰止咳，功劳叶、冬虫夏草补虚退热。待邪去正虚，以吉林参、白术、甘草健脾，山药、元参、生地、沙参养阴润肺，且蜈蚣、狼毒破积散结、通络除痼疾。因感受风热之邪诱发疾病，先祛风热，后以养阴健脾治其根本。共收全功。

（二）肺肾阴虚，养阴润肺

佟某，男，34 岁。1945 年 5 月 8 日初诊。

半年来咳嗽，吐白痰，身倦无力，午后心烦，潮热。3 个月来痰中带血，近 5 日咳嗽加重，睡眠不好，胸痛，大口咯血，头晕，饮食减少。胸片示右肺上部浸润性肺结核。脉弦数，尺部虚软无力；舌质红，苔薄白。

辨证：肺肾阴虚，虚火上炎。

治法：养阴清火，润肺止血。

方药：生地 24 g，鲜茅根 24 g，丹皮 12 g，大蓟 12 g，小蓟 12 g，代赭石 12 g，仙鹤草 12 g，瓜蒌仁 12 g，百部 10 g，北沙参 10 g，侧柏叶 10 g，茜草根 10 g，藕节 10 g，花蕊石 10 g，冬虫夏草 6 g，川贝 6 g，阿胶 6 g，白及末 6 g（冲服）。

二诊：连服 3 剂，咯血已止，痰稍略带血丝，胸痛减轻，潮热已迟，脉象已渐缓和。前方减大小蓟、茜草根、侧柏叶，加健脾和胃剂。

三诊：连服 1 周，痰中已无血，胸不作痛。脉弦细无力，舌淡红。肺热已清，脾胃已健，脾土生肺金，化谷已充肺。继以健脾育阴、益气养荣之剂。

方药：生地 24 g，山茱萸 15 g，生山药 15 g，百部 15 g，元参 15 g，白术 10 g，钟乳石 10 g，北沙参 10 g，川贝 6 g，甘草 5 g，冬虫夏草 1.5 g，蜈蚣 1 条，人参 1.5 g，雄黄 1.5 g，朱砂 1.2 g（后 3 味研面冲服）。

此方随证略有加减，共服 45 剂，症状消失，饮食正常，体质健壮。经胸片复查，结核病变已基本稳定。

按语：本例体虚正气不足，精气不充，则肺气不宣，外邪侵肺，先伤肺阴。肺阴亏耗，虚火内生，则咳嗽，潮热，咳久伤及肺络，出现咯血、胸痛。首诊用生地清热滋阴止血；鲜茅根清热生津凉血，丹皮配生地治阴虚发热，丹皮使热退而利于阴生，生地则使阴生而热退，大小蓟、花蕊石、侧柏叶、茜草根、藕节等凉血止血；冬虫夏草滋肺补肾，止血化痰；阿胶滋阴补血止血；瓜蒌仁清热化痰，百部、沙参润肺止咳，川贝化痰止咳；白及收敛止血。患者热退血止。二诊、三诊取培土生金法，以健脾养阴、益气养荣之剂，较长期服用，方能促进病变好转，症状消失。

八、田种昇

外邪化热

张某，男，46 岁。1981 年 3 月 4 日初诊。

患者有肺结核病史 10 年余。近 10 天来发烧，咳嗽气喘，吐痰黄稠。经抗痨药治疗，体温仍持续在 39 ℃以上，热势夜重昼轻。伴口渴心烦易怒，神疲形瘦。痰液化验脓细胞（+）。胸透右肺中叶可见 4 cm × 4 cm 空洞，边缘不清，有液平面。红细胞沉降率 103 mm/h。白细胞 $13.8 × 10^9$/L，中性粒细胞百分比 0.86，淋巴细胞百分比 0.14。舌光红，少苔，脉细数。诊为肺痨。证属暑温邪伏阴分。治宜滋阴润肺，清热解毒。

方药：青蒿 15 g，鳖甲 12 g，地骨皮 12 g，知母 10 g，生地 12 g，百部 10 g，丹皮 10 g，生石膏 15 g，芦根 60 g，甘草 6 g。水煎服。

服药 6 剂后，体温降至正常。上方去生地、生石膏，加冬瓜仁 15 g。又服 10 剂，胸透示吸收好转。共服 23 剂诸症消失。

按语：该患者素体阴虚，肺经邪热内伏。复感外邪，引动伏邪，热毒炽盛，灼伤肺阴，故发热夜重晨轻；咳嗽气急乃痰浊阻肺，失于宣降；邪热损其精微，故神疲形瘦。结合他证，肺气阴两虚证显。治以养阴润肺，兼以清热祛邪为宜。正如吴鞠通云："邪气深伏阴分，混处气血之中，不能纯用养阴，又非壮火，更不得任用苦燥。"方中鳖甲益阴清热；青蒿清热透邪；两药相配，滋阴清热，内清外透。兼以生地、地骨皮、知母养阴清热；丹皮泄血中伏热，助青蒿以透络；石膏清里热；百部苦降止咳；冬瓜仁排脓消痈；芦根清肺热而生津。诸药相合，滋中有清，清中能透，养阴而不留邪，祛邪而不伤正。故药到病除，短期收功。

九、邓星伯

黄某，男。

先患咳嗽，继则音哑，已经年余。迩来咽喉红痛，汤饮作呛，名曰喉痹。胸胁左边隐痛，面浮足肿，小溲欠利，大便溏薄，气喘心慌，大腹当脐板硬，拒按，语怯，症已著，难许完璧。备方商进。

方药：蛤蚧尾（研末吞）1.5 g，甜杏仁 9 g，紫菀炭 6 g，西洋参（另煎冲）3 g，川贝母 9 g，海浮石 9 g，霍石斛（另煎冲）3 g，蛤黛散（包）15 g，诃子肉 6 g，大白芍 9 g，款冬花（炙）6 g，冬虫夏草 4.5 g，凤凰衣 4.5 g，猪肤（刮去油毛）15 g，青铅 21 g。

丸方：西洋参 9 g，炙鳖甲 15 g，夜明砂 9 g，蛤蚧尾（酒洗晒干）1 对，地骨皮 15 g，炒青蒿 9 g，獭肝 12 g，人乳粉 9 g，坎气（炙）1 条，大麦冬 15 g，冬虫夏草 9 g，制首乌 15 g，鲜生地汁 30 g，银柴胡 9 g，黑木耳 9 g，紫草 9 g。上味研为细末，入河车汁加面糊为丸，如梧桐子大，每服一钱半（4.5 g）。

按语：本病例五脏俱损，已达危殆之境。邓老汤丸并进，斟酌完备。方中西洋参、蛤蚧尾、坎气，生津、平喘、纳气之治。又取古方猪肤汤、凤凰衣用作开音。獭肝治传尸，古人治痨疾之用。人乳、河车扶正，冬虫夏草补肾，柴胡、青蒿、地骨皮、鳖甲养阴撤邪，复入化痰止咳之味，药物齐备，组合得当，未识能否臻效，但亦费苦心矣。此人参、蛤蚧、青蒿、鳖甲、月华数方组成之加减方，其中以血肉有情之味填治真阴，较为突出。此系痨疾伴音哑（金破不鸣）之危重病例，用药对症，堪可为法。咽喉红痛处，用珠黄散吹患处，1 日多次。

附方：珠黄散（手抄本马氏（《青囊秘传》）：西黄1分，辰砂1钱，珍珠3分，滴乳石，月石1分5厘，寸香3分，雄精1钱，儿茶1钱，梅片2分，煅人中白1钱5分，共研极细末，瓷器或玻璃瓶盛贮听用。

主治：喉痈溃烂，腐及蒂丁（悬雍垂），汤饮难进，亦治小儿喉痈。

用法：吹或喷在患处。1日多次。

十、施今墨

音哑喉痛　培土生金

宋某，男，27岁。

咳嗽已半年，音哑近4个月，经天津市立结核病院检查为浸润性肺结核。现症：咳嗽不多，音哑喉痛，食欲不振，腹痛便溏，日渐消瘦。舌苔白垢，脉象滑细。久嗽不愈，伤及声带，遂致发言嘶哑。肺与大肠相表里，肺气不宣则腹痛便溏。脾胃不强则消化无力，食欲减退，营养缺少，身体消瘦。幸无过午潮热、夜间盗汗之象，阴分未见大伤，尚冀恢复可期。拟清肺健脾以治。

方药：炙白前5g，炙紫菀5g，半夏曲10g，炙百部5g，化橘红5g，枇杷叶6g，炒杏仁6g，野於术5g，土杭芍10g，焦薏苡仁6g，紫川朴5g，云茯苓10g，冬桑叶6g，苦桔梗（生炒各半）6g，诃子肉（生煨各半）10g，粉甘草（生炙各半）3g，凤凰衣6g。

二诊：服药2剂，大便好转，日只1次，食欲渐增，咳嗽甚少，喉痛减轻，音哑如旧，仍遵前法治之。前方去桑叶，加南北沙参各6g，炒苍术6g。

三诊：前方服4剂，大便已正常，食欲增强，精神甚好，咳嗽不多，音哑虽未见效，但觉喉间已不发紧。

方药：诃子肉（生煨各半）10g，苦桔梗（生炒各半）6g，粉甘草（生炙各半）3g，炙白前5g，化橘红5g，黛蛤散（马勃5g同布包）6g，炙百部5g，炒紫菀5g，炒苍术6g，云茯苓10g，白杏仁6g，炒白术6g，紫川朴5g，凤凰衣5g，土杭芍10g。

四诊：前方服4剂，现症尚余音哑未见显效外，他症均消失，专用诃子亮音丸治之。

方药：诃子肉（生煨各半）30g，苦桔梗（生炒各半）30g，粉甘草（生炙各半）30g，凤凰衣15g。共研细面，冰糖120g熬化兑入药粉做糖球，含化服之。

按语：肺伤音哑，即古人所谓"金破不鸣"，治宜清肺。便溏纳少，治宜健脾，即前世医家所谓"培土生金"之意。本案通过脾肺双治，咳嗽便溏等症状消除甚速。治声音嘶哑，用诃子亮音丸最效，施师用之多人，演员每以此方作为保护声带之常备药。

十一、孙润斋

肺痈案（结核性脓胸发热）

荆某，男，60岁。1978年1月4日初诊。

患结核性脓胸在本院外科造瘘引流，兼用抗痨药物治疗。患者自述近日来手足心发热，难以忍受，常欲冷水浸渍，尤以日晡时较重，体温腋下37.5 ℃，并伴咳嗽、胸痛，痰黏量少、难以咳出，口干咽燥，曾用红霉素及中药治疗，效果不著，而始来就诊。观其舌质绛红无苔，脉细数。中医辨证为热毒内蕴，烁煎肺阴，阴液亏损，虚火炽盛。治法：养阴降火，活血解毒。方用千金苇茎汤加味治之。

方药：苇茎60 g（先煎代水放药），薏米25 g，冬瓜子30 g，桃仁9 g（杵），鱼腥草60 g，金银花30 g，赤小豆30 g，黄芩10 g，丹皮12 g，沙参12 g。水煎服。

二诊（1978年1月7日）：遵上方连服3剂，手足心发热大见好转，唯现咳嗽、痰多，缘热毒壅肺，酿津成痰，痰热瘀阻，肺失肃降，故见咳嗽而吐痰浊。在本方基础上再伍以宣肺止咳化痰之品。

方药：苇茎60 g，薏米25 g，冬瓜子30 g，桃仁9 g（杵），鱼腥草60 g，金银花30 g，桔梗12 g，杏仁10 g（杵），紫菀15 g，沙参12 g，杷叶12 g，知母10 g，百部10 g，甘草6 g，水煎服。3剂。

三诊（1978年1月10日）：上方服3剂后，病情大见好转，咳嗽、胸痛基本消失，痰易咳出，脉象较前有力，舌尖稍红，药既中病，勿庸更张，仍宗前法续进。

四诊（1978年1月13日）：病情基本痊愈，未巩固疗效，防其复发，照上方隔日服1剂。

本病计服药13剂，诸症悉愈。

按语：结核性脓胸属于中医学的"肺痈"范畴。本例为肺痈的后期，余热未清，肺阴为邪热煎熬日久，伤耗过甚，故现手足心发热，日晡时分尤甚。其脉细数，舌绛少苔，亦阴液亏损之象。中医学对肺痈记载首见于《金匮要略》并提出用千金苇茎汤治疗。苇茎汤清化痰热、活血排脓，是治疗肺痈的一个良方。本病以此方为基础，再伍以鱼腥草、金银花、黄芩、赤小豆等以加强清热解毒之力；并用凉血活血的丹皮，滋阴降火的沙参、知母，润肺化痰的杏仁、杷叶、百部等。诸药相互为用，相得益彰，共奏清热化痰、滋阴降火、活血解毒之功。马元仪说："肺胃之阴津液，心脾之阴血脉，肝肾之阴真精。"因肺为娇脏，易受外邪之侵而为病，尤其受脓毒之浸润，熏灼日久，其液之伤耗，势所难免。故本例在千金苇茎汤的基础上加以解毒养阴、化痰肃肺之品较为妥帖，故获速效。

十二、李斯炽

（一）肺痨案

王某，男。

初诊：患者久患肺间掣痛，咳嗽，气紧痰多，盗汗，神气疲乏，失眠，周身及四肢骨节疼痛，精神不佳，舌红，少津，脉细数。经西医检查，确诊为肺结核，入院治疗为时已久，病情未见改善。

辨证：肝肾阴亏，肝阳上逆，肺气失肃。

治法：涵养肝肾潜阳，兼肃肺气。

方药：石决明 12 g，玉竹 9 g，杭白芍 9 g，杏仁 9 g，白及 9 g，浙贝母 9 g，麦冬 9 g，女贞子 9 g，夜交藤 9 g，牡蛎 12 g，山药 15 g，甘草 3 g。4 剂。

二诊：咳嗽失眠减轻，周身疼痛减缓，但肩背仍酸痛，精神不振，舌脉无大变化。仍本前方进退。

按语：本案由于肝肾之精血受损而导致肝阳上逆，故出现盗汗、失眠、脉象细数、舌上少津等一系列肝肾阴亏阳亢之候。肝主筋，肾主骨，肝经"上贯膈"，阴津为燥热所伤，筋骨关节及筋脉不能得到濡养，故发为胸部及周身四肢骨节疼痛。燥气上干，肺失肃降故有咳嗽、气紧痰多之症。阴损及阳，故神气疲乏。故用玉竹、杭白芍、女贞子、山药、夜交藤以育肝肾之阴；用石决明、牡蛎以潜阳；用杏仁、浙贝母、麦冬以清肃肺气；加白及、甘草以补肺虚。

（二）肺痿案

施某，男，63 岁。1970 年 6 月 11 日初诊。

患者久患肺结核及风湿性关节炎，经反复治疗均未见效果。目前手足冷痛，屈伸时关节部位疼痛更甚，晚上足膝尤冷，咳嗽喘气，胸中烦闷，吐白色泡沫痰甚多，觉有气往上冲，恶心少食，睡眠欠佳，心悸，耳鸣，入夜即视力减退，腿膝无力，脉象浮大，重按若无，舌质紫红，上布白腻苔。《素问·痹论》说："肺痹者，烦满，喘而呕。"本案患者胸中烦闷，咳嗽喘气，气逆恶心，与肺痹之主症颇相类似，故应属肺痹范畴。《素问·痹论》说："风、寒、湿三气杂至，合而为痹。"其外症手足关节冷痛，为寒邪偏胜之痛痹。寒湿伤于皮肤经络久而不已，则内合于肺而成肺痹之证。究其久患肺痨，睡眠欠佳，心悸，耳鸣，入夜视力减退，舌质紫红，脉象浮大，显属阴亏之证；而手足冷痛，舌苔白腻，又属寒湿之证；寒湿蕴痰，阻痹肺气，故咳嗽气喘，胸中烦闷；寒湿阻痹中阳，故恶心食少。其关节屈伸时更痛，腿膝无力，寒湿阻滞关节有之，阴虚筋失濡养亦有之。其气逆上冲，晚上足膝尤冷，肺气不降有之，阴虚阳亢亦有之。此种素禀阴虚，又兼寒湿之证，治疗颇多碍手，补阴分则恐阴药腻湿，祛寒湿又恐燥烈损阴。此类证型只宜养阴分不过用滋腻而兼施通降，除寒湿不过用苦燥而兼以甘淡之法，用白芍、玉竹、桑枝、牛膝、甘草养阴柔筋而不滋腻，且兼有通络除湿之效；用百合、沙参、白果、瓜蒌养肺而兼有降气之力；用藿香、豆卷、茯苓、苍术除寒湿、逐秽浊，而不过于损阴。看来用药似乎杂乱，因有此种病即应服此类药。

方药：白芍12g，玉竹12g，桑枝30g，牛膝9g，百合12g，沙参12g，白果9g，瓜蒌20g，藿香9g，豆卷12g，茯苓9g，苍术9g，甘草3g。4剂。

二诊（1970年6月19日）：服上方4剂后，小便增多，自觉胸闷稍舒，咳喘稍平，白痰减少，腿膝稍觉有力，手足冷痛有所好转，睡眠渐趋正常。仍感虚火上冲，口中干燥，晚上仍觉足冷，纳食不香，心悸，耳鸣，舌质仍紫红，白腻苔稍减，脉象寸关微浮，此寒湿之邪稍减，但阴分仍嫌不足，考虑气根于肾而藏于肺，肺气不降则肾气不纳，故气逆上冲，应在上方中加入降肺潜阳培肾之品。

方药：白芍12g，玉竹12g，桑枝30g，牛膝9g，丹参12g，知母9g，苍术9g，苏子30g，法半夏9g，牡蛎12g，菟丝子12g，甘草3g。

三诊（1970年6月28日）：服上方后，自觉诸症大减，一身轻快，饮食改善，二便正常，咳喘渐平，心悸减轻。但耳鸣未止，手足关节尚有轻微胀痛，口干不思饮水，舌质稍红，白腻苔渐退，两手寸关脉仍浮。此肺气稍降，气机有宣泄之势。再本法，用滋降兼除湿通络。

方药：苏子（打）9g，磁石 9g，神曲 9g，牡蛎 12g，菟丝子 12g，玉竹 12g，玄参 9g，知母 9g，白芍 12g，桑枝 30g，苍术 9g，牛膝 9g，甘草 3g。4 剂。

服上方 4 剂后，诸症若先自觉全身无病。后经随访，已基本恢复健康。

按语：李老认为肺痨合并风湿性关节炎，病机为素禀阴虚，又兼寒湿。阴虚可有失眠、心悸、耳鸣、入夜视力减退；筋失濡养，则屈伸不利；寒湿阻滞，则皮肤关节手足冷痛；寒湿蕴肺，则咳嗽、气喘、胸中烦闷；寒湿阻痹中阳，故恶心食少。此类证型宜养阴分不过用滋腻而兼施通降，除寒湿不过用苦燥而兼以甘淡之法，用白芍、玉竹、桑枝、牛膝、甘草养阴柔筋而不滋腻，且兼有通络除湿之效，用百合、沙参、白果、瓜蒌养肺而兼有降气之力；用藿香、豆卷、茯苓、苍术除寒湿、逐秽浊，而不过于损阴。合并肾气不足，气逆上冲，可用苏子、半夏降肺，菟丝子培肾，牡蛎潜阳。加减使用可收全功。

评析：上六案，分别从肺结核兼感外邪、痨病兼音哑喉痛，结核性脓胸，以及结核合并风湿性关节炎辨证论治。结核病合并其他病变为临床所常见。可见痨虫不单可以侵袭肺脏，还可以四处蔓延，引起肺外病变，如痨虫上侵喉头、气道，则引起"喉疮失音"等，侵袭三焦膜系，膜系受损，可见结核性脓胸。现代医学多诊断为"喉结核、声带结核""结核性风湿症"等。肺痨兼感外邪，取"间者并行，甚者独行"法则，病分缓急，治分先后；音哑案一则培补真阴，一则培土生金。医案中记载千金苇茎汤治疗脓胸，诃子亮音丸治疗音哑，今亦为临床所常用。

十三、姚树堂

马某，男，35 岁。1965 年 7 月 12 日初诊。

主诉咳嗽、盗汗、神疲、纳差 7 个月。患者素体单薄，喜吸香烟。去年冬季，开始慢性咳嗽，服用止咳药不愈。之后日渐消瘦，精神疲乏，四肢无力，入夜盗汗淋漓。口干咽燥，心烦易怒，饮食减少。西安医学院附属医院 X 线诊断为"空洞型肺结核"。因对青霉素、链霉素过敏，服异烟肼后，感觉胃脘不适，不思饮食。改来我院要求中医治疗。检查：形体消瘦、神疲颧红，痰中带血。X线拍片与外院诊断符合。舌象：舌质红，苔薄黄。脉象：沉细而数。西医诊断：右肺中空洞型肺结核。中医辨证：肺气阴虚，脾虚气虚。治法：滋阴补气，培土生金。

方药：白糖参9g，麦冬30g，黄芪15g，白芍15g，沙参30g，川朴花9g，莱菔子15g，佩兰叶12g，生石膏9g，桔梗9g，枣仁30g，合欢皮15g。

煎服法：水煎，每日1剂，早晚各温服1次。连服3剂。

二诊（1965年7月16日）：药后，自觉精神稍有好转，盗汗减少，口干亦不甚，睡眠亦稍安。效不更方，继服3剂。

三诊（1965年7月20日）：咳嗽减少，痰少、已无血丝，睡眠正常。上方去枣仁、合欢皮，加百合30g。3剂，继服。

四诊（1965年7月24日）：饮食增加，精神基本恢复，咳嗽止。舌质红，苔薄白。脉一息五至。前方去佩兰叶、生石膏，继服6剂。

五诊（1965年8月10日）：病情显著好转，盗汗止，口亦不干。唯感每日下午精神稍差，无力。前方去川朴花、莱菔子，加阿胶15g（烊冲）。6剂，水煎服。

六诊（1965年8月11日）：药尽，诸症皆愈。X线显示病灶全部吸收，空洞愈合。嘱其坚持体育锻炼，注意生活起居，戒烟。不再用药。

按语：痨瘵或肺痨，皆因禀赋薄弱。或起居不慎，酒色劳倦。或忧思恼怒，情绪低落。耗伤津液气血，使正气先亏，则病菌乘虚而入，感受为病。若正气内守，虽逢传染机会，亦不致染此病。可见自身条件是致病关键，外因仅是致病的条件而已。

本病主要病变部位在肺。但肺虚又要夺母气自养，病累及脾，症见神疲乏力、气短纳差。而脾为生化之源，脾虚致水谷精微不能上输于肺，则肺亦虚。金水相生，肾精亏耗，则虚火上扰。肺阴不足，则不能下荫于肾。阴虚火旺，故见盗汗、潮热、颧红。水不涵木，则肝阳偏亢，故心烦易怒。肺阴受伤，清肃失职，故气上逆而咳。肺络损伤，则咯血；津液不能输润于口，则口干咽燥。此外，舌红赤，脉细数，皆一派阴虚之象。方中白糖参、黄芪，补气；麦冬、沙参、白芍、百合，润肺生津；石膏、桔梗，清虚热，利肺气；莱菔子、川朴花、佩兰，健脾理气；枣仁、合欢皮，养血安神。使气阴旺盛，虚热减退，脾胃健运，则痨证得愈。

十四、孔光一

陈某，女，32岁。

1993年发现患有肺结核，用抗结核药治疗发生过敏反应，引起高烧、皮疹，经治疗热退，但未再进行抗结核治疗。1997年因患扁桃体炎，用罗红霉素再度引起强过敏反应，高烧半年不退，肺结核进行性加重。X线显示左肺结构不清，用激素治疗维持。2001年2月28日初诊时日服泼尼松30 mg（6片），面部呈满月面容，每日寒热起伏，热起左胸憋闷，咳嗽阵作，痰黄量多，寐差，食欲不振，大便欠调，月经短促、量少。舌苔黄腻，左脉弦滑。诊为痰热壅肺，气滞湿阻，处以小柴胡汤合三仁汤加减。

方药：柴胡10 g，半夏10 g，黄芩10 g，桔梗10 g，连翘10 g，蒲公英15 g，苏子梗各6 g，白芷10 g，赤芍10 g，白蒺藜15 g，白蔻仁6 g，枳壳10 g，厚朴15 g，百部10 g，川贝母8 g，生薏苡仁20 g，丹皮10 g。

服上方1个月，发热渐退，痰量减，激素减1片。舌中后部仍有黄腻苔，右脉弦滑。前方去桔梗、蒲公英、枳壳、白芷、生薏苡仁，加青蒿10 g，鱼腥草30 g，茯苓15 g，青陈皮各6 g，黄柏10 g。本方加减续服，又1个月后激素减2片，体温降至37 ℃以下，至半年时低热退净，激素停服，肺结核未继续发展，X线显示左肺透明度明显增高，病情稳定。

按语：肺结核在被人类基本征服半个多世纪后卷土重来，结核菌的变异及耐药性使治疗极为困难。而本例患者又对抗结核药及抗生素过敏，使得病灶不断发展、蔓延，致使左肺结构几近全部破坏。本例中医病机为邪毒内壅，痰热内盛，兼以血瘀湿滞。治疗上首当祛除邪毒、化痰清热、畅利三焦。然而由于病程已长，患者体质已虚，祛邪亦不可峻利，故孔老选用小柴胡汤之柴胡、半夏、黄芩和解清热；以蒲公英、白芷、百部、川贝母解毒化痰；以苏子梗、厚朴、枳壳开胸理气；以赤芍、丹皮凉血活血；以桔梗、白蔻仁、生薏苡仁宣上、畅中、利下，使邪有出路。其后的加减化裁使方药更具有针对性，如以青蒿退虚热，以鱼腥草加强清热解毒力度，后期还可用太子参、麦冬益气益阴以固本，从而遏制了病情的恶化，使病情逐渐稳定。

十五、周仲瑛

郭某某，女，51岁。2002年3月11日初诊。

患者于 2002 年 1 月 25 日开始发热，开始诊断为上呼吸道感染，用抗生素治疗 10 天热仍不退。后经胸科医院查胸片确诊为"左上肺结核"，用西药抗痨 1 个月，不良反应重，出现面部红赤、皮疹恶心等症状而不愿再用抗痨西药。遂转求中医诊治。刻下症见口干多饮，舌苔薄腻，脉细。证属肺虚阴伤，热毒瘀肺。治宜养阴润肺，清热解毒，化瘀散结。

方药：功劳叶 10 g，白薇 12 g，地骨皮 12 g，南北沙参各 12 g，大麦冬 10 g，平地木 20 g，制黄精 12 g，生甘草 3 g，炒黄芩 10 g，炙桑皮 10 g，猫爪草 20 g，炙百部 12 g，瓜蒌 10 g。10 剂，常法煎服。

二诊（2002 年 3 月 22 日）：自觉症状平稳，偶见咳嗽胸闷，咳痰不多，口稍干，背部隐痛，食纳良好，舌苔薄黄腻，舌质暗，口唇紫黯，脉细弦。证属肺虚络瘀，气阴两伤。

方药：南北沙参各 12 g，大麦冬 10 g，太子参 10 g，猫爪草 20 g，泽漆 10 g，炙百部 10 g，制黄精 10 g，平地木 20 g，炮山甲 5 g（先煎），炒黄芩 10 g，煅牡蛎 20 g（先煎），白及 10 g，羊乳 15 g，片姜黄 10 g。14 剂。

三诊（2002 年 4 月 5 日）：胸片检查提示左上肺结核，经治病灶基本趋向好转稳定，无痰，口干不显，胸不闷，纳佳，苔薄黄腻，舌质红，脉细滑。3 月 22 日方去片姜黄，加川百合 12 g，炙桑白皮 10 g，改炙百部 15 g。28 剂。

四诊（2002 年 5 月 16 日）：近况平稳，仅咽部悬雍垂经常下垂，有梗塞不舒感，余无明显不适，舌苔黄，舌质暗，脉细滑。查咽后壁淋巴滤泡增生，3 月 22 日方去炮山甲、片姜黄，改泽漆、炙百部 15 g，加川百合 12 g，挂金灯 5 g，生黄芪 12 g，失笑散 10 g（包煎）。21 剂。

五诊（2002 年 6 月 11 日）：复查胸片示右上肺病灶趋向吸收，无胸痛、发热、咳嗽等症状，稍有胸闷，呼吸不畅，脉小弦滑。证属肺虚络损，气阴两伤。

方药：南北沙参各 12 g，麦冬 10 g，炙百部 15 g，平地木 20 g，羊乳 15 g，牡蛎 25 g，炮山甲 10 g（先煎），白及 10 g，炒黄芩 10 g，丹参 12 g，猫爪草 20 g，泽漆 12 g，川百合 12 g，制黄精 10 g，太子参 10 g，生黄芪 12 g。21 剂。

一直服上药治疗。2002 年 9 月 10 日查胸片提示肺结核经治病灶已愈，多次痰检结核菌显示为阴性。

按语：本例患者西医诊断为肺结核，但服抗结核药出现严重不良反应而无法耐受，无法继续以西药治疗。本案周老根据中医理论治疗肺痨，以补虚培元、抗痨杀虫为基本原则，据舌质暗、口唇紫黯，辨证为热毒瘀肺。以养阴润肺、清热解毒、化瘀散结立法。药用南北沙参、麦冬、百合养阴润肺；黄芩清肺化痰解毒；猫爪草、泽漆、百部化痰散结；穿山甲、失笑散活血化瘀散结；太子参、黄芪益气养阴。诸药合用，共奏扶正补虚、活血解毒之功。抗结核药物对结核杆菌具有明显的抑菌或杀菌作用，但临床对于无法耐受抗痨药不良反应、肝肾功能不全、对抗痨药物过敏或已有耐药性的患者，运用抗结核西药治疗具有一定的困难，为西医治疗难点所在；此时如能同时配合中医中药，运用中医理论，辨证论治，揭示上述现象的证候学规律，从扶本的角度达到改善症状、减轻抗痨药的毒副反应作用，一方面可增强抗结核的效果；另一方面可为西药治疗提供有利条件，即"增效减毒"，为中西医结合治疗结核病的重要切入点和思路。

评析：抗结核药物过敏目前仍为临床常见。上三案均为服用抗结核药物过敏后转为中药治疗，案一从脾胃论治，培土生金，扶正祛邪；案二从邪毒痰热着眼，除邪毒、化痰清热、畅利三焦而取效；案三辨证为热毒瘀肺，以养阴润肺、清热解毒、化瘀散结立法而收工，为我们留下了宝贵的临证经验。

十六、孙鲁川

（一）补脾气生金案

潘某，女，31岁。1954年9月14日初诊。

患肺结核2年，长期用抗痨药治疗，其病时好时歹。半月以前又患感冒，感冒愈后，宿疾不已，来院门诊。面浮不华，形体消瘦，言语低怯，精神萎靡，咳嗽咳痰，痰带血丝，动则心悸、气短、出虚汗。食少嗜卧，大便溏泄，午后稍有潮热。舌质胖嫩，苔白稍腻，脉象细弱兼数。

辨证：肺脾气阴两伤。

治法：双补脾肺。

方药：牡蛎散加减。生黄芪9g，党参6g，生牡蛎30g，生龙骨19g，五味子6g，浮小麦18g，生甘草9g，云茯苓12g，茜草根6g，汉三七3g（研细冲服）。水煎服。

二诊（1954年9月28日）：上方连服12剂，咳减血止，午后潮热、气短、汗出均减大半。既见效果，再以上方出入。

方药：生黄芪9g，党参6g，生龙牡各18g，云茯苓12g，五味子5g，当归身9g，生甘草6g，生白术12g。水煎服。

三诊（1954年10月11日）：上方服12剂，以补土生金，脾肺之气渐振，汗泄均止，潮热已退，食欲好转，周身气力增强。继予上方加减续进。

方药：生黄芪9g，党参6g，生龙牡各18g，当归9g，杭芍12g，生甘草6g，白术12g。水煎服。

遵上方服药30余剂，至1954年12月30日，经X线透视检查，示两肺结核已全部钙化。

（二）补脾阴生金案

田某，男，36岁。1962年5月10日初诊。

1961冬季患感冒，治疗未愈而中辍，以后经常咳嗽、胸痛。今春以来又患感冒，咳甚而喘，有时咳痰带血。经某医院X线透视诊断为"左肺浸润型肺结核"。服异烟肼、鱼肝油等，2个月以来效果不显。目前，咳声短促，咳痰带血，口燥咽干，皮肤干涩，胸胁隐隐作痛，午后手足心热，饮食逐渐减少，周身酸楚乏力。舌苔薄黄，边尖红绛，脉象弦细兼数。

辨证：肺脾阴虚，热伤肺络。

治法：养阴清热，化痰止血。

方药：麦冬汤加减。北沙参9g，麦冬12g，白芍15g，生地18g，半夏9g，生山药18g，桑白皮12g，杏仁9g，炙枇杷叶12g，连翘18g，金银花12g，鲜茅根60g，鲜小蓟30g。水煎2遍，日分2次温服。

上方连服12剂，咳痰已不带血，咳嗽、午后手足心热明显改善。胸胁隐痛减而未除，仍用前方去小蓟，倍白芍，加川贝9g，以肃肺平肝。服药3剂，痛止，咳痰亦少，继守原方化裁。服药一个半月，诸症悉平，体重增加，恢复劳动。1961年7月28日来院行X线透视，示左肺结核已钙化。

按语。生生子说："治虚痨须先健运脾胃，然后徐用本脏补药，则无不成功。"孙老治疗以上2例，皆宗此说，补土以生金。补脾气生金案属肺虚则卫气不固，津液外泄为汗。脾虚则健运失职，水谷下趋为泄。汗泄兼作，气阴两伤也。《难经》云："损其肺者益其气，损其脾者调其饮食，适其寒温。"脾肺气虚，方用牡蛎散，重用黄芪、党参、白术、甘草以补脾气。补脾阴生金案属脾肺阴虚，方用麦冬汤，重用沙参、麦冬、白芍、生地、山药以滋脾阴。一补脾气而生金，一补脾阴而生金，是因病同而因异，故用药亦迥然不同。

十七、陈昆山

廖某某，女，51 岁。1991 年 5 月 9 日初诊。

主诉：低热，汗出，烦躁伴进行性消瘦 3 月余。经检查发现右肺结核，在南昌市某医院住院治疗无好转，X 线、CT 检查提示右肺上中下叶结核、间质性肺炎。血常规：WBC 升高，ESR 加快。予以"三联"抗痨、丁胺卡那、头孢哌酮钠、头孢他定等西药抗感染治疗 2 月余，仍罔效。刻下诊：形体消瘦，面色憔悴，语言低微，午后低烧，五心烦热，极度烦躁，汗出，胸闷气短，咳嗽痰少，色白黏稠，头晕，全身乏力，失眠多梦，口酸，食欲差，大便干，舌质红，苔中后部黄黑、厚腻有津，脉细数略滑。脉症合参，余师辨证为痰热胶结伏肺、气阴受损。师曰：治疗中见黄黑厚腻苔渐退，病有转机，热才能退。其法应清热涤痰，益气养阴。

方药：黄连温胆汤加减。陈皮 10 g，法夏 12 g，瓜蒌皮 15 g，胆星 8 g，川贝 10 g，竹沥 20 mL（冲服），黄芩 20 g，黄连 8 g，蚤休 30 g，白蔻仁 10 g，地骨皮 30 g，北沙参 15 g，生地 15 g，甘草 6 g。水煎服，7 剂。

二诊（1991 年 5 月 16 日）：患者自述服上药后病情大减，体温基本正常，现感心悸，肠鸣，大便日 2 次，黄黑苔已减，尤以舌根部黄黑腻苔明显减少，脉细略滑，此病有转机，但应加强清泄肠腑之热，使热结有出路，故按前方加大黄 5 g，4 剂，水煎服。

三诊（1991 年 5 月 20 日）：患者自述体温基本正常，午后体温 37 ℃，五心不热，胸闷气短除，黏痰极少，纳增，微咳，舌红，黄黑腻苔已退大半，脉细无力，此余邪未尽，虚象尤存。方药：太子参 I5 g，北沙参 15 g，石斛 15 g，地骨皮 15 g，黄芩 15 g，黄连 6 g，瓜蒌皮 15 g，胆星 8 g，蚤休 15 g，生地 15 g，甘草 6 g。4 剂，水煎服。

服上药后血常规检查正常，摄片示病灶趋于硬结。患者无不适感觉，嘱服健脾益气养阴之剂，以治其本。

按语：肺痨，应立足辨证，此案属痰热胶结伏肺，气阴受损，治疗时应抓住痰热之主要矛盾，兼顾气阴，故用此法治疗则苔减热退，得心应手，二诊加大黄，肺与大肠相表里，使痰热有出之路，奏效更捷。

十八、梁映寰

余某，男，29岁。1993年9月6日初诊。

患者因咳嗽、气促、发热23天，X线检查示亚急性粟粒性肺结核、肺气肿、双下胸膜增厚、粘连。于1993年7月17日收入某结核病医院，经抗结核药物四联及护肝、营养、支持疗法及对症治疗，临床症状好转。但发热持续，午后较甚，体温波动在37.9℃~38.5℃，经物理降温、冬眠疗法及激素治疗，未能使体温下降，遂停退热西药。于住院50天转请中医诊治。刻诊：患者消瘦，面色潮红，仍有咳嗽、咳痰、气促、汗多，动则更甚，睡眠饮食尚可，舌淡、苔白腻，脉数无力。诊为肺结核发热，证属肺肾两虚型。治宜益气健脾、止咳化痰、滋阴清热。方药：党参、山药、茯苓、鳖甲、薏苡仁各30g，地骨皮、酸枣仁各20g，半夏、知母、银柴胡各10g。共3剂，每日1剂，水煎服。

二诊（1993年9月9日）：药后发热渐退（37.5℃），咳嗽、气促、出汗均减，舌淡、苔白腻，脉数稍有力，药已中疾，效不更方，守方去半夏，加沙参30g。

三诊（1993年9月23日）：守一诊方续服10剂，热已退尽，体温37.0℃，面有润色，睡眠、饮食均正常，舌淡红、苔白，脉细略数。此乃正气渐复，仍守方去银柴胡、薏苡仁，加黄芪20g，首乌、桑寄生各30g，又服20余剂，身体渐复，复查X线胸部摄片示肺组织部分纤维化。建议出院，在门诊继续治疗。

按语：肺结核初起在肺，日久则累及脾肾，肺虚耗夺母气则见脾虚，脾虚不能输布津液，则病及于肾。本例经抗结核治疗后症状好转，但发热始终未能控制而致阴液耗损，故见气阴两虚证。梁老治以甘温除热法，用党参、山药、薏苡仁、茯苓健脾益气；知母、鳖甲滋阴清热；地骨皮、银柴胡除虚热；半夏降气除痰；酸枣仁养心安神，益阴敛汗。药证合拍，发热尽退，守方调治月余，足见其用药精炼独到。

十九、姚贞白

周某，男，13岁。1930年4月初诊。

患者病经七八月，初期畏寒发热，曾按疟疾治疗未减。继见烧热连绵，咳嗽、声嘶、痰血、鼻衄、胸胁牵痛，自汗、盗汗、日燥思饮等症，又杂进寒热补泻之方多剂，病情加剧，奄奄一息，家属焦急，延余诊治。时见患者卧床不起，精神萎靡，形容憔悴，面赤唇干，咳嗽、痰中带血，声音嘶哑，日晡及夜间潮烧、盗汗，食少思饮。大便旬日始一行，小便短赤。脉象乍按弦数，有时反现濡滑且芤。舌干红，如镜面。此缘病邪久羁少阳，烧热日久，气津两伤，灼及真阴，肺燥胆热，脾弱肝旺，病属虚痨。治当首重枢转，清热润燥，兼固气阴，扶正除邪。

方药：醋炒柴胡6g，醋炒法夏9g，酒炒黄芩4.5g，醋炙鳖甲12g，醋炒青蒿6g，鲜白茅根30g，大寸冬9g，地骨皮9g，炒杭芍6g，生甘草3g，白人参6g（另煨兑服）。

另用粳米60g，煎汤代水煨药。每服兑入梨、藕汁各一匙。

二诊：上方服2剂，面赤、潮烧略退，咳嗽、痰血、鼻衄较减，但咳时胸胁牵痛，自汗、盗汗未止，便秘、溺黄。口燥未除，思饮，食少。脉弦数而滑，芤象渐减。舌仍干红、如镜面。病势非轻，治则仍守原意。

方药：白人参6g（另煨兑服），胆炒柴胡6g，炒杭芍6g，酒炒知母6g，广橘络6g，醋炒法夏9g，酒炒黄芩4.5g，醋炙鳖甲12g，醋炒青蒿4.5g，地骨皮9g，鲜白茅根30g，小红枣5枚，生甘草3g。

三诊：上方服3剂，面赤及晡、夜烧热略退，咳减，痰血、鼻衄已止，自汗、盗汗渐收，思饮亦减，声嘶渐宣。食少，面容仍憔悴，大便尚秘，溺仍黄。脉弦滑微数、芤象已无。舌上渐布津液，微有薄苔。此证得枢机，气津渐回，但病久阴虚，内热难尽，况脾胃失调，肠燥不润。亟宜益气养阴，清热润燥。

方药：白人参6g（另煨兑服），空沙参9g，大寸冬9g，干地黄9g，醋炙鳖甲9g，银柴胡6g，炒知母4.5g，地骨皮9g，生甘草3g，五仁丸1丸，生蜂蜜一匙调服。

四诊：上方服3剂，烧热退，便秘通，溺黄转淡，自汗、盗汗收敛。咳少，声嘶渐复，口中和，思饮食，面色转现苍白，仍消瘦。脉滑缓无力，舌红、苔薄白有津。此属病退，气血两虚，心脾不足，宜再滋养调理。

方药：苏条参6g，空沙参6g，大寸冬9g，全当归12g，炒怀山药9g，炒杭芍6g，广橘络6g，地骨皮9g，云茯神12g，甜杏仁6g，炙甘草3g，建莲子9g（去心），炒黑小豆9g。

五诊：上方服3剂后，诸症悉去。饮食日渐增加，精神较振，仅肌肤瘦弱，颜面苍白。病至此，已由险境转入坦途。赓续下方，调补滋养，病遂全瘥。

方药：苏条参6g，空沙参6g，全当归12g，炒杭芍6g，云茯神12g，建莲子9g（去心），炙杷叶3片，炙甘草3g，小红枣9枚，炒黑小豆9g，东阿胶15g（烊化兑服）。

按语：首从少阳枢转和解，抓住病机变化的主要矛盾。方中用胆炒的柴胡，醋炒的半夏、鳖甲，酒炒的黄芩、知母等品，是别出心裁；以苦辛宣泄，舒运肝胆，佐酸甘化阴，释开合之机，拓除羁伏已久之病邪。后连连扶正，滋润津液气血，遂起沉疴。

评析：上四案，均以发热为主要症状。案一养阴血以潜降虚热。案二化痰热，通腑气，通腑泄热。案三培土生金，甘温退热。案四和解少阳，祛除伏邪。同病异治，足见中医辨证之精髓。

二十、陆观虎

李某，症状：头痛、发冷，发热，咳嗽，痰黏，半年余未瘥，羸瘦。脉沉细而数。舌质红，苔黄。

辨证：肺痨内热受风。

治法：清解风热，止咳化痰。

方药：冬桑叶6g，大贝母6g（去心），山楂炭6g，冬瓜子6g（杵），炒赤芍6g，生枇杷叶6g（拭毛包），前胡6g，杭甘菊6g，炒青蒿6g，白前6g，鲜茅根6g。

方解：以前胡、白前降肺气而止咳清热；桑叶、杭甘菊疏风热、止头痛；加青蒿清内热以祛其发冷；冬瓜子、枇杷叶止咳嗽；大贝母润肺化燥痰、散结清热；鲜茅根清肺热；赤芍泄肝散瘀；山楂炭消食。服3剂如稍减，嘱彼复诊。

二诊：服药3剂后，发热已退，咳嗽稍减。仍发冷头晕，痰黏。脉细，舌质红，苔微黄。风邪已去，内热未清，痰黏未化，再以清热化痰法治之。

方药：嫩白薇6g，炒青蒿9g，大贝母6g，炒赤芍6g，生枇杷叶6g，杭甘菊15g，冬瓜子9g，陈皮丝15g，栀子皮15g，猪赤苓各6g，黛蛤散9g（包）。

方解：以嫩白薇、炒青蒿清其内热而祛发冷；炒赤芍、栀子皮泄肝清热；杭甘菊治头晕；冬瓜子、枇杷叶止咳嗽；大贝母、黛蛤散化热消痰；陈皮化痰和胃；猪赤苓利湿。

按语：此证应列入虚劳门，今特先提出 1 例，作为后学启蒙，俾使有一影响，再深入研讨。此患者久咳不止，已入痨证，又感风邪。故治法重在先清风热，佐以止咳化痰之品。所以不用养阴清肺滋腻之药，其目的是以防风邪久留，恐其病更盛而转剧。服初诊方 3 剂后，痰热仍留恋末去，故仍发冷，痰黏头晕。古人有"无痰不成晕"之说，故仍用清热化痰法，以使热清痰化而痨咳自可稍轻，用清金利肺法徐徐调之，始告痊愈。

二十一、何任

（一）韩某，男，43 岁。1965 年 2 月 22 日初诊。

1954 年患肺结核及支气管扩张而行左肺上叶切除术，1957 年以来经常咯血，或痰中带血，到 1964 年年底才止。长期服用抗结核药异烟肼，近因症状加剧，来杭就医。十余载来，咳痰量多，喉间受冷热等气刺激，即痒作呛，咽干而痛，胸闷气急，伴轻度潮热，体易疲乏，苔白，脉细。

方药：北沙参 9 g，干地黄 12 g，浮海石 9 g，糯稻根 9 g，代赭石 9 g，川贝母 4.5 g，炙百部 4.5 g，天冬、麦冬各 12 g，旋覆花 9 g（包）。5 剂。

二诊（1965 年 3 月 10 日）：上方连服 10 剂，症有好转，咳嗽及咳痰量均减少，咽痛已除，寐安纳佳，二便调匀，胸闷气急，喉痒咽干尚存。治以原法加减。

方药：北沙参 9 g，代赭石 9 g，玄参 6 g，浮海石 9 g，五味子 1.5 g，安南子 6 g，仙鹤草 12 g，川贝母 4.5 g，天冬、麦冬各 12 g，旋覆花 9 g（包），炙百部 4.5 g。5 剂。

三诊（1965 年 4 月 3 日）：上方连服 15 剂，咳嗽及咽干喉痒均除，偶有干咳，天气变化时略感胸闷。续用原法收功。

方药：党参 9 g，代赭石 9 g，野百合 12 g，诃子 3 g，干地黄 12 g，炙兜铃 6 g，川贝母 6 g，旋覆花 9 g（包），五味子 1.5 g，炙百部 4.5 g，炒阿胶珠 12 g，黛蛤散 12 g（包），三七粉 24 g（分 2 次冲），天冬、麦冬各 9 g。5 剂。

按语：该患者肺疾多年，又加上反复咯血，体力逐渐消耗。根据其咽痛、潮热、咳呛、脉细等症，辨证为肺阴不足、肃降无权。冲气上逆，则咳呛更剧。久咳则肺气发泄，中气亦虚。据叶天士："有年久咳，都从脾肾子母相生之治。"肺为娇脏，宜润宜养，然化痰理气也不可偏废。在施治中初以润肺降逆化痰，接方略加敛肺之品，末以润肺理脾，化痰止咳，并摄纳肺肾之气为治。立法仿金匮麦门冬汤、旋覆代赭汤、生脉散之意，收到满意疗效。值得注意的是，患者过去长期失血，方中用仙鹤草、黛蛤散、三七粉之类，即防患于未然，此亦"治未病"之旨。

（二）马某，男，30岁。1965年1月5日初诊。

患肺结核，经常咳嗽、咳痰，痰中带血，久而不已。

辨证：阴虚血热，痰壅气阻。

治法：润肺凉血，化痰顺气。

方药：旋覆花（包）9g，代赭石9g，白茅根12g，海浮石12g，浙贝母9g，藕节12g，茜根炭6g，仙鹤草12g，蛤粉炒阿胶9g，粉丹皮4.5g，生谷芽15g。5剂。

按语：何老认为，咯血由肺而来，常因肺阴素虚，热伤肺络，血随咳出。然而，血热的原因，既有阴虚内热，也有痰壅气阻、郁而化热，两者相兼，使热势更剧，因而肺阴更伤，于是痰血陆续随咳而出（不咳而咯出谓之咯血）。故阴虚血热、气逆呛咳是咯血的主要原因，治咯血之法，就应在养阴凉血止血的同时，降气化痰，痰去则气顺，气顺火亦降，而咯血可止。本例为肺结核咯血，久病耗伤肺阴，痰热郁阻，肺失清肃，损伤肺络而致。治法以养阴凉血止血的同时，配合降气化痰，兼用旋覆花、代赭石，使气平血和，痰血即止。方药对证，而取得疗效。

二十二、王致让

冯某，男性，34岁。1966年9月19日初诊。

自述咳嗽已3年多，口干痰少，经医院X光透视检查，诊断为浸润型肺结核。住院治疗7个月，出院休息5个月。现咳嗽、咳痰带有少量脓血，胸闷隐痛，手足心发热，夜晚烦躁不安，盗汗，口舌干燥，饮食减少，精神疲倦，面容憔悴，言语声低。脉虚细稍数，舌边尖红。治宜养阴清肺，润肺止咳，滋肾补水。方用百合固金汤加减。

方药：炙百合15g，熟地9g，生地12g，麦冬9g，桑白皮9g，天冬9g，当归9g，茯苓9g，川贝母9g，桔梗9g，山药12g，炙百部9g，红花3g，五味子9g，甘草6g，阿胶9g(烊化)。3剂，1日1剂。禁忌辛辣食物及酒。

二诊（1967年8月23日）：服药后，咳嗽稍轻，口舌不太干燥，仍以原方续服5剂。

三诊（1967年9月2日）：服药后觉好，嘱原方5剂，研为细末，炼蜜为丸，每丸重9g，早晚各服1丸，白开水送下。连服2个月。

四诊（1967年12月10日）：经透视检查，结核病灶大半钙化。仍以原方配服。翌年2月22日又来就诊，自云X光显示病灶已钙化。现脉缓和，精神饱满，面部红润。为了巩固疗效，嘱仍以原方再配一料服之，而获全功。

按语：肺主气，为清虚之娇脏，喜润恶燥，不耐邪侵。患者已患病3年之久，阴虚火旺。火性炎上，累灼肺阴，阴耗气伤，气阴两亏，金肃之令不行，肺气上逆而为咳。虚火灼津而成痰，内蒸以为热，故痰多为黏白。日久肺络损伤，故痰中带血导致胸闷隐痛。阴虚内热，则手足心发烧。津液不能上乘，而使口干舌炽。肺虚耗夺母气以自养，则病及于脾。脾胃气虚，生化失常，故饮食减少。舌边尖红，脉虚细稍数，皆为肺阴亏虚化热之象。故以百合保肺安神，二地滋肾水退热而养血，使金水得以相生；百部、贝母化痰清肺止嗽，兼能杀菌；当归润燥补血养阴；桑白皮益元气之不足，泄肺气之有余，并能除痰止咳；阿胶清肺滋肾补血益阴，兼有活络之功；红花活血祛瘀生新，二冬润燥补血生津，五味子敛肺气滑润滋养生津，佐以茯苓；山药以资脾胃化源，桔梗、甘草清肺利膈，升提血气，载诸药上浮，以达到功能恢复。

二十三、李继昌

李某，女，14岁。1973年5月15日初诊。

患者2个月来剧咳不止，痰少黏稠微黄，并伴午后潮热、盗汗、口燥咽干、食欲不振、神疲体瘦、大便干燥等症。曾在某医院行X线检查，确诊为"Ⅱ型肺结核"。脉象细数，舌赤唇红，此属阴虚肺燥，肺失清肃，宜养阴润肺，化痰止咳。

方药：沙参15g，炙紫菀5g，百部15g，陈皮15g，杏仁15g（捣），白前10g，炙冬花15g，马兜铃10g（布包），柏子仁25g，生甘草5g，冰糖50g。

二诊（1973年6月1日）：服上方2剂后咳止，咽中微有痰，尚有潮热盗汗，大便仍干，舌尖红，脉细数。系阴液未复，虚热未平，守前方加生地9g，玄参10g，麦冬15g，桑叶10g。

三诊（1973年6月12日）：服上药2剂后，病情大有好转，潮热已退，盗汗全止，大便正常，唯饮食尚差，脉细弦，舌苔白腻少津，以培土生金为法。

方药：沙参10g，苏条参10g，白术5g，怀山药15g，波蔻5g（捣，后下），莲子10g（捣），鸡内金10g，玉竹15g，麦冬15g，石斛15g，甘草5g。

服上方 3 剂后，饮食增加，各症悉平。

按语：该患者前两诊中症见潮热盗汗、咯吐黄黏痰、口舌干燥、大便干燥等一系列阴虚肺燥的症状。故临证具体用药选用沙参、生地、玄参、麦冬等养阴润肺药物，陈皮、杏仁、白前、冬花等药物健脾化痰理气平喘。经过两诊治疗，盗汗便干等燥热症状均明显减轻，凸显出舌苔白腻少津的脾虚湿困征象，故在养阴清肺的基础上少加白术、山药、波蔻（白蔻）、莲子、鸡内金等健脾益气之品，以杜生痰之源。

评析：以上四则医案都以咳嗽为主症，具体论治思路及用药会因所涉及脏腑的不同而略有差异。案一是内伤外感，先表后里的论治思路，该患者虽咳嗽日久成痨，但是脏腑虚损不甚，整个疾病以表邪为主，故临证用药时选用青蒿、菊花、桑叶等辛凉透邪之品，用枇杷叶、白前、茅根、冬瓜子等偏凉的药物以宣降肺气止咳。稍佐山楂炭、陈皮等药物健运脾胃，以表"培土生金"之义。赤芍、茅根以清血分郁热。栀子、黛蛤散以清肝经郁热，以防木火刑金。全方用药轻清辛凉透邪之品。案二属经年久咳、治从脾肾。此案病情较案例一重，且脏腑虚损较重，阴虚尚未明显燥热。此案用药加入北沙参、干地黄、天冬、麦冬、玄参、阿胶珠等滋补肺肾之品，体现"金水相生、肺肾同源"之义，加入糯稻根、党参等健脾药物，以培土生金。因有咯血病史，故加入仙鹤草、三七粉等药物。整体用药以滋补肺肾津液为主，稍佐酸敛肃降肺气、健脾生金之品。案三属阴虚化热病例，脏腑虚损较前两个案例重，热邪已经影响血分而咯血。故临证用药以百合固金汤为主以滋补肺肾、止咳化痰，加红花、阿胶以补血、活血、止血，加五味子以酸敛肃降肺气，加百部以镇咳化痰抗痨。最后以蜜丸缓求善后。案四咳嗽案主要是肺和大肠、两太阴失调有关。应用柏子仁、玄参、麦冬、紫菀等具有润肠通便的药物，使阳明肠腑得通，加陈皮、白蔻、鸡内金等健运脾胃药物，以培土生金。总之，以上四种咳嗽医案从不同角度阐释了治疗咳喘的临床切入点，起到抛砖引玉、启蒙后学的作用。

二十四、华廷芳

甘寒清热，止咳止血

田某，女，17 岁。1953 年 3 月 22 日初诊。

发病年余，咳嗽吐血（红色），气短心跳，无力自汗，头眩，目黑疼，后背疼，大便燥，脉细数。

方药：当归，白芍，生地，荷叶，竹茹，毛根，老节，川军，柏子仁，茯神，生桑皮，元参，寸冬，木通，生柏叶。水煎服。

服药后诸症大效，乃以此方加远志、沙参、五味子、山药、山萸肉、黄芪、杏仁、乳香、没药、阿胶、陈皮、云苓、双叶、杷叶，守服 10 余剂，丸药 1 料，病痊愈。

按语：发病年余，可谓久矣。咳嗽吐血，已波及肺之本脏受伤，伤肺之络，故吐血矣。无力自汗、心跳气短、后背疼乃因肺之本经有病，故多见此等症状。大便燥，因肺与大肠相表里，肺病不能肃降，津液不润于肠，故多燥干。脉见细数，则属久病伤阴，非同大实大热者可比，故以甘寒清热、止咳止血之药治之，而收全效。方中用当归、白芍、生地、荷叶、生柏叶、毛根（茅根）、老节（藕节），清热止咳止血；竹茹通其脉络；川军下降，直折其火；元参、寸冬以增液；生桑皮补肺，治虚损劳伤；柏子仁、茯神，安神止悸；木通利血脉关节。初则以止血为急务；继则以沙参、黄芪、五味子、山药、山萸肉宁血补虚；后则以阿胶、山药、乳香、没药，滋其化源，行其余痰。补而不热，寒而不凝，收而不涩，故能收到全功。

二十五、岑观海

张某，男，45 岁。1963 年 9 月 13 日初诊。

1943 年开始患肺痨病，经常咯血，于北海市某医院先后住院 7 次，诊断为肺结核。1958 年出差，途中咯血，于湛江专区某医院住院 2 个月，确诊为浸润型肺结核。经中西医治疗效果不著。前后 20 年，时轻时重，一直没有正常上班。诊见形体消瘦，面色苍白，精神萎靡，自觉咽喉深痒，干咳痰少，咯吐鲜血一茶杯许，胃纳减退，下午低热（37.5 ℃），两颧泛红，懒言少语，舌红少津，脉细数。X 线检查示两肺上野可见大小不等的片状阴影，边缘模糊，密度不匀，左上肺可见部分钙化灶，心膈未见异常。

辨证：阴虚火动，肺金被刑。

治法：甘凉滋润，宁络止血。

方药：党参 15 g，干地黄 20 g，茯苓 9 g，阿胶珠 9 g，川贝母 7g，藕节 30 g，白及 9 g。水煎服，每日 1 剂。

二诊（1963 年 9 月 17 日）：上方连服 3 剂后血止，但咳嗽更甚，余症同前。守上方去白及，加五味子 6 g，麦门冬 9 g。

三诊（1963 年 9 月 23 日）：服上方 5 剂后，咳嗽减少，胃纳欠佳。

方药：党参30g，山药10g，莲子30g，茯苓15g，枇杷叶9g，干地黄9g，芡实12g，川贝母6g。

四诊（1963年10月4日）：上方连服10剂，精神渐振，饮食日增。病属慢性，短期难以治愈。遂嘱回家疗养，长期服下方，并忌房事，慎风寒，勿过逸，坚持适当的体育锻炼。

方药：党参30g，山药30g，莲子30g，茯苓30g。上药与米同煮粥食，每天1剂，分3次服食。

1966年随访，患者坚持服上方21个月后查，病灶全部钙化吸收，体重增加9千克。

按语：肺结核，中医学称为痨瘵、肺痨，其主要表现为咳嗽、咯血、潮热、盗汗、身体羸弱等症状。历代中医著作对本病论述甚详。元代朱丹溪认为痨瘵以阴虚为主，创立了"滋阴降火"法。因阴虚火旺在整个病程中占突出的地位，故治疗时不宜苦寒直折，只宜甘寒养阴。本例以琼玉膏为主，加宁络止血之品，实是治疗阴虚失血的一大原则。血止后，必须考虑肺之化源，故坚持服山药、莲子、党参、茯苓达21个月之久以培土生金。终获痊愈。其之所以能获此效，关键在于注意补益脾胃，其次在于注意饮食寒暑，劳逸房事，以及进行适当的体育锻炼。

二十六、李镇远

何某，男，48岁。1986年6月19日初诊。

患肺结核8年，西医诊断为浸润型肺结核，服西药抗痨药物治疗。在9月20日咯血，以后时少时多，有时咳血痰（呈鲜红色）。睡觉时不能仰卧，仰卧时胸闷，咳嗽剧烈，咯血亦多。给予止血药无效，于12月9日请中医会诊。症见：口燥咽干，五心烦热，咳嗽咯血，脉沉细数无力，舌淡苔白。

辨证：阴虚火旺。

治法：益气养阴，止血祛瘀。用自拟"抗痨止血汤"调治。

方药：黄芪、细生地、龙牡、代赭石各20g，炒黄芩10g，百部10g，白及15g，白茅根30g，川贝10g，阿胶10g，砂仁6g，鱼腥草30g，丹参20g，鸡内金6g。水煎，分3次内服。10剂。

药后症大减，但有时受凉或过劳，则见痰里带血。又服4剂则血止。继服上方45剂，自觉症状基本消失，未见咯血，好转出院。

按语：此证素体气阴两虚，肺痨久病，正气日耗，肺部损伤，热伤肺络，瘀血不行，迫血外溢，则咯血不止。本病虚实夹杂，不补其虚，病亦难愈。补虚而兼杀虫祛瘀乃万全之策。用扶正益气养阴止血而兼杀虫祛瘀之剂，方以黄芪、生地、阿胶补益脾肺气血，龙骨、牡蛎、代赭石滋阴育阳，潜降虚阳。黄芩、百部、鱼腥草、白及抗痨杀虫。砂仁、鸡内金固护脾胃，培土生金。丹参养血活血，兼祛瘀，使得瘀祛而新生。共成正邪兼顾正剂，达抗痨止血之效。

二十七、朱进忠

（一）不察虚实，不审病位，但施止血，其血不止

钱某，男，43岁。

咯血反复发作3年。西医诊断为肺结核。先用西药治之不效，继又请中医以活血止血、凉血止血之剂治之仍不效。细审其证，咯血之状，呈痰中带血，有时为血丝，有时为血块，即使不是痰中带血，也是仅在咳嗽的同时咯一二口而已，但每次咳嗽均见咯血，咳声低微，咳痰多，疲乏无力，食纳较差，面色㿠白，脉细弱。

辨证：肺阴亏损。

治法：滋阴润肺，佐以止血。

方药：百合30 g，生地15 g，熟地9 g，元参10 g，川贝母10 g，桔梗6 g，甘草6 g，麦冬10 g，白芍10 g，当归10 g，白及10 g（研、冲）。

服药4剂，咯血停止，继服4剂，咯血消失。

（二）瘀血不除，血不归经，但予滋阴泻火，治之乏效

甘某，男，39岁。

纤维空洞性肺结核十几年。近几年来，反复咯血，曾先后住院数年，咯血一直不止。特别是近1个月来，咯血尤为严重。曾因大量咯血而休克2次，经过抢救才脱离危险，但时至今日仍然咯血不止。细审其证，除咯血之外，并见神疲乏力，全身瘦削，皮肤干燥，气短咳嗽，吐痰，胸满胸痛，食欲不振，舌苔白，脉沉弦细。

辨证：气滞血瘀，郁而化火，血不归经。

治法：疏肝理气，活血止血，清热泻火。

方药：柴胡 10 g，白芍 10 g，降香 10 g，茜草 10 g，黄芩 10 g，元参 15 g。服药 1 剂，咯血停止，继服 10 剂，愈。

按语：此两案，同为肺痨咯血。案一痰中带血丝，咳声低微，疲乏无力，食纳差，面色㿠白，脉细弱，为肺阴亏损之象。虽病史较长，以虚为主，无瘀之象，故以百合固金汤滋阴润肺，加白及收敛止血而取效。案二咯血不止，气短咳嗽，胸满胸痛，食欲不振，脉沉弦细。虽有虚象，但以气滞血瘀、郁而化火为主，固以疏肝理气、活血止血为主。两案一虚一实，一补一行，足可见同病异证，当随证施治，不应固守一法一方。

评析：上述咯血案 5 则，从不同角度窥见近代医家治疗肺痨咯血的治疗经验。治疗血证一般都会遵循"血得热则行，得寒则凝，得黑则止"的基本法则，所涉及的脏腑为肺、脾、肾、大肠、肝等相关脏腑。

二十八、黄文东

俞某，女，31 岁。1963 年 5 月 10 日初诊。

患肺结核 3 年，伴肺不张，长期用抗痨药物治疗，未见效果。经常咯血，午后潮热，咳嗽痰稠，右胸隐痛，肝区作胀，面浮神疲，形瘦色萎，不思纳谷，大便干结。舌质淡胖，舌尖有红刺，脉细。

辨证：肺脏气阴不足，肝经气火有余，脾胃运化不健。

治法：益肺气，健脾胃，佐以润肺、顺气、清热之法。

方药：炙黄芪 9 g，炒白术 9 g，炙甘草 3 g，杏仁 9 g，陈皮 4.5 g，半夏 4.5 g，蒸百部 9 g，知母 9 g，青蒿子 4.5 g，炙鸡内金 4.5 g。

服药后，症状逐步改善，此方连服 50 余剂。

二诊（1963 年 9 月 20 日）：迭进益气养阴、清肺顺气、调和脾胃之法，低热已平，胃纳较佳，大便正常，但尚不劳累，容易引起潮热。近二三月来，面色润泽，体重增加十余斤，乃佳象也。咳嗽减而未除，肝区有时作胀。舌淡尖红，脉细，为气阴尚亏之象。再拟滋阴清肺、疏肝和胃之法。

方药：南沙参 12 g，炙甘草 4.5 g，桑叶皮各 9 g，银柴胡 4.5 g，元参 9 g，青蒿 9 g，白蒺藜 9 g，海蛤壳 12 g，白前薇各 9 g，淡竹茹 4.5 g，陈皮 4.5 g，广郁金 9 g。

按语：肺痨相当于西医的肺结核。早在《内经》即有类似证候的记载。宋代《三因方》始以痨瘵定名。元代朱震亨倡"痨瘵主于阴虚之说"，突出了本病的证候特点，提供了很有价值的见解。本例患者病程日久，患肺结核伴有肺不张，肺络受损而经常咯血，证属气阴不足，肝经气火有余，脾失健运，影响肺、肝、脾、胃诸脏腑，其治除益气清肺外，颇侧重于健运脾胃，胃纳好转，体重增加，病情随之好转，是为"培土生金"之法。

二十九、赖良蒲

彭某，女，25岁。

咳嗽，气喘，唾浓痰，骨蒸潮热，盗汗，咽干，喉燥，消瘦不堪，饥不欲食，午前颜面苍白，两颧更甚，声低危短，少气懒言，脉象细数无力，舌绛苔少。卧床半年，经水不至。

辨证：禀赋虚怯，生育过多，更加2次流产，以致血枯经闭，从下损上，内热成痨。

治法：清金润肺。

方药：加味泻白散主之。桑白皮20 g，地骨皮15 g，川贝母10 g，北沙参15 g，天门冬15 g，牛蒡子10 g，百部15 g，知母15 g，白前10 g，甘草5 g，水煎服。

二诊：连服6剂，咳嗽稍减；再予加减清骨散治之。

方药：炙鳖甲40 g，知母15 g，银柴胡15 g，青蒿15 g，地骨皮15 g，秦艽10 g，生地黄25 g，桑白皮15 g，川贝母10 g，杏仁10 g，粉甘草5 g，水煎服。

三诊：连服6剂，咳嗽潮热，盗汗减退；又改投滋阴润肺、清燥镇咳之法，以加减炙甘草汤主之。

方药：炙甘草20 g，北沙参20 g，麦门冬15 g，生地黄25 g，火麻仁20 g，知母15 g，川贝母10 g，大枣4枚，阿胶20 g，水煎服。

四诊：连服8剂，喘咳盗汗大减，但潮热复作，脉象虚数，舌质深绛；仍守原法加减，再进8剂。

方药：炙甘草20 g，北沙参15 g，麦门冬10 g，生地黄15 g，知母15 g，银柴胡15 g，青蒿15 g，紫菀15 g，百部15 g，阿胶20 g，水煎服。

五诊：各症减轻，脉亦不数，大有转机，并能知味加餐；又以滋肺养营之法。

方药：炙甘草 20 g，北沙参 40 g，天门冬 15 g，麦门冬 15 g，生地黄 25 g，紫菀 15 g，柏子仁 15 g，当归 20 g，银柴胡 15 g，地骨皮 15 g，阿胶珠 20 g，水煎服。

六诊：各症好转，脉缓，舌润，用理阴煎加减治之。

方药：生地黄 25 g，熟地黄 25 g，天门冬 15 g，玉竹 15 g，炙鳖甲 20 g，青蒿 10 g，地骨皮 15 g，酒白芍 10 g，紫菀 15 g，阿胶珠 30 g，胡桃肉 20 g，水煎服。

七诊：连服 4 剂，咳喘已止，食眠俱佳，但间有潮热自汗，脉虚无力，苔薄舌绛，阴尚未复；改用黄芪鳖甲汤加减。

方药：黄芪 25 g，炙鳖甲 20 g，地骨皮 15 g，秦艽 6.5 g，浮小麦 30 g，怀山药 20 g，茯苓 15 g，生地黄 20 g，银柴胡 15 g，知母 15 g，杭白芍 15 g，水煎服。

八诊：连服 6 剂，热退，神清，汗止，舌淡红，苔薄白，脉虚软，知为邪退正衰；改投加味八珍汤，气血双补。

方药：党参 20 g，白术 15 g，茯苓 15 g，熟地黄 20 g，归身 15 g，川芎 10 g，白芍 15 g，阿胶 20 g，冬虫夏草 15 g，炙甘草 10 g，水煎服。

九诊：连服 20 剂，临床症状全部消失，但觉精神萎靡不振；复能用归芪建中汤主之。

方药：黄芪 30 g，白芍 30 g，桂枝 10 g，当归 15 g，炙甘草 10 g，生姜 15 g，大枣 4 枚，煎汤纳饴糖 2 两，调和温服，连服 20 剂。

随诊：痨损过甚，久虚难补，此后调补心脾；乃予大剂归脾汤合生脉散 20 剂，食欲渐旺，体重渐增，精神好转，半年后，经水复至。

按语：痨瘵内伤，多由脾胃亏损，脾虚则饮食不为肌肤，大肉脱落；肾损则虚火上炎，咳嗽、骨蒸。孙真人以"补脾不若补肾"。许学士以"补肾不若补脾"，各有至理。然滋肾须不妨脾，补脾须不碍肺，务使水升火降，土旺金生，方能挽回重病。本例治法，即师此旨。

三十、梁贻俊

谷某，男，30 岁。1973 年 2 月 26 日初诊。

咳嗽、胸痛 2 年。患者 2 年前出现咳嗽，右上胸部疼痛，拍胸片示"右上肺 2.5 cm × 2.5 cm 空洞"，诊断为"空洞性肺结核"。曾注射链霉素共 156 g，空洞仍未闭合，1972 年在某疗养院住院 1 年，出院时复查右上肺空洞缩小为 0.5 cm × 0.5 cm，出院后未坚持治疗，1973 年 1 月 30 日拍胸片示右上肺部空洞又较前增大为 2.5 cm × 2.5 cm，要求中医治疗而来我院。现症：咳嗽无痰，右侧胸痛，纳少乏力，睡眠不佳，腰酸痛，无盗汗及发热，二便正常。查形体消瘦，面色苍黄不泽，舌质淡红，苔薄白，脉弦细。

辨证：阴损及阳，脾肺气阴两虚。

治法：培土生金，佐以养肺阴解毒。

方药：党参 20 g，白术 20 g，山药 25 g，沙参 20 g，白及 20 g，桔梗 15 g，白芍 15 g，百部 25 g，山楂 25 g，每日 1 剂，早晚分服。

二诊：服上方 6 剂后胸痛消解，食量显增，睡眠好转，但咳嗽黄痰。舌尖偏红，苔薄白，脉弦细，继以上方加桑白皮 25 g、地骨皮 25 g、生石膏 20 g 以清肺热。

三诊：上方稍加减共服 40 剂。咳嗽大减，无黄痰，饮食大增，每日主食 1 斤半，体重增加，体力佳，不觉疲劳，腰痛亦消失。4 月 3 日复查胸片示"右上肺野 1～2 肋间有浓淡不均、边缘不清之片絮影，右肺上野中外带有边缘清晰之斑点影"，为"肺结核浸润期、空洞闭合"。

随诊：此后改为丸药。方药：党参 100 g，白术 50 g，山药 100 g，沙参 100 g，白及 100 g，川贝母 25 g，桔梗 75 g，白芍 100 g，百部 100 g，桑白皮 100 g，地骨皮 100 g，冬虫夏草 50 g，蛤蚧 10 g，阿胶 100 g，山楂 100 g。以上诸药共研细末，炼蜜为丸，每丸重 9 g，每次 2 丸，每日 2 次。1973 年 7 月 5 日来函，回家后体力、精神、饮食均甚好，复查胸片较上次好转。

按语：肺结核临证以咳嗽、咯血、潮热、盗汗为四大主症，属中医学"肺痨"范畴。该患者患病 2 年之久，西医抗结核治疗无效，结核空洞日久不闭，此后虽住院疗养治疗 1 年，结核空洞缩小，但停药又反复，空洞大小同治疗之初。从初诊时症状分析，以咳嗽、胸痛明显。整体看身疲乏力，食少纳呆，消瘦，舌淡苔白，脉弦细，其阴虚、虚火症状不显，而以脾气虚表现突出。故分析病机系阴虚日久，阴损及阳，肺脾气阴两虚，故肺脾同治。方药中用党参、白术、山药以健脾益气，取培土生金法，脾健气充，使空洞闭合；沙参、白芍以养阴，用桔梗、百部以清肺杀虫，用白及收敛生肌，山楂消食导滞、促进食欲，摄取水谷精微以自养。二诊诸症皆减，但咳嗽黄痰，故加入桑白皮、地骨皮、生石膏以加强清泄肺热之功，共治疗 46 天，肺结核空洞得以愈合。恐其复发，以益肺肾健脾丸药巩固之。

三十一、张泽生

钱某，女，60岁。1976年2月20日初诊。

有陈旧性肺结核、轻度肺气肿病史，十余年来病情尚稳定。1975年3月因肺部感染，伴有胸腔积液而住上海某医院治疗。诊断：间质性肺炎，进行性肺纤维化症，并发真菌感染。经多种中西药治疗，病情未见好转，形体日渐消瘦，自动要求出院，回家调养。

现症：患者卧床不起，主诉咳嗽甚剧，甚则咳而遗尿。咳痰色白质黏，痰带有咸味，培养有白色念珠菌生长。气短难续，不能平卧，胸闷如有重物压迫，口干，饮食不香，食量减少。面足水肿，小便量多，大便时溏。舌红少津，脉细而数。

辨证：肺肾两伤，阴虚火旺，炼津为痰，肃降无权，肾不纳气。

治法：肃肺纳肾，止咳化痰。

方药：南北沙参各12g，大麦冬9g，川百合9g，川贝粉3g（分吞），炒白芍9g，炙苏子9g，五味子5g，冬瓜子12g，坎炁2条，冬虫夏草5g，另服银耳、百合汤。

二诊（1976年3月3日）：经用肃肺纳气、化痰止咳之剂，药入尚能安受，但动则气短，有时有低烧。脉细数，舌暗红，已有津润。肺肾俱虚，津液为痰，久虚之体，容徐图之。

方药：南北沙参各12g，大熟地12g，海蛤粉12g，白杏仁9g，川贝粉3g（分吞），杭白芍9g，川百合9g，冬虫夏草5g，坎炁2条。

三诊（1976年4月12日）：最近10天来咳喘复甚，痰多白沫而黏，面肢水肿，食欲不香，大便溏薄。脉细数，红苔薄腻。肾虚水泛为痰，土不生金，仍从本治。原方加肥玉竹15g，制黄精15g。另服红参粉0.6g，蛤蚧粉0.6g，每日2次。

四诊（1976年4月22日）：药后咳喘较平，痰亦减少，胸闷气促亦有改善，痰培养有时仍有白色念珠菌。虚损久病，原方加冬瓜子12g再进。

五诊（1976年5月5日）：经治以来，症状已有好转，已能下床持杖行走，咳喘减轻，痰亦减少，面足水肿亦有减退，但易招外感。舌红起纹，脉濡数。肺脾肾三脏俱亏，仍从本治。

方药：潞党参15g，大熟地12g，怀山药9g，白杏仁9g，法半夏9g，川贝粉2g（分吞），海蛤粉12g，制黄精9g，冬虫夏草9g，炙甘草3g，云茯苓9g。

八诊（1976年6月10日）：肺肾久亏之体，咳喘复作，动则喘甚，大便日行2~3次，脉濡细，舌红苔少。治以肃肺纳肾，培土生金。原方去法半夏，加五味子5g，玉竹9g，白芍9g。另用莲子，每晚30粒，去皮心，加冰糖煎服。

十三诊（1976年8月19日）：入夏以来，天气炎热，痰多不易咳出，气怯懒言，食量减少，大便不爽，午后有低热，脉细数，舌质红起纹。肺肾久亏，气不化津，津凝为痰，转当清肃肺气，以化痰热。

方药：南沙参12g，天冬、麦冬各9g，海蛤粉12g，大白芍9g，白杏仁9g，川贝粉2g（分吞），生薏苡仁15g，炙苏子9g，鱼腥草30g。

十四诊（1976年11月25日）：咳喘自治疗以来，病情尚稳定，低烧已退，饮食不香。近因气候寒冷，咳嗽加重，痰多色白如沫，气喘怕冷。脉细滑，舌红苔薄黄。肺脾肾三脏俱虚，气失摄纳，以致饮邪内停，饮为阴邪，当以温药和之。

方药：潞党参15g，炒白术9g，川桂枝3g，云茯苓9g，炙甘草3g，白杏仁9g，法半夏9g，炙桑白皮9g，五味子5g，坎炁3条。

十八诊（1977年9月17日）：喘咳减轻，黏白痰亦少。唯精神疲乏，气短，腰脊酸痛。脉细数，舌质红，苔薄黄。肺肾两伤，金水不能相生，肺失通调，津凝为痰，随肺气上逆而咳出，再以养阴润肺、止咳化痰治之。

方药：潞党参15g，南北沙参各9g，大麦冬9g，白杏仁9g，川百合9g，生诃子肉9g，五味子5g，制黄精15g，炙甘草3g，川贝粉2g（分吞）。

十九诊（1977年10月5日）：上药尚合病机，黏白痰已少，咳喘亦明显减轻，饮食增加，精神仍疲乏，两足轻度水肿，腰酸。病机如前，原方再进。

二十诊（1978年1月10日）：久咳痰喘，入冬更甚，不能起床活动，否则大咳大喘，痰多呈白沫而黏，咳则汗出，饮食不香，脉细致小滑，舌红无苔、有裂纹。4个月来痰培养未发现白色念珠菌生长，证属肺、脾、肾三脏不足，气不布津，痰饮内停，肺金清肃之令不行。仍当肃肺纳肾，运脾化痰。

方药：潞党参15g，大熟地12g，海蛤粉12g，五味子5g，法半夏9g，净萸肉9g，白杏仁9g，怀山药12g，川贝粉2g（分吞），金匮肾气丸9g（分吞）。

二十一诊（1978年3月12日）：服药以后，咳嗽减轻，喘促亦平，腰痛亦有明显好转。舌红无苔，脉细数，时当春令，肺被火刑。拟清金肃肺化痰。

方药：南北沙参各 12 g，天冬、麦冬各 9 g，白杏仁 9 g，瓜蒌皮 12 g，炒知母 9 g，天花粉 12 g，地骨皮 9 g，五味子 5 g，大白芍 9 g，嫩白薇 9 g，川贝粉 2 g（分吞）。

按语：本例肺痨、喘咳日久，肺气本虚，肺阴受损，以致清肃之令不行，通调失职，水津输布失度，津液聚而为痰，饮停肺胃，而为涎沫，侵肺作咳，喘促不已。张老根据虚则补其母之意，采用健脾益肺，即培土生金之法。用潞党参、白术、茯苓、甘草等健脾养胃，使脾胃生化转旺，而肺得其养，配用麦冬、黄精、百合滋养肺阴，并清虚火，半夏下气化痰，与大量清润之药配伍，则不嫌其燥。另用金匮肾气丸以益肾固本。此外患者自购人参、蛤蚧等研匀吞服，还配合银耳、百合、莲子等食疗以补益肺肾，从本治疗。喘甚之时，亦曾服用少量激素。体虚病重，经治疗 2 月余，渐能起床活动，迄 1978 年 3 月，前后共诊治 21 次，断续服药达 2 年之久。一直以扶正培本之法为主，标本兼顾，使患者症状改善，体质增强。

三十二、屈广忠

女，33 岁。1980 年 10 月 27 日初诊。

患肺结核已 3 年，伴肺不张，长期服异烟肼、利福平、乙胺丁醇抗痨药物，病情缠绵难愈。结核菌检查示痰结核菌阴性。X 线检查示浸润性病灶。现症见：咳嗽咯血，痰量少色白黏稠难咳；伴右胸隐痛，右胁胀满，面部水肿，形瘦色黄，饮食欠佳，大便干结时而便溏，舌质淡红，体胖嫩，舌尖红带刺，脉细。

辨证：肺气阴亏虚，肝阳上亢，脾胃虚弱。

治法：益肺气，健脾胃，清虚热，肃肺气。

方药：炙黄芪 9 g，炒白术 9 g，炙甘草 3 g，童参 12 g，杏仁 9 g，陈皮 6 g，半夏 6 g，薤白 9 g，知母 9 g，青蒿 6 g，炙鸡内金 3 g。水煎服。

服药后感胃中舒畅，上方药量加倍共服 30 余剂，病情好转，症见咳嗽偶作，稍劳累则感潮热盗汗；畏风自汗，喘息气短；伴右胁胀满，脉细，舌质尖红，少苔。证属气阴亏虚之象。治以滋阴清热，健脾和胃，疏肝肃肺。

方药：南沙参 12 g，党参 12 g，茯苓 9 g，炙甘草 6 g，银柴胡 5 g，元参 9 g，地骨皮 9 g，青蒿 9 g，白蒺藜 9 g，海蛤壳 12 g，白前 9 g，白薇 9 g，淡竹茹 8 g，桑皮、桑叶各 9 g，广郁金 12 g，陈皮 3 g。水煎服 12 剂。

上症基本消失，唯喘息气短，畏风，偶感潮热；X线示浸润性病灶（右肺）消失。已能参加正常的体力劳动，嘱上方制成丸药，以巩固疗效。

按语：肺痨日久，耗伤气阴，故见咳嗽咯血，痰少难咳。子病及母，脾胃虚弱，脾失运化，胃失柔润，气血不生，症见形瘦色黄，饮食欠佳，大便干结时而便溏。肝气上逆，木火刑金，故见伴右胸隐痛，右胁胀满。舌质淡红，体胖嫩，舌尖红带刺，脉细，均为脾胃气阴不足之象。首诊以四君子汤化加炙黄芪、炙鸡内金以健脾胃，益肺气，加青蒿、知母清虚热，加杏仁、陈皮、薤白肃肺气。二诊脾胃健，仍见潮热盗汗、喘息气短等气阴亏虚之象。治以滋阴清热、健脾和胃、疏肝肃肺。仍以四君子汤健脾（屈老认为白术过于温燥，有阴虚症状者不宜选用），南沙参、银柴胡、元参、地骨皮、青蒿滋阴清热，白蒺藜、海蛤壳、白前、白薇、淡竹茹、桑皮、桑叶、广郁金、陈皮和胃化痰，疏肝肃肺。后续以丸药守方以善后。

评析：上7则均为培土生金法治疗肺痨医案。脾胃五行属土，肺脏属金，土能生金，脾胃与肺脏存在相生关系。培土生金法为治疗肺痨的重要法则。培土生金法一般都会遵循"补脾须不碍肺，滋肾须不妨脾，务使水升火降，土旺金生"的基本法则，所涉及脏腑为肺、脾、肾、肝等。用药多以党参、黄芪、白术、茯苓、山药、麦门冬、陈皮、鸡内金等气阴双补之品为主要药物，同时配合柴胡、瓜蒌、牛蒡子、杏仁等润肠行气之品，务使肠腑通畅，痰气内消；另外培土生金法还需注意遵从"慢病缓治"的原则，汤药过后，改为丸药散剂以便于患者服用，久久为功，以求良效。

参考文献

［1］张绍重.萧龙友医案［M］.上海：上海中医学院出版社，1993：17.

［2］余赢鳌，高益民.现代名中医类案选［M］.北京：人民卫生出版社，1983：82-83.

［3］景德镇市中医院.吴菊方医案［M］.景德镇：景德镇人民出版社，1960：102.

［4］成都中医学院.李斯炽医案［M］.成都：四川人民出版社，1978：102-111.

［5］雷声远.雷声远诊余随笔［M］.银川：宁夏人民出版社，1992：177.

［6］山东中医学会，青岛医学院.诊籍续焰［M］.青岛：青岛出版社，1992：56.

［7］邓学稼，张元凯.邓伯星临证医集［M］.上海：上海科学技术文献出版社，2002：3.

［8］祝谌予.施今墨临床经验集［M］.北京：人民卫生出版社，2006：43-44.

［9］孙润斋，孙平珍，孙献珍.孙润斋医案医话［M］.北京：人民军医出版社，2012：25.

［10］成都中医学院.李斯炽医案　第二辑［M］.成都：四川科学技术出版社，1983：109.

［11］姚树堂.太和医案选［M］.西安：陕西科学技术出版社，1988：18-19.

［12］李晓君，辛瑛.孔光一辨治疑难杂病验案3则［J］.北京中医药大学学报（中医临床版），2003，10（1）：29-30.

［13］陈四清.从阴虚毒瘀治疗肺结核［J］.江苏中医药，2005，26（3）：33.

［14］孙朝宗.孙鲁川医案［M］.济南：山东科学技术出版社，1982：66-67.

［15］肖声濂.随师临床拾零［J］.江西中医学院学报，1993，5（1）：56.

［16］韩玲华.梁映寰验案3则［J］.新中医，1997，29（4）：7-8.

［17］姚贞白.姚贞白医案［M］.昆明：云南人民出版社，2013：337.

［18］纪民裕.陆观虎医案［M］.天津：天津科学技术出版社，1986：338.

［19］浙江中医学院.何任医案选［M］.杭州：浙江科学技术出版社，1982：21.

［20］李继昌.李继昌医案［M］.昆明：云南人民出版社，1978：12.

［21］邢锡波.邢锡波医案集［M］.北京：人民军医出版社，1991：168.

［22］华廷芳.华廷芳医案选［M］.哈尔滨：黑龙江人民出版社，1980：24.

［23］何若萍.何任医论选［M］.北京：人民卫生出版社，1985：65-67.

［24］雷声远.雷声远诊余随笔［M］.银川：宁夏人民出版社，1986：186.

［25］朱进忠.中医临证经验与方法［M］.北京：人民卫生出版社，1980：82.

［26］孙一民.临证医案医方（修订本）［M］.郑州：河南科学技术出版社，1985：56.

［27］赖良蒲.蒲园医案［M］.南昌：江西人民出版社，1965：112-114.

［28］梁贻俊.梁贻俊临床经验辑要［M］.北京，中国医药出版社，2001：407.

［29］张继泽.张泽生医案医话集［M］.南京：江苏科学技术出版社，1981：115，128.

［30］于平.屈广忠调理脾胃验案［J］.山东中医药杂志，1998，17（8）：362-363.

第十章 近代医家治疗肺结核经验集萃

一、李彦师

李氏认为，本病的辨证治疗可分为早、中、晚三期。

早期症见咳嗽引胸背痛，骨蒸盗汗，咳出黄绿色痰，午后潮热，心烦不眠，口渴，小便黄，精神疲倦。脉弦数。常用千金苇茎汤加减。

方药：鲜芦根 45 g，桃仁 18 g，薏苡仁 30 g，冬瓜仁 30 g，北沙参 18 g，二冬各 18 g，五味子 12 g，川贝母 18 g，百部 15 g，全瓜蒌 18 g，海浮石 18 g，桑白皮 15 g，桔梗 15 g，甘草 2 g。

盗汗多者加地骨皮、丹皮各 18 g。

中期症见咳嗽胸痛、骨蒸盗汗均加剧，痰中挟带血丝或血块，痰臭秽或带血腥气，饮食减少，身体消瘦。脉弦数。治疗可用上方加生地 30 g，阿胶 18 g，旱莲草 30 g。体虚者加人参 15 g。

晚期症见咳吐臭痰如脓，盗汗，五心烦热，两颧潮红，夜不能寐，饮食不下，明显消瘦，动则喘乏。脉弦细者生，浮大者死，热迟咳减能食者生，反之多凶。治疗可用中期之方去旱莲草、海浮石，加白及粉 10 g，鱼鳔胶 18 g，三七粉 6 g（兑服）。

例：黄某，男，21 岁，学生。

学习劳累，渐觉乏力神萎，食少心烦，午后潮热。两颧潮红，入夜盗汗淋漓，咳嗽，吐稠痰，色黄绿或痰中带血，脉弦数，舌尖红，苔薄白少津。X 线片示：右上、中浸润性肺结核，活动期，空洞形成（约 1 cm×1.5 cm），位于右第 3、第 4 肋间锁骨中线处。此晚期肺痨，肺肾阴虚，用晚期之千金苇茎汤（方见前）治之。连服 20 剂药后，病情好转，又服 20 剂药后改用中期之加减千金苇茎汤（方见前），近服 15 剂后，诸症悉平，食增，眠佳，精神好转。照片复查证实结核灶已停止活动，空洞缩小至 0.5 cm×0.3 cm，有钙化灶形成，再进服早期之加减苇茎汤 20 剂。初服中药时，曾合用链霉素、异烟肼，半月后，因链霉素毒性反应而停用，二十八天后又自停服异烟肼而专服中药。

二、张菊人

张老主要从五脏生克理论论述痨证的起因及传变。

1. 痨证的起源

张老认为痨证是由火热为患，有肝火，有肺热；肝火上灼肺金，发生咳嗽，再加劳心劳力，不获休养，精力为之不支，于是水亏；水亏则肝愈旺，肝愈旺则肺愈胶；如吐痰沫、炼稠痰等现象，不一而足。其中肺部首先受殃，液伤络损，肺损则肝愈横，不仅凌肺，且明克脾土，暗灼肾水。总其原因，皆"火"之为害。结果除五脏心外，肝、肾、脾、肺无一不伤。

2. 痨证的三个发展阶段

张老认为痨证分三个阶段。第一阶段是风寒入肺络，久则化热；肺热引肝火，二火交煽，发生呛咳无痰，胁肋刺痛，或呛久失红。日积月累，迁延日久，肺不堪肝火灼炙，往往由阴虚而蒸热，于是颧红肤燥。这个阶段中，又分两个病程。第一病程为"风寒郁久化热而患呛咳"，主要须清肺和肝，咳能有痰则呛自愈。第一病程治法为清肺平肝，若有兼症，则须清肺平肝方中随症加味治之。第二病程为"肺阴伤，皮毛洒淅恶寒，肌肤亢燥而骨蒸"，至此痨证已成，须滋肾养肝润肺。第二病程肝、肺、肾三脏皆病，治法非滋肾养肝润肺同时并用不可。如阿胶、青蒿、鳖甲、地骨皮、空沙参等，皆必用之品。若发现气喘，则是肾水亏极之征，宜用北五味以固之；但此药太敛肺，不可多用。本病程极易传入脾肾，即进入第二阶段或第三阶段。

第二阶段是由肝入脾。第二阶段病机因木旺生火，反克肺金；木无所制则横，专克脾土，构成肝脾为病，恶寒发热，咳嗽痰红。肺病未止，肝病不去，伤及脾土，伤阴则口干，舌光亮或生口糜。伤阳轻症可见大便溏泄，饮食难化，口不甘味；伤阳太过则见肢体水肿。关于治疗，张老认为这个阶段立方颇不容易，因为阳虚者可用建中，阴虚者则当用滋腻。现在阴阳两虚，又加肝木横侮，肺金亢燥，顾阳则不能救阴，顾阴则不能及阳。按人身疾病，不过是阴阳两个关头，现两关皆危，又加木火金水不能协调，非有救绝回生之方不能为治。老山参、生黄芪、霍石斛、五味子、龙骨、牡蛎等，都为需要之品。

此外关于咯血治疗，有痨证未成先失红或涌吐的，也有痨证已成才呛吐的，这两种主治的纲领迥然不同，亟须注意。未成痨而呛吐，重在平肝。已成痨而呛吐，重在补肾。（水能生木，木平则不致克土，也不致生火；不生火则肺金清宁，肺清宁则不会有洒淅恶寒和骨蒸的征象，不能徐徐补救。）

痨证至第二阶段（传入脾经），若伤之不甚，治疗得法，则病情可得控制。若治疗失当，势必损阳更甚。母病不能免，由脾传入肾，那就造成第三阶段的危症了。

第三阶段由脾传肾。常见症状为胁痛难转侧、失眠、声哑或失音、有汗或无汗、便溏或便结、有痰或无痰，或痰中咯血、蒸热，颧红。若肾水伤极，肾阳衰微，君火无制，心液愈伤，汗出愈多；大汗亡阳则神明无主。肺中所储之痰，因肾气不能收敛，心君之火更予以搅乱，迫使痰升喉间，辘辘有声，或上或下。此为本病危象。

此外张老还认为，痨证完全是脏病，初损于肝，再损于肺，更损于脾，终传于肾，最后伤其性命于心阳。可是痨证伤及腑的很少，除肝火冲动胃热而致失红外，其他如便溏、便结，不属于脾，即属于肾，没有涉及大小肠和膀胱。

三、徐恕甫

徐老认为从脏象学而言，肺为五脏之华盖，其气上应于天，禀轻虚之体，行清肃之令，为人体之管钥，专司呼吸出入，其关系人之全体，其气不调，则五脏之气皆随之而变化。然其性最娇，与他脏又为不同，四脏皆实，独肺之轻虚以浮，既恶寒，又恶燥，清之不能过清，以逆其性；温之不能过温，以伤其阴；补之不能呆滞，以阻气机，所以肺病难治于此。其用药，又须择其气质轻虚者方合其本体。同时因其痼疾，治需缓图，欲求速效，实不可达，若操之过急，更可偾事。正如前人所说，守法守方之论，或以膏丸缓图之法，从临床体验，其说并非虚语。所以然者，沉疴痼疾，治在缓图，实属之矣。

徐老提出肺痨治疗6法进行辨证论治。

（1）补肺体：凡咳嗽日久，其脏气未有不虚，故首先补其脏体，药取黄芪甘而微温，以生用补而不滞，其色黄，可得中土冲和之气，补土生金之妙，故有芪之称，以之为君。佐以南北沙参，以护其阴。参之数种多何以独取？正如《本草经百种录》所指"沙参为肺家气分中理血之药，色白体轻，疏通而不燥，润泽而不滞，血阻于肺者，非此不能清也"，故用之意在此。并以橘白、贝母以调其气，从而达补肺之功也。

（2）宣肺气：肺气既虚，不能行使清肃之令，其气郁而不展，为胀为痹，呼吸喘促者，其病似实而真虚，切不可用破气、降气之品。只需择其气质轻虚者，以顺其性，取效甚速，如苏梗、桔梗、覆花梗、马兜铃、郁金、橘白、贝母之属是也。

（3）和肺络：如病者胸膺掣痛，不能转侧，或咯血，此为肺络受伤，则以活络之品主之，如当归、桔梗、丝瓜络、忍冬藤、三七、白及、白茅根之类。上之三种治法，主治之方，不可更移多变，不过仍需就人之体质不同，有阴阳表里之分，临证当须细审，灵活运用即可。

（4）理劳伤：夫气为血之帅，气不行血必随之。如患者膺痛不移，痛如针刺，时而吐血，此为瘀血之痛。药用三七、土鳖虫、赤芍、骨碎补、生地炭、乳香、没药、藕节之类，即可理伤。

（5）调营卫：盖阴阳为人体养命之源，阴阳调和，则百病不生。今肺气虚，其阴必然不能与之谐和。所以肺病往往出现寒热似疟者，为之多见，审其乃营卫不和，非他疾所及，当以调和营卫为宜。予以大剂黄芪五物汤，先其时服，欲在寒热未起之前服下，以达调和阴阳之目的。每每用之，无不奏效。至于其他兼症，不难而解。

（6）填空洞：治取诸法，症状消失，唯肺之空洞尚未吻合，病处于此，宜须补敛以资合之。药取黄芪、百合、白及、五味子、阿胶、北沙参、天门冬、三七、贝母、甘草之类，熬膏冲服，缓以补之，以收全功。

验案举例：

李某，28岁。自述咳嗽自汗，西医经相关检查，诊断为浸润性肺结核，伴有空洞。吐血3次，治疗无效。兹诊脉来沉细微数，口干溲黄，咳嗽痰多。午后足冷身热面赤，卧不能转侧，纳谷减少，照此情况，体虚已极。拟宣肺补体为法：生黄芪9g，炒白芍6g，川贝母6g，马兜铃4.5g，粉甘草4.5g，桂枝尖6g，沙参9g，川郁金6g，旋覆花4g（布包），煅牡蛎9g，枇杷叶6g，生姜3片，红枣3枚。

二诊：服上方5剂，颇有效力，寒热退，咳嗽减，卧能转侧，能食碗许。诊之脉象细弱，正气大虚，宜阴阳两治。贡白术3g，潞党参3g，广橘络6g，东阿胶6g，野百合9g，粉甘草3g，白云茯苓9g，黄芪6g，川贝母4.5g，款冬花6g，马兜铃4.5g，红枣3枚，生姜3片，胡桃肉9g。

三诊：上方服 4 剂，谷食增加，咳嗽轻微，胸不痛，诸症悉减，精神体力转佳，唯晚间仍有咳嗽、痰多，脉细缓。宜补土生金法治之。贡白术 6 g，太子参 6 g，橘红 4.5 g，炒胶珠 6 g，紫菀 4.5 g，五味子 3 g，款冬花 6 g，胡桃肉 9 g，生姜 3 片，大枣 3 枚。

四诊：服上方症情消失，不咳不痛，脉现虚象，宜作丸药 1 料缓以补之，较为稳妥。贡白术 45 g，朱茯神 30 g，广橘红 30 g，野百合 45 g，白及 30 g，粉甘草 15 g，高丽参 30 g，黄芪 45 g，法半夏 30 g，阿胶珠 30 g，紫河车 60 g。上研细末，炼蜜为丸，早、晚各服 9 g，温开水送服。

丸尽复诊，继配 1 料，病获治愈。

四、徐汉江

肺结核用药琐谈

肺结核俗称"肺痨"，治疗以养阴润肺为主，辅以益气扶正之品，慎防行气破逐，以免削减药效。切不可见痰治痰，恐其温化劫烁肺之气阴，此时宜用瓜蒌根、大贝母、竹茹、橘白、橘络等以清肺化痰为治。不要见咳止咳，滥用镇咳方药，而应着重益气养阴，滋肾敛肺，百合固金汤、月华丸乃为常用方剂。久咳者宜敛肺清肺，不可单一收涩，药如川贝母、马兜铃、紫菀、款冬花、五味子、五倍子、紫石英等。咳兼喘者须肺肾兼顾，徐老认为肾不纳气确喘之由来，故每投益肾药物，常用枸杞子、肉苁蓉、紫河车、怀山药、沙苑子、菟丝子、桑寄生、鹿角霜、胡桃肉等，以上诸药性味偏温，但不甚燥烈，与滋阴方药配伍可相得益彰。气有余便是火，咯血、鼻衄常常出现，可急投咯血方，药用茜草根、黛蛤散、生地、阿胶、黄芩炭等。反复咯血宜用益气摄血之法，参芪为必备之品，再配合玉竹、玄参、花粉、石斛、天冬、麦冬、鸡子黄等滋润补益，以防温燥之弊。青年梦遗多系阴虚火旺，肺病及肾及心，君相火旺须当清心滋肾，配合安神之品，如莲心、莲须合用，或柏子仁配连翘心，使阴亏得充，虚火亦清，则梦遗自瘥。此外，尚可配合食物疗法，常用粳米、山药、枸杞、瘦肉、荠菜等，切勿用温燥及厚腻之品。

肺痨的治疗一般以养阴润肺为主，配以益气之品。肺为娇脏，宜清宜润，而忌温燥；肺为气之本，益气可以培本，滋阴可清虚热。养阴润肺的方剂如月华丸、百合固金汤等皆可随证运用。若在养阴润肺的同时，使用行气破气之品，如朴花、青陈皮、香附、乌药、苏梗、郁金、木香等，便会削弱养阴润肺之药效。用药如用兵，稍有不慎，即会影响全局，医者不可不慎也。

肺痨之咳亦应益气滋阴，不宜滥用镇咳药物，如桔梗、杏仁、桑白皮、前胡、枇杷叶等。其因乃于阴虚内热之际，再投辛苦而温燥之品，以热助热，肺阴必伤矣。桑白皮泄肺而不润肺，使用不当可引起变症如咯血、胸痛等。肺络损伤而致咯血者，桔梗、前胡、白前、桑白皮尤非所宜。咳嗽有痰，切不可见痰治痰，苏子、白芥子、莱菔子、制半夏、广橘红之类温肺化痰药物，皆不宜用，恐其克伐太甚伤及肺气之故也。此时宜用瓜蒌根、大贝母、竹茹、橘白、橘络之类以清肺化痰。对于慢性疾病，医者所投方剂中，有药无方者甚多，因而也就常常存在着滥用药物的情况，这对疾病的治疗有害无益。如在滋阴润肺方剂中，混一两味毫不相干之品，便会影响整个方剂的效果。常见的有见纳谷不振便配合保和丸以化滞消食；见咳嗽有痰则用三子养亲汤以祛痰；见咳喘即投麻黄、细辛以止咳平喘等。这是头痛医头脚痛医脚之法，犯了虚虚实实之戒，不可不察也。

肺痨之咳嗽乃肺气虚馁而致，不要见咳止咳，而应着重益气养阴、敛肺滋肾，百合固金汤、月华丸均为常用之剂。久咳者宜用敛肺清肺之品，如川贝母、马兜铃、紫菀、款冬花、五味子、五倍子、紫石英等。咳而喘者则应肺肾同治。肺为气之主，肾为气之根，肾不纳气乃喘之由来也，故须投以益肾药物，如枸杞子、肉苁蓉、紫河车、山药、沙苑子、菟丝子、桑寄生、鹿角霜、胡桃肉等。这些补肾之品，性味虽温，但温而不燥，再与滋阴药物相伍，相得益彰，效如桴鼓。

肺痨咯血者，大多以肺络损伤为多见，如气火有余、咯血急剧量多者，可急投咯血方，其效显著。方中诃子敛肺止血，瓜蒌、山栀、青黛、海浮石清肺泄热，热清则血自止。用炭剂治肺痨咯血，须有选择性，侧柏叶炭、小蓟炭、茜草炭、莲房炭、熟地炭，可以用之，而当归炭、陈棕炭、地榆炭、荆芥炭等，则不宜予之。这种运用药物的分寸，必须严格掌握，才能达到预期效果。反复咯血，血去阴伤，有形之血不能速生，无形之气所当急固，故宜用益气摄血法，参芪为常用之品，但一味补气，气有余便是火，又当配合滋润药物，如玉竹、玄参、天花粉、石斛、天冬、麦冬、鸡子黄等，以防其偏。

有少数青年肺痨患者，无论在肺疾初期，或者在咯血期间，往往伴有梦遗，此属君相火旺，可用清心安神药物，如莲心、莲须合用或柏子仁配合连翘心，虚火得清，则梦遗自愈，年龄较大者可适当配合一些固摄之品，如牡蛎、五倍子、龙骨等。

多数壮年患者（一般在 45 岁以上），肺痨病情常不稳定而出现一系列活动征象，对此不能疏忽，这是气虚之极，应及时治疗，坚持服药，并宜中西医结合施治，方能奏效。

五、章太炎

论急性粟粒结核证

急性粟粒结核者，此士自密要方以上不与伤寒温病天行同论，自西医始申之，其言曰"急性粟粒结核"，其原为结核菌窜入循环器内，输送各藏，而生无数粟粒大之结核。结核菌窜入径路，以静脉为最多，即淋巴结或肺组织先起于干酪性崩坏，继则临近静脉为腐蚀，内皮中遂生结核。初病时与伤寒相似，发热不恶寒，脉数，呼吸促，呓语，舌苔干燥，间发蔷薇疹，下利。唯热之经过不规则，诊断时以脉膜有结核者为定。病七日肺脑诸证皆作，呼吸困难，颜色苍白，项强，瞳子左右不同，三七日必死。按此亦恶核之属，而九瘘则其本称也。易通卦验云立春未当至而至，人多病粟疾疫。郑注"粟，痤肿也"，宜即此病。集验方称九瘘，五曰蚍蜉瘘，始发于颈，初得之如伤寒。九曰转脉瘘，始发于颈如大豆，浮在脉中濯濯，脉转苦惊惕，身如振寒热。据彼称发热不恶寒，则蚍蜉瘘为近，结核在脉，则转脉瘘为近，要之微有异同耳。西人于此亦无疗法，集验于蚍蜉瘘则云礜石主之，防风为佐。于转脉瘘则云斑蝥主之，白芷为佐。千金有疗转脉瘘十七味方，崔氏有疗九种瘘八味方，大抵皆以斑蝥为要药，而十七味方中礜石，今世所无，如崔氏方盖不难致耳。其方如下：

芫菁二十枚去足翅熬，地胆十枚去足翅熬，斑蝥三十枚去足翅熬，生犀如枣核大，豆豉四十九粒，大豆黄卷一百枚生用，牛黄枣核大，蜈蚣一枚肥大者折取一寸半微火熬。

上八味，捣筛蜜丸如桐子，平旦服二丸，其瘘虫皆从小便出（按芫菁、地胆与斑蝥一类之异名耳。今但用斑蝥六十枚可也）。

又广济方亦有疗九瘘八味方，其方如下：

芫菁去足翅，海藻洗，昆布洗，雄黄研各八分，狸骨炙三分，牡蛎熬四分，地胆二十枚熬，青木香三分。

上八味，捣筛为散，酒服一钱匕，日二服，病从小便出，如烂筋。

此皆治其病本也，失此不治。至项强瞳子相歧，则与痉病同矣。要略治痉有用大承气汤者，大论阳明篇亦云：伤寒六七日，目中不了了，睛不和，无表里证，大便难，身微热，此为实也，急下之，宜大承气汤。盖以荡涤藏腑，推陈致新，非此无可任者，其可生与否难知也。

笔者注：章老生于近现代（1896—1936年），为清末思想家、史学家、小学大师，国学大师。本文为章老医学论述，本文就急性粟粒结核病（现代医学为急性血行播散性肺结核）及其继发痉病（结核性脑膜炎）、蚍蜉瘘、转脉瘘（淋巴结结核）进行论述，并就其治疗方药进行了列举。上述病症在结核药问世之前实为难治重症，在结核药问世以后才有了确切的治疗方法，章老在当时能就此病做出深入的探讨，实为难得。局限于当时历史环境，其文中提出的瘵虫从小便出，值得商榷。

六、岳美中

因为古代医学虚损与痨瘵不分，而治法则遵《内经》"痨者温之"之旨，仲景撰用《素问》九卷，所出治痨证之方剂，主要取乎温补。医学是发展的，经过历代医家的临床实践与钻研，虚劳的理论与治疗逐渐丰富起来，痨瘵也逐渐从虚劳中分出。到元代末叶，朱震亨创造性地标"阳常有余，阴常不足"之说，倡用"甘寒养阴"，这是由理论到实践具有指导意义的承先启后之一发明。所以若就痨瘵的原因证候来采取治疗的措施，则甘寒疗法，应居首要，其次在因时、因地、因人随在而消息之，在辨证施治的原则下，自能得心应手而取效。

痨瘵期——轻型，初起甚轻，往往只有咳嗽、发热、胃纳不佳、周身发懒等。稍进则干咳无痰，痛引胸肋，潮热，食欲减退，肌体日见消瘦，甚则痰杂血丝，或咯血。治法：阴伤阳浮，水涸金燥，喉痒而咳，宜用甘寒养肺，水旺气复而咳自已。宜用麦冬、天花粉、生地、杏仁、橘红、阿胶、桔梗。或脾胃先虚，不能制水，水泛为痰，水冷金寒而咳，宜立效方（贝母、杏仁、款冬、桔梗、五味、葱白、瓜蒌仁、川椒，共为末，与猪肺同熬，取汁服）加羌活、陈皮、白术。火烁肺金而咳，宜六味地黄丸（地黄、山药、山芋、丹皮、泽泻、茯苓）。而暴咳喘促，用《太平圣惠方》款冬花汤（款冬花、桑白皮、五味子、贝母、杏仁、知母、甘草）；肺中寒热，用《千金翼方》竹叶饮子（百部草、炙甘草、竹叶、紫菀、紫苏、白前、生姜），均有效。

这里应该注意的是，初期肺痨咳嗽，要与外感咳嗽做严格地鉴别诊断。否则一涉误诊，用药有失，病反日深。张景岳辨似损非损，颇有助于吾人诊断与治疗。其言曰："凡似损非损之证，惟外感寒邪者乃有之。盖以外邪初感，不为解散，而误作内伤，或用清凉，或用消导，以致寒邪郁伏，久留不散。而为寒热往来，或为潮热咳嗽，其证全似劳损。若用治损之法以治此证，则滋阴等剂，愈以留邪，热蒸既久，非损成损矣。余尝治愈数人，皆其证也，欲辨此者，但当详察表里，而审其致病之由。益虚损之症，必有所因，而外感之邪，其来则骤。若或身有疼痛，而微汗则热退，无汗则复热，或见大声咳嗽，脉虽弦紧而不甚数，或兼和缓等证。则虽病至一两月，而邪有不解，病终不退者，本非劳损，毋误治也。若寒热再来不止者，宜一二三四五柴胡饮酌宜用之，或正柴胡饮亦可。若兼咳嗽者，柴陈煎。若脾肾气虚而兼咳嗽者，金水六君煎；或邪有未解而兼寒热者，仍加柴胡。"又曰："盖外感之咳，其来在肺，故必由肺以及脏，此肺为本而脏为标也；内伤之咳，先因伤脏，故必由脏及肺，此脏为本而肺为标也。凡治内伤者，使不知治脏而单治肺，则真阴何由以复，阴不复则咳终不愈；治外感者，使不知治阳而妄治阴，则邪气何由以解，邪不解则嗽终不宁。经曰：治病必求其本。何今人之不能察也？"

《沈氏尊生书》曰："痨病多吐血，吐血之原，未有不由五脏来者。咳嗽血出于肺，因悲忧所致也，宜二冬、二母、桔梗、黄芩。痰涎血出于脾，因思虑所致也，宜生地、石斛、葛根、丹皮、甘草、茯苓、陈皮、黄芪。吐血出于心，因惊恐所致也，宜丹参、山药、麦冬、茯神、当归、生地。吐血多块出于肝，因恚怒所致也，宜柴胡、芍药、山栀、丹皮、枣仁、生地、沉香。咯血出于肾，因房欲所致也，宜生地、丹皮、茯苓、远志、阿胶、知母、黄柏。呕血出于胃，中气失调，邪热在中所致也，宜犀角、地黄、丹皮、甘草、元明粉。"若选择方剂，咳嗽痰中带血，用《济生方》百花膏（百合、款冬花）。加减法：合二冬膏服之，其效尤彰；加鲜白荷花疗痰血，鼻衄有卓效。一般血症，用葛可久《十药神书》十灰散（大蓟、小蓟、荷花、侧柏叶、茅根、茜草、山栀、大黄、牡丹皮、棕榈皮，均烧灰存性，为末。用时捣白藕汁或萝卜汁磨京墨半碗，调服 15 g），亦可用《直指方》黑散子（隔年莲蓬、血余、棕榈炭），治肺出血可加藕节、旱莲草、茜草根炭、白茅根，效良而妥善，能加童便冲服效也著。

潮热骨蒸，可选用罗谦甫秦艽鳖甲汤（秦艽、鳖甲、地骨皮、银柴胡、青蒿、知母、当归、乌梅）。兼五心烦热者，用朱丹溪清骨散（北柴胡、鲜地黄、干地黄、人参、防风、熟地黄、秦艽、薄荷、赤苓、胡黄连）。若选用药物，则地骨皮、丹皮（有汗忌用）、玄参、钗石斛、沙参、玉竹、山药、女贞子、稆豆衣、龟板、鳖甲、牡蛎等。

盗汗可选用东垣生脉散（人参、麦冬、五味子），并可酌加杭白芍、浮小麦、煅龙骨、煅牡蛎、稆豆衣、糯稻根等。

失眠，用仲景酸枣仁汤（酸枣仁、知母、川芎、茯苓、甘草）。若选用药物，则夜交藤、合欢花、花龙齿、朱茯神等。

痨瘵中期——重型。痨瘵长期不愈，则日复发潮热，咳喘不已，或咯血时发，盗汗，失眠，厌食，因各症状的增进，消耗特甚，肌肉锐减。但亦有得病不久，即现此等症状。

治疗痨瘵之咳嗽、咯血、潮热、盗汗等，平稳而有效的方剂为月华丸（天冬、麦冬、生地、山药、百部、川贝、茯苓、菊花、沙参、阿胶、三七、桑叶、獭肝），曾经临床验证。近人四川沈绍九治肺痨咳嗽咯血方（广三七、姜炭、白茅根、白芍、丹皮、旱莲草、川贝母、甜杏仁、紫菀、款冬花、白前根、麦冬、甘草、玉竹、百合、童便冲服）也有效验。

痨瘵末期——极重型。痨瘵到了末期，脉细数而疾，皮肤有的甲错，大肉尽脱，喘急咳嗽，声音嘶哑，肺部透视有较大空洞，病至此已极为严重。

肌肤甲错，可用仲景大黄䗪虫丸（大黄、干地黄、黄芩、桃仁、杏仁、虻虫、蛴螬、白芍、甘草、干漆、水蛭、䗪虫）。有咯血咳嗽者，方用葛可久太平丸（天冬、麦冬、知母、贝母、款冬花、杏仁、生地黄、熟地黄、当归、阿胶、蒲黄、京墨、桔梗、薄荷、麝香），此方可用于肌肤还没有到甲错地步，只舌上有一二紫点的表征，兼见咳嗽微喘，服之往往获效。

痨瘵到了衰弱时期或末期消耗过甚的时候，施以滋补，维护其抵抗力，是应当采用的办法。但我认为中医治疗八法的汗、吐、下、和、温、清、消、补中，唯补法最难掌握。王清任《医林改错》曾提出要分别"因弱致病，因病致弱""因病久致身弱，自当去病，病去而元气自复"。即使是虚，又不专在一腑一脏，若无目的性地漫投补剂，则如枝叶生虫，而不知投药杀虫，却去从根部施肥，结果是树良而虫更壮。楼英《医学纲目》有云："虚劳……其体虚者最易感于邪气，当先和解，微利微下之，从其缓而治之，次则调之。医者不知邪气加之于身而未除，便行补剂。邪气得补，遂入经络，致死不治。如此误考，何啻千万，良可悲哉！"虞抟《医学正传》更指出不问脏腑盲目地滥投补剂之流弊说："假如心、脾二经虚损，当以茯苓补之，虚而无汗及小水短少者，服之有功；虚而小便数者，多服则令人目盲；虚而多汗者，久服损真气，夭人天年，以其味淡而利窍也。又如肺气弱及元阳虚者，当以黄芪补之，然肥白人及气虚而多汗者，服之有功；若苍黑人肾气有余而未甚虚者，服之必满闷不安，以其性塞而闭气也。甘草为健脾补中及泻火除烦之良剂，然呕吐与中满及嗜酒之人，多服必敛膈不行，而呕满增剧，以其气味之甘缓也。川芎为补血行血、清利头目之圣药，然骨蒸多汗及气弱人，久服则真气走散而阴愈虚甚，以其气味之辛散也。生地黄能生血脉，然胃气弱者服之恐损胃不食。熟地黄补血养血，然痰火盛者，恐泥膈不行。人参为润肺健脾之药，若元气虚损者，不可缺也；然久嗽、劳嗽、咯血，郁火在肺者，服之必加嗽增喘不宁，以其气味之甘温滞气然也。白芍药为凉血益血之剂，若血虚腹痛者，岂可缺欤；然形瘦气弱、禀赋素虚寒者，服之恐伐发生之气，以其气味之酸寒也。"我们看了古人这些告诫，知道蛮补固然是填塞壅滞，能增添疾病，而漫补也是不徒无益，而又害之。

上面在三期病型后面所举的各种方药，在辨证施治下，只要适应证候，都可应用，又非机械地局限于某一期者。

中医虽不强调特效的方药，但专病亦有专药，不过在专药后面，更重要的是必须辨证准确，因寒因热，在表在里，是虚是实，均应阴阳吻合证候辅佐用药，所以演成多味药的复合剂。各种专病都是如此，痨瘵病也不例外，兹略举于下。

獭肝：中医认为痨瘵系传尸虫所传染，在治疗上则亦考虑杀虫，晋代葛洪《肘后方》即用獭肝为杀痨瘵虫剂。关于獭肝剂，除《肘后方》中者及月华丸外，还有现代西安十三味治肺痨方加味：河车粉75g，白及粉75g，川贝60g，石斛30g，麦冬30g，百部21g，红花15g，獭肝21g，共为细末，鳖甲75g，鹅管石15g，牡蛎15g，海螵蛸15g，海浮石15g，煎成浓汁，吸入上药末内，再焙干。每日9g，早晚2次，饭后服。轻症连用2个月，重症用4~6个月。

百部草：本草有百部草治传尸、骨蒸痨热的记载。近来有人曾用百部丸（百部草晒干为末，雌鸡，未产蛋者）。配法：若活鸡1000g重，配以百部粉500g，将鸡杀死后，去内脏及头足，洗净，加以适量水，煮极烂，去骨，取鸡肉及汁混合百部草末，杵烂为小丸，晒干。每次9g，早饭前一小时服一次，晚间临睡时服一次，开水送下。服20天为1个疗程。治疗了52例肺结核患者，X线复查52例，病灶有好转的16例，说明百部丸对肺结核有一定的作用。

治疗痨瘵的古方中使用百部草者甚多，如《千金翼方》泻肺散（百部草、紫菀、杏仁、茯苓、石斛、甘草、款冬花）。《千金翼方》竹叶饮子（方见前），《外台秘要》治三十年咳方（百部饴糖）。《济生方》经效阿胶圆（阿胶）、生地、山药、卷柏叶、大蓟根、五味子、鸡苏、茯苓、人参、百部、远志、防风、麦冬（柏子仁），治劳嗽并嗽血唾血。《十药神书》保和汤（知母、贝母、天冬、款冬花、天花粉、薏苡仁、杏仁、五味子、甘草、兜铃、紫菀、百合、桔梗、阿胶、当归、地黄、紫苏、薄荷、百部），治久嗽肺痿。《医学心悟》月华丸（方见前），《沈氏尊生书》人中白丸（生地、熟地、白芍、白术、当归、阿胶、鳖甲、羚羊角、青蒿子、人中白、百部）治血虚热兼躁烦睡眠不安。

白及：白及有补肺作用，李东垣谓理肺伤有奇效，已为一般所常用。近年江苏省中医院有用白及丸（白及150g，百部150g，牡蛎150g，穿山甲150g，凡黄色砂子拌炒，以上四味，共为极细末，糯米汤和白蜜为丸，桐子大，病轻者每服3g，重者4.5g，日3次，空腹温开水送下），长期服用，治肺空洞直径三厘米大者，得以痊愈。

痨疾方中使用白及者，如《证治要诀》白及枇杷丸（白及、枇杷叶、阿胶、藕节、生地），治咳嗽咯血，肺损阴虚。《笔花医镜》桔梗汤（白及、桔梗、葶苈子、川贝、甘草、橘红、薏苡仁、金银花），治肺损伤咯血。安血饮（白及、三七、藕汁、龙骨、牡蛎、白茅根、熟大黄），治肺血或胃肠出血。有的用补肺丸方（鱼鳔胶、阿胶珠、龟板胶、象牙胶、鲜白及、川贝母、怀山药、白冰糖、白蜂蜜），治浸润性与空洞性肺结核及肺出血。

此外还有羊胆、白果、铁破石等，都有报道，可资参考。

有人谓柴胡一药，具推陈致新之作用，在治痨瘵的药队中，也可以算是治痨瘵的专药。若论柴胡剂，仲景小柴胡汤要算总方，它能散郁热，去胸胁之苦满，升清降浊，加减合法，对治痨瘵，诚能奏效。但我终觉柴胡在治痨瘵病，是有它一定范围的，若不辨证而广泛地施用柴胡于痨瘵，毕竟会有流弊的。楼英《医学纲目》曾有一段说："虚损复受邪热，皆宜用柴胡。"《衍义》云："柴胡本经并无一字治劳，今人方中治劳方中鲜有不用者。呜呼！凡此误世甚多。常原病劳，有一种真脏虚损，复受邪热，邪因虚而致劳。故曰劳者牢也，当须斟酌用之。如经验方中治劳热，青蒿煎丸用柴胡正合宜耳，服之无不效。热去即须急已，若或无热，得此愈甚，虽至死，人亦不怨。"王海藏云："苟无实热，医取用之，不死何待？用之者宜审诸。"柴胡是治邪热，不是治痨瘵，这种认识是正确的。

痨瘵症多阴虚液少，忌用香燥劫阴之药，如半夏、橘红是。亦忌苦寒化燥之药，如知母、黄柏是。但这里应说明一下，凡审察复合方剂，不同于单味药物，应当从全面着眼。若在相互制约的适当配伍组织下，则常可不在禁忌之例，像仲景麦门冬汤中之半夏，东垣清暑益气汤中之黄柏皆是。他们用一味辛燥于大队甘寒药中，用一味苦寒于多数甘温药中，是取其起监制作用，相反适所以相成。

总之，中医治疗痨瘵病，于用药物外，还有针灸疗法、饮食疗法等，同时更加强调调养，锻炼增强体质，促进痨病的恢复，我们相信，通过中西医结合研究治疗本病，必将进一步获得可喜成就。

七、章次公

（一）审证求机理劳伤

章老非常重视肺痨病因治疗，案中提出"主因不除，热无由而解"，就是这个意思。潮热、盗汗、咳嗽、咯血为肺结核四大主症，其病机皆为阴虚火旺。

（1）潮热：章老认为，此种痨损虚热最难退，痰中带血不易止，除用养阴润肺、清热止血的药物外。还必须卧床静养，这都是经验之谈。肺病之热，多属阴虚阳亢，用药常选甘寒补益之品，即"壮水之主，以制阳光"之意。若予苦寒清泄则更损其本，造成大错。治疗结核劳热的方剂，大致有养阴、祛瘀、温补三类。养阴为主，以《太平惠民和剂局方》钟乳补肺汤加减为丸，以缓图其效。钟乳石既能治肺虚劳嗽，又能合紫白石英、干姜、肉桂、龟板以补纳下元，敛阴固阳；阿胶、地黄、麦冬、粳米以补血生津、养阴润肺；细辛、五味、冬花以止嗽。下元素虚之人，可甘寒、甘温并用。章老常说："甘寒增加其营养，甘温唤起生活力"。

章老治劳热常以生石膏 18 g，黄芩 9 g，桂枝 6 g，秦艽 9 g，共研细末，每吞 3 g，一天三次。此用秦艽鳖甲散加减，以清热除蒸，肃肺镇咳。章老用四药为散，配伍颇有深意。桂枝，《本经》说它有"补中益气"之功，但其性辛温，似与痨证不宜，今与苦寒之膏、芩相伍，则燥性大为削弱，而可得温健之效；膏、芩得桂枝之辛温，则苦寒之性大减，可收清除虚热而不伤脾胃的效果。秦艽能清虚热，对阴虚劳热甚效。

（2）盗汗：甚多而冷，脉弱，为阴损及阳，以致阴阳两伤。章老治用温补，是取阳生阴长之意。方用温热之黄芪、附子，与阴敛之山萸肉、白芍、当归、五味子两仪膏相伍，是取其相辅相成，以温补而不致伤阴，育阴而不致损阳。更用酸枣仁、远志、浮小麦与五味、牡蛎同用，以宁心敛汗。

（3）剧咳、咯血：辨证属阴虚火旺者，治用滋阴降火、凉血止血之方。据现代药理研究，白及对肺、胃出血有良好的止血作用，体外试验表明其对结核分枝杆菌有抑制作用。洋菜含胶质，合阿胶能增强血液凝固力，促进止血。地榆不仅能凉血止血、清热解毒，且抗菌谱较广，对结核分枝杆菌有抑制作用。章老对肺结核常喜用之。侧柏叶一味不仅能凉血止血，而且有清肺止咳、祛痰平喘的作用，对肺结核咳嗽、咯血、痰稠难出者有良好的效果。其应用大剂量，疗效尤著。

（4）痨嗽：前人认为"瘦人多火，易得痨嗽"。阴虚火旺，虚火炼津为痰，使肺失清肃，肺气上逆而为咳。立法滋补肺肾之阴，则虚火自潜。《医学心悟》月华丸化裁，为此病正治之方。

咳而胸胁牵痛，痰中带血，咳而不爽，脉弦数，为肺燥而肝火内燔。方用补肺阿胶汤加味，滋阴润燥，止咳止血；复用黛蛤散、夏枯草清泻肝火。

（二）温建中焦理劳损

章老认为肺病日久，阴伤及阳，以致卫阳不固，而恶风自汗，脾气不振而食少便溏。用黄芪建中加补阴药，是阴阳兼顾，冀阳生阴长，劳损得复；黄芪建中汤，仲景本治虚劳里急不足之症，后人一见痨瘵概予养阴，殊不知有此症即用此方，温建中焦也是治疗劳损的一大方法。

（三）阴阳俱虚可扶阳

肺结核病变严重者，可累及心脏，出现面浮足肿等早期心脏衰弱征象。中医辨证属于阳虚，所以治用温补之法，黄芪、附子之用，正是为面浮足肿、心脏衰弱而设。

附：章老治肺痨，常以琼玉膏 180 g，川贝末 18 g（和入膏中），每天早晚各服一食匙。

【方源】《洪氏集验方》中申铁瓮先生神仙秘法琼玉膏。

【组成】人参二十四两，为末，生地黄十六斤，捣汁，白茯苓四十八两，为末，白蜜十斤。

【用法】人参、茯苓为细末，蜜用生绢滤过，地黄取自然汁，捣时不得用铁器，取汁尽去滓，用药一处，拌和匀，入银、石器或好瓷器内封闭留用。每晨二匙，温酒化服，不饮酒者白汤化之。

【方歌】琼玉膏用生地黄，人参茯苓白蜜尝，肺燥干咳虚劳证，金水相滋效力彰。

【主治】肺痨。干咳少痰，咽燥咯血，肌肉消瘦，气短乏力，舌红少苔，脉细数。

【功用】滋阴润肺，益气补脾。

【方解】君生地黄，滋阴壮水，金水相生，以滋肾阴而润肺燥。臣白蜜，补中润肺。佐人参、茯苓，益气健脾，补土生金。温酒化服，因地黄得酒良，可去腻膈之弊。

【本方特点】足三阴并补之方，徐灵胎称之为治血证之第一方。

（1）本方为肺痨纯虚无邪者设，乃治本之图。以干咳咯血，气短乏力，舌红少苔，脉细数为证治要点。

（2）可用于治疗肺结核后期干咳咯血，消瘦乏力，属肺肾阴亏、脾胃气虚者。

若兼表证或由外感所致的咳嗽咯血，则非本方所宜。

【方论】《古今名医方论》李中梓："干咳者，有声无痰，火来乘金，金极而鸣也。此本元之病，非悠游渐渍，难责成功。若误用苦寒，祗伤脾土，金反无母。故丹溪以地黄为君，令水盛则火自息。又损其肺者益其气，故用人参以鼓生发之元。虚则补其母，故用茯苓以培万物之本。白蜜为百花之精，味甘归脾，性润悦肺，且缓燥急之火。四者皆温良和厚之品，诚堪宝重。郭机曰：起吾沉瘵，珍赛琼瑶。故有琼玉之名。"

八、邢锡波

肺痨以咳嗽、咯血、潮热、盗汗、逐渐消瘦为特征，是具有传染性的慢性虚弱性疾病。

本病常因体质虚弱或精气耗损过甚，痨虫乘虚侵袭肺部而发病。病变部位主要在肺，但因脾为生化之源，脾虚则水谷精气不能上输于肺，肺津不足，无以自养，使肺阴亏虚；肾为先天之本，肾精亏损，则虚火上扰，肺津受灼，可使肺气化源不足。因此，本病的发生和发展与脾肾两脏的关系极为密切。从疾病的整个过程来说，仍以阴虚为主，治疗原则应补肺养阴止嗽抗痨，以抗痨保肺汤为主方加减。附处方：炙百部、白果、紫菀、炙款冬花、川贝母、枇杷叶、沙参、冬虫夏草、杏仁、黄连、功劳叶、狼毒、雄黄、蜈蚣。如潮热骨蒸，脉弦数有力，舌红，可加黄芩、知母之类；脉弦细数或虚数无力者，宜用地骨皮、元参、龟板、鳖甲之类；体温高，加银柴胡、青蒿；盗汗较重，加生龙骨、生牡蛎、炒浮小麦、山茱萸、五味子；脘满纳呆，加生山药、白术；咯血者，用保肺宁血固络法治之。

崔某，男，38岁，干部。

病史：患者因感冒而诱发咳嗽，吐白色泡沫痰已月余，近两周来曾咯血3次，多时达200~300 mL，后服中药咯血已止。今因饮食不节，咯血又作，头晕，气短，自汗，潮热，心悸，烦热，胸胁作痛，咯血呈鲜红色。

检查：胸片示两肺浸润性结核，红细胞沉降率43 mm/h，脉弦数有力，舌红，体胖，舌净无苔。

证属：风热犯肺，热迫血行。

治宜：清宣风热，凉血止血。

方药：鲜茅根24g，功劳叶24g，百部24g，生地24g，大蓟15 g，小蓟15 g，丹皮12 g，生赭石12 g，白芍10 g，黄芩10 g，侧柏叶10 g，花蕊石10 g，浙贝10 g，藕节10 g，大黄6 g，黄连6 g。

连服3剂，咯血不作，仅痰中带有血丝，时杂有少量血块，午后已不潮热，心中不烦，胸胁痛减。脉虚数，咳嗽不减。是肺热已减，但肺中风热尚未肃清，宜前方加宣肺止嗽之品。

方药：功劳叶24g，百部24g，鲜茅根24g，生赭石12 g，大蓟12 g，小蓟12 g，浙贝10 g，前胡10 g，瓜蒌仁10 g，黄芩10 g，黄连10 g，白芍10 g，藕节10 g，桑白皮10 g，花蕊石10 g，仙鹤草10 g，冬虫夏草6 g。

连服4剂，咳嗽已减，痰中无血，精神好转，身觉有力，脉象虚软而略数，是肺中之风火外透。宜改用养阴健脾，理肺之剂。

方药：百部24g，生地15 g，元参12 g，生山药12 g，沙参10 g，川贝10 g，花蕊石10 g，炒白术10 g，生赭石10 g，甘草6 g，狼毒1.5 g，冬虫夏草1.5 g，蜈蚣1条，吉林参1.5 g，雄黄1.2 g（后5味同研冲服）。

此方共服5周，诸症消失，身体健壮，食欲增加，后略于调剂而愈。

按语：咳嗽吐泡沫痰，由感冒而诱发，是风热袭肺所致，继而咳嗽带血，甚至大口咯血，系风热犯肺，伤及阳络。内热盛故身潮热，心躁烦而头晕，风热留滞胸中则胸胁作痛，咯血后阴气损伤无以维阳，则虚阳外越，而自汗。此例皆由肺气先伤，因风热内犯而诱起旧病、新病结合，则病发急促。

九、姜春华

肺结核的治疗，姜老首重在肺。因病位在肺，本病初期症状不显，或仅有乏力，往往于体检或门诊中发现，城市农村均有。所谓伤风不治，久咳成劳，其实其人早已感染本病，因感冒而症状渐显，或此病本有恶寒发热之症，误以为感冒。本病患者，大都有些共同症状，如全身乏力、消瘦、肤色苍白、下午潮热、盗汗、骨蒸、两颧潮红、食欲不振、咳嗽、痰中带血、或咯血、胸痛、气急等。声音嘶哑者，多为喉头炎，或为喉头结核。本病因症状有共同性，故治疗亦有共同性。综合诸症，结合古人经验，自制 2 方，可随证之偏重加减。

甲方用于潮热咳嗽，痰中带血。方药：仙鹤草 15 g，柴胡 9 g，黄芩 9 g，桃仁 9 g，野百合 15 g，白芍药 9 g，鳖甲 15 g，乌梅 9 g，百部 9 g。方中仙鹤草，乡人亦名脱力草，用于劳作脱力之后，作为补药用，本草用于各种出血；柴胡前人用银柴胡，现用春柴胡，即普通处方退热之柴胡，内伤外感皆宜；黄芩清热，桃仁活血化瘀，止嗽杀虫，百合润肺，白芍安脾肺，和血脉益气除烦，敛汗；鳖甲养阴治痨瘵骨蒸；乌梅生津止渴治久嗽，劳热骨蒸；百部润肺杀虫，治骨蒸传尸，止嗽有良效，内伤外感均可用。

乙方用于潮热骨蒸，咳嗽咯血、吐血。方药：地骨皮 15 g，仙鹤草 15 g，柴胡 9 g，蛤粉 15 g，紫菀 9 g，鳖甲 15 g，秦艽 9 g，百部 9 g，白及 9 g，西洋参 6 g，牡蛎 30 g，冬虫夏草 1.5~3 g。方中地骨皮用于肌热，传尸骨蒸；牡蛎化痰消瘰疬（颈淋巴结核），止嗽敛汗，治虚劳；蛤粉为蛤蜊之壳研粉，与牡蛎同功，但化痰之力更强（痰稠者）；冬虫夏草治诸虚损，用于肺痨、肺癌；白及补肺止血、益肺有效；秦艽适用于虚劳骨蒸。

凡气虚者，可加人参、黄芪、茯苓、白术；阴虚者，加二地、二冬、旱莲、女贞。肺病者相火偏旺，性欲易动，宜叮嘱禁欲，方中可加知母 9 g，黄柏 9 g。肺病者多性狭善疑，要做思想工作，不能恃药。吐血频者，可加饮童便，并加蛤粉炒阿胶 3 g，藕节、血余炭各 9 g，煅中白 9 g（研粉），生蒲黄

9 g；便闭者，加首乌、瓜蒌仁、望江南；腹泻者，加诃子、石榴皮；潮热，加青蒿、白薇、胡黄连；咳剧，加南天竹子 6 g，天将壳 3 只；唇干，加石斛 9 g，麦冬 9 g，天花粉 15 g；胸闷，加全瓜蒌 15 g。

另外，瘦削体差，宜加强营养，药物可用黄精、玉竹、山药、熟地等，气急，加五味子 6 g，炙黄芪 9 g。童便前人用治咯血，即不咯血者亦可常服。紫河车新鲜者煨汤服，或焙干为粉，每日服 2 次，每次服 1.5～3 g。本病为慢性消耗性病，以滋阴为主，以不用辛燥温补为宜。

十、潘澄濂

肺结核中医称为"肺痨""痨瘵"，古称"传尸"或"疰"，是一种传染性疾病，临床上以咳嗽、咯血、潮热、盗汗、胸痛、消瘦等为主要特征。本病是由感染结核杆菌所致。疾病的发生、发展、转归决定于正气的盛衰。根据症状表现，可分 3 型辨证论治。

1. 肺热阴虚证

主要表现为潮热，午后两颧潮红，五心烦热，久咳胸痛，或痰中带血，夜间盗汗，口燥鼻干，脉细数，苔薄，舌尖红。治宜养肺阴，祛痰热。方用延年贝母煎，贝母 9 g，紫菀、五味子、百部、杏仁、甘草各 6 g，地黄汁 12 g，麦冬汁 9 g。

2. 气阴两亏证

主要表现为日晡潮热，常伴冷栗，恶风，自汗并盗汗同见，咳嗽痰稀，偶见痰中带血，纳呆腹胀，大便溏薄，气短咳痰无力，脉细数，舌质淡红。治宜益气健脾，养阴润肺。方用金水六君煎加减：熟地、怀山药、茯苓、冬虫夏草各 12 g，当归、半夏各 9 g，人参、贝母、陈皮各 6 g，白术 10 g，炙甘草 4 g。

3. 肺肾阴虚证

主要表现为骨蒸劳热，盗汗更甚，头晕目眩，腰酸腿软，心烦失眠，五心烦热，两颧潮红，男子遗精，女子月经不调，形体消瘦，咳嗽气急，咳痰不爽，时有咯血，舌质红或紫红，苔薄黄少津，或光剥，脉细数。治宜滋阴补肾，清肺降火。方用青蒿鳖甲煎加减：青蒿、地骨皮、生鳖甲、黄芩、生地各 12 g，银柴胡 6 g，炙百部、麦冬各 9 g，百合 20 g，藕节、冬虫夏草、川贝各 10 g，肺形草 15 g。

　　对肺结核所致的肺空洞，常用白及、花蕊石、藕节、丹参各 15 g，黄芩 12 g，黄连 8 g，百部、川贝粉各 10 g，黛蛤散 9 g，连服半年，其效卓著。肺结核咯血量多者，用自拟加味花蕊石汤；花蕊石、黄芩各 12 g；百部 10 g，丹皮、山海螺、藕节、地榆炭、鱼腥草各 15 g。每疗程 10 天，一般经服 2 周后，即可咳呛缓解，咯血停止。

　　因肺结核继发颈、腋下淋巴结核，用自拟消核汤：夏枯草、陈皮各 9 g，山海螺、猫爪草、海藻各 15 g，黄连 8 g，生牡蛎 20 g，海蛤粉 12 g，冬虫夏草 10 g。民间用蟾蜍皮外敷结核部位，也有一定疗效。肺结核继发脑病，多见于儿童，除辨证论治外，在临床上常用犀角地黄汤加六神丸（1 次 10 粒，1 日 3 次）吞服。对患儿须注意护理。肺结核继发肠结核，可用黄连阿胶汤加减：黄连 4 g，黄芩 9 g，芍药 10 g，鸡子黄 2 枚，阿胶（烊）12 g，鹿衔草、仙鹤草、萆草、马鞭草各 15 g，炙甘草 3 g。

　　肺结核并发胸膜炎、胸腔积液，选用千金苇茎汤加减：鲜芦根 20 g，桔梗 6 g，冬瓜仁、葶苈子、车前子（包）各 9 g，鱼腥草、败酱草各 15 g，炙草 8 g。

十一、顾丕荣

阴平汤养阴抗痨

　　顾老认为，阳和汤治疗骨痨有效，盖骨痨、肠痨阳虚居多，肺痨、肾痨阴虚居多，丹溪所谓"痨瘵主乎阴虚"。后人谓："用养阴治痨，百无一生。"殊不知虫（菌）是其病根。通过临床摸索，自拟阴平汤养阴抗痨，随证加减，获得理想疗效。方药组成：生地 20 g，龟板胶、蒸百部各 12 g，川贝、黄芩各 6 g，川连 3 g，桑叶 9 g，炙草 6 g。本方系阳和汤之熟地改用生地，鹿角胶改用龟板胶，白芥子改用川贝，姜、桂改用芩、连。黄连一味，古方有七味黄连丸，用为主药以抗痨。麻黄改用桑叶，桑叶不唯祛邪，并治虚痨盗汗。生草改用炙草。另加百部，既抗痨，又治咳，阳和改阴平，本方滋阴理痨，以致平复，故名。肺痨久延，亦能累及五脏，当随证加减，疗效更显。例如：①肺心型（伴夜寐不安，心悸神烦），血虚加归脾丸；阴虚加天王补心丹；火旺加朱砂安神丸。②肺肝型（伴胸闷胁痛，急躁易怒），肝郁加逍遥丸；肝火便秘加当归龙荟丸。③肺脾型（伴纳少腹胀，苔腻便溏），脾虚生痰者加六君子丸，苔腻甚者加平胃散，便溏者加参苓白术丸；纳呆者加资生丸；脾肾俱虚者加脾肾双补丸。肺燥脾湿，实为难治，当"间者并行"，刚柔互济，虽用夏朴，亦无碍也，且川朴具显著的抗结核作用，苔腻用之最宜。④肺肾型（伴骨蒸腰酸遗精带下），阴虚者加六味地黄丸；阴虚火旺加大补阴丸；遗精相火偏盛加三才封髓丹。⑤本脏自虚型（除阴津不足见证外，又见形寒怯冷，面色㿠白，自汗息促，语声低弱），自汗者加玉屏风散，气虚合四君子丸。大凡肺病既久，其气必虚，当重加参芪，其效始彰。另外，还要根据不同情况选加药物。如咯血，加阿胶、白及、三七；骨蒸，加青蒿、鳖甲、地骨皮、功劳叶、知母等；咳逆甚，加炙紫菀、炙桑皮；痰黄而稠，加生薏苡仁、冬瓜子、鱼腥草；干咳无痰，舌红少苔，加麦冬、五味子；颈部瘰疬，加夏枯草、煅牡蛎、玄参、土贝母；久虚不能复元，加入参、黄芪、紫河车、冬虫夏草；病灶长久不易吸收钙化，加夏枯草、煅牡蛎；空洞，加白及、合欢皮或用月华丸，疗效更显（月华丸必须嚼化，方有良效，吞服无功）；空洞纤维化，加煅牡蛎、炙鳖甲。

十二、董漱六

肺结核是由结核杆菌侵入于肺所致，最易伤肺耗阴。临床主要症状为咯血、胸痛、低热、盗汗、两颊绯红、消瘦乏力等。阴伤日久由肺及肾真阴亏损；久之气分亦虚，由肺及脾。经长期临床观察，大抵可分肺热阴虚、肺肾阴虚、肺脾气虚3型。在辨病与辨证结合的基础上，根据不同阶段拟订处方用药。

1. 肺热阴虚型

方以沙参麦冬汤加减：南沙参10g，前胡9g，桑叶9g，杏仁10g，麦冬9g，玉竹10g，生地12g，丹皮9g，黄芩5g，百部9g，枇杷叶（去毛炙）9g。曾治黄某，女，29岁。8个月前右肺结核进展期，因咳嗽、咯血住院治疗，出院后咯血又见，咳嗽夜甚，胸闷隐痛，口干喉痒，午后低热遂起，纳减便结，月经涩少，舌红苔薄，脉细滑数，拟上方加茜草炭9g，藕节炭9g，另用三七粉3g，日2次，早晚各1次吞服。5剂后血止咳减，胸痛亦差，大便较润，继用育阴调荣清肺养胃法，随证加减，调治月余而愈。

2. 肺胃肾阴虚型

方以百合固金汤加减：生地、熟地各9g，北沙参12g，天冬、麦冬各9g，京元参10g，甜杏仁9g，川贝母9g，野百合10g，炙百部9g，地骨皮12g，阿胶10g（烊冲），冬虫夏草9g。曾治徐某，男，43岁，早年有肺结核上肺空洞史，今诊咳呛痰少，有时痰中夹有血丝，面颧升火，夜间潮热骨蒸，手足心热，头晕盗汗，腰酸遗精，食少，便难，形瘦乏力，舌红绛，脉细小数，拟上方加山萸肉9g，龟板15g（先煎）。另服白及粉3g，早晚各 1 次，温开水下。7 剂后痰血已止，咳呛减轻，潮热渐退，盗汗亦少。再用原方去甜杏仁、阿胶，加鳖甲 15 g（先煎），砂仁 3 g，继服 10 剂，另用琼玉膏早晚各 1 大食匙，温开水冲服。药后纳可便调，诸症续见改善，再用滋肾育阴，润肺和胃剂加减，服 50 余剂，调理 2 个月，精神日佳，体力逐渐恢复。

3. 肺脾气虚型

方以参苓白术散加减：党参 12 g，黄芪 12 g，冬术 12 g，山药 12 g，茯苓 12 g，甘草 6 g，麦冬 9 g，五味子 4.5 g，砂仁 4.5 g，扁豆 9 g，薏苡仁 12 g。曾治严某，男，67 岁。患者原有肺结核，早已钙化，刻诊面㿠虚浮，咳嗽痰多，偶见血迹，胸闷气短，畏风自汗，纳减，口淡无味，大便溏而不实，神倦乏力，舌淡苔薄质润，脉濡弱无力。拟上方加陈皮 4.5 g，石莲肉 12 g。7 剂后咳减痰少，自汗渐敛，纳谷稍增，大便成形，再以原方继服 7 剂，症情进一步改善，续用益气调脾，补肺养胃法调治，精神日振，体质增强，候入冬后，再进膏方以巩固疗效。

本病虚证居多，以阴虚为主，活动期偶感时邪，仍宜以扶正托邪为上。稳定期与硬结期以气阴两虚或肺脾虚为多。前者治疗重在肺肾，后者治疗重在肺脾。

本病药疗以外，必须重视食养，除日常牛奶、鸡蛋、水果外，其他如百合、山药、莲子、红枣、银耳及淡菜、海参之类均可常食，对本病有补益作用。

十三、朱良春

对于肺结核属于慢性纤维空洞型，或是干酪样病灶的患者，长期使用抗痨药，有时无效果。同时部分患者因为肝功能损害而难以坚持服用，乃有求于中医中药。朱老从辨证与辨病相结合的角度出发，制"保肺丸"治疗本病，既能养阴补肺，泄热止血，又可化瘀散结，推陈致新，标本兼顾，促使病灶吸收，空洞闭合，收效较为满意。其组成为蒸百部、炙僵蚕各 300 g，白及、制首乌各 450 g，地鳖虫、紫河车各 150 g，共研细末，另以生地榆、葎草、黄精各 450 g，煎取浓汁泛丸如绿豆大，每服 6 g，1 日 3 次，食前服。在临床中遇长期发热者配合"地榆葎草汤"（山生地榆、怀山药各 30 g，青蒿子、葎草各 20 g，百部 15 g，甘草 6 g 组成，每日 1 剂，水煎服）。如属顽固性肺结核或空洞，配合"外敷肺痨膏"（干蟾皮、壁虎、乳香、没药、蜈蚣共粉碎，搅入市售之外科黑膏药内，用软猪皮废角料做成膏药备用，用时微火烘软，敷在肺俞、膻中等穴，3 天一换）。

李某，男，45 岁，工人，患肺结核已 4 年余，叠用抗痨药，迄未痊复。胸片示右肺上叶有散在絮状阴影，伴有 2 cm×4 cm 空洞，壁厚，潮热盗汗，形瘦神疲，咳呛痰多，有时杂有血丝，体温 37.5~38 ℃，红细胞沉降率 45 mm/h，苔白腻，舌质微红，边有瘀斑，脉细弦数。肺脾气阴两虚，瘀热壅肺，可予保肺丸服之。服药 2 周后潮热盗汗渐解，咳呛亦减，纳呆转馨；1 个月后体重有所增加；继续服用，证情平稳；3 个月后复查，浸润病灶已趋吸收，空洞闭合。嘱其继服 1 料以巩固之。

部分肺结核患者，潮热稽留，甚为顽缠，常规用秦艽扶羸汤、秦艽鳖甲散等，收效不著。笔者对此恒取青蒿、萹草各 30 g，生地榆 60 g，白薇 15 g，甘草 6 g 等煎汤服，每获佳效。一般于服后 3~5 天潮热开始下降，继服之可以清解。青蒿善清虚热，但量需用至 30 g 以上始显。萹草、地榆既能清热解毒，又有抗结核菌之作用，故合之组方，奏效自著。

抗痨散

凡肺结核伴有空洞而久治不愈者，其病灶多呈僵化状态，非一般药物所能收效，常需给予开瘀消痈、解毒医疮之中药以"推陈致新"，始可促使病灶吸收，空洞闭合，"抗痨散"即为此而设，其处方为炙全蝎、白及、紫河车各 120 g，炙蜈蚣、地鳖虫各 60 g，甘草 30 g，研为细末，每次服 4 g，1 日 3 次。

魏某，女，49 岁，农民。患慢性纤维空洞型肺结核已八载，迭经中西药物治疗，迄未见效。面色晦滞，形体尪羸，咳呛气促，痰多而浊，偶或带血，胸痛隐隐，盗汗失眠，纳呆不馨。苔腻质紫，脉弦细而数。证属肺痨重候，乃肺体久损，痰瘀凝滞，邪不去，正虚难复之征。治宜开瘀解凝，培正补肺并进，予抗痨散一料，冀能应手。

药后精神较振，咳呛、咳痰均减，活动已不气促，盗汗、失眠已见好转，纳呆渐香。胸透复查：病灶明显吸收，空洞略见缩小。上方续服 2 料，诸象悉除，体重增加。摄片：空洞闭合，炎症吸收。已能从事一般轻工作。

十四、万友生

中医认为肺结核是因肺脏阴阳失调而结核菌肆虐所致。一般来说，中医治病主要着眼于内在的正气失调，而把外来的邪气（细菌等）干扰放在次要地位，认为只要正气恢复，抗力充足，邪气就无立足之地，故须在扶正基础上祛邪。因此，中医诊治肺结核，着重调整肺脏阴阳，既要看到气虚、阴虚和气阴两虚的正虚方面，也要看到火亢、痰阻和血瘀的邪实方面。治法应在益气、养阴的前提下清火、祛痰、化瘀，同时还要看到本病病机常常由上焦肺传入中焦脾以至下焦肾，而伤及先后天之本（尤其是后天之本的脾），必须从脾肾扶正培本（尤其是"培土生金"法），才能提高疗效；这里还须指出的是，当本病已传脾时，大都用以参芪为主药的"培土生金"法，但如已由气虚发展到阳虚时，又当大胆采用以姜附为主药的"培土生金"法。例如：有一妇人，患肺结核数年余，肌瘦面白，午后潮热颧红、子夜后至天明热渐退而身凉腹冷，咳痰稀而多，不思饮食，大便时溏，脉象微弱。前经数医，多人治疗无效。后由一医毅然采用附子理中汤，连服3剂，诸症大减，调理一个月，竟获痊愈，即并明证。

　　这里须加说明的是：①万老之所以重用甘草治肺结核，是以《金匮要略》所附甘草汤治上焦虚热肺痿为根据的。徐忠可注："肺痿之热由于虚，则不可直攻，故以生甘草之甘寒，频频呷之，热自渐化也。"若治上焦虚冷肺。则宜用甘草干姜汤（炙甘草配炮干姜）以温之。有一老友，是某医院内科主任，他告诉笔者曾用一味甘草流浸膏治愈过一些服西药无效的肺结核患者，值得重视和研究。现代药理研究证明，甘草具有多方面的重要作用。如在呼吸系统方面，能镇静止咳（中枢性）和解痉平喘（支气管痉挛）；在消化系统方面，能解痉（肠管平滑肌）止痛和抗溃疡病；在心血管系统方面，能升高血压和降低胆固醇；在内分泌系统方面，具有肾上腺皮质激素样作用。此外，还能抗菌（结核杆菌、金黄色葡萄球菌、大肠杆菌、阿米巴原虫及滴虫）、抗感染（关节炎）、退热、解毒（药物中毒、食物中毒、体内产物中毒）等。②百部为治肺结核要药。现代药理研究证明，百部对结核杆菌有抑制作用，但此药味苦，攻而不补。对肺结核的虚证宜慎用。不可因为现代药理研究证明它有抑制结核杆菌作用就不辨寒热虚实而滥用之。否则，不但难以收到预期的疗效，反有可能引起不良的后果。③百合性味甘平（微寒），为润养肺阴的要药。近代医家对阴虚内热的肺结核，大都喜用百合固金汤（百合、甘草、桔梗、贝母、生地、熟地、沙参、麦冬、当归、白芍），确有良效。但纯属阴虚内热者才适宜，若属气阴两虚则应适当加减。若属脾气虚甚至阳虚又当禁用。

丁某，男，61岁。

久患肺结核，骨蒸寒热不已，寐则盗汗淋漓，咳嗽痰多，不思饮食，神疲肢倦，少气懒言，大肉尽脱，卧床不起，脉虚细数。1961年6月14日初诊，投以六君子汤加味：党参15g，白术10g，云苓15g，甘草30g，黄芪15g，京半夏15g，炙陈皮10g，银柴胡15g，地骨皮15g。连服3剂，骨蒸寒热解除，胃纳渐开，盗汗仍多，复诊守上方去银柴胡、地骨皮，加生龙骨、生牡蛎各15g。患者坚持服用此方半年多，日益食增神旺，终至病愈体丰。

按语：本例患者虽属肺结核，而且发展到肺肾两虚，金水不能相生，以致骨蒸寒热不已，寐则盗汗淋漓，脉象细数而虚；但因病久损及脾胃，土不生金，以致咳嗽痰多，不思饮食，大肉尽脱，神疲肢倦，气少声低。由于病机关键在脾，故采用"补土生金"法，投以六君子汤加黄芪、银柴胡、地骨皮3剂，寒热顿除，坚持半年而病愈体丰。

许某某，男，28岁。

久患肺结核，时轻时重。1974年7月间咳痰带血，经治血止而咳不止，12月间在医院检查，发现右肺中下部有透光区。1975年1月间又出现咳痰带血而色紫量多，并有低热、盗汗，持续半月咳始止。现仍干咳不已，胸部闷痛，气短，尿黄，大便干结，胃纳尚可，舌红，脉细弱。投以甘草30g，百部15g，百合15g，沙参15g，山药15g，桔梗15g，白及30g，合欢皮30g，党参15g，云苓15g，紫菀15g，款冬花10g，橘络10g，丝瓜络10g，白果15g，核桃肉15g。

二诊（1975年5月9日）：初服上方5剂，咳嗽胸痛基本解除，继进10剂而诸症消失，自觉病愈，因而停药，至8月中旬，因劳累过度，又咳痰带血，但量较少而色鲜红，三四天即自止。现唯劳动时稍感胸痛气促，休息即自缓解，有时干咳、低热、盗汗、肤黄，眠食舌脉正常，仍守上方再进。

三诊（1976年2月21日）：再进上方35剂，诸症又渐消失，但在劳累时稍感胸闷气促。同年10月间在医院透视拍片复查，发现原右肺中下部透光区已消失，但两肺上中部仍稍有阴影，因嘱仍：守上方长服以巩固疗效。

本例病由肺脏气阴两虚（偏于阴虚）所致。由于肺脏阴虚火亢，时伤血络，故常见咯血、低热、盗汗、尿黄、便结、舌红、脉细；由于肺气亦虚，故见气短；由于肺气失宣，肺络阻塞，故见胸部闷痛。但因肺阴偏虚，故干咳时多，病未传脾，故食纳尚可。因此，方用百合、沙参、山药以润养肺阴，党参、白果、核桃肉以固补肺气，桔梗、甘草、紫菀、款冬花、橘丝、丝瓜络、百部、合欢皮、云苓以开肺通络，化痰止血。此方初服5剂，咳嗽胸痛即基本解除，继进10剂而诸症消失。后来虽因停药过早而病稍复发，但再进上方35剂，不但临床症状全除，而且胸透复查原有病灶消失。因嘱仍守上方长服以巩固疗效。

杨某，男，30岁。

久患肺结核，咳痰胸痛，午后颧红，手足心热，咽喉口舌干燥，肌肉消瘦，舌红，脉细数。投甘草30g，百部15g，百合15g，桔梗15g，沙参15g，天冬15g，麦冬15g，橘络5g，丝瓜络5g。

患者坚持服用上方60剂，咳痰胸痛全除，体重增加8kg，胸透复查，病变基本痊愈。

本例病为肺脏阴虚、肺络阻塞所致。故现咳痰胸痛、午后颧红、手足心热、咽喉口舌干燥、肌肉消瘦、舌红、脉细数等症。方用百合、沙参、天冬以调养肺阴，桔梗、甘草、百部、橘络、丝瓜络以开肺通络，化痰止咳。患者坚持服用此方60余剂，临床症状全除，体重增加8kg，胸透复查，病已基本痊愈。

十五、赵绍琴

四法

1. 养肺阴、润肺燥，清热止红

肺阴不足，阴虚内热，热伤肺络以致咳嗽较久，两颧发红，干咳少痰，甚则痰中带血，咽喉嘶哑，形体消瘦，夜间口干，五心烦热，舌红少苔，脉细弦小数，可用养肺阴，润肺燥之法。

方药：银柴胡9g，白芍12g，炙鳖甲12g，地骨皮12g，川贝母粉3g（冲），沙参15g，天麦门冬各10g，知母6g。

加减法：若阴虚肝热较重，加鲜茅根30g，鲜藕连节30g，干荷叶10g，甚者可加羚羊角粉1g（冲）；若痰中带血，或咯血较多，加青黛粉2g（冲），云南白药1g，或加三七粉1~2g（冲）。方中可加鲜生地30g，川楝子10g，牛膝3g，小蓟12g。若苔白脉虚弱，气分亦虚，可加五味子10g。由于气虚不能固表，咳后阵阵汗出者加浮小麦20g，生牡蛎20g。若咳则胸中作痛，加旋覆花6g（包），片姜黄6g。若因咳甚而出血，镇咳是重要的一环，加杏仁10g，桔梗6g，远志10g。

2. 滋肺肾，清虚热，以退骨蒸

痨瘵阴虚火旺，日晡之时潮热必作，热势不甚，久之则热势渐甚，故名骨蒸劳热，热则耗阴灼液，故形体消瘦，而色黑浊，舌红，脉弦细，用滋养肺肾方法以退骨蒸潮热，宗青蒿鳖甲汤意。

方药：炙鳖甲 12 g（先煎），银柴胡 6 g（鳖血拌抄），青蒿 6 g，地骨皮 10 g，知母 6 g，生地黄 20 g，白芍 10 g，川贝母粉 3 g，沙参 10 g。

加减法：若舌苔厚腻，胸满腹胀，乃积滞蕴热，必须先行消导，待腑气通、滞热祛，再议本法。在暑季，头晕呕恶、舌白滑者，虽是阴虚，仍先治暑，可先用芳化方法一剂，待暑湿祛，再图治本。本为阴虚，若阳气也衰，根据气虚情况，也可酌情益气，但甘温之品当忌，以西洋参为最佳，也可用沙参。阴虚潮热，医将每用滋补下元，此千载之常法，但又必须在常法之中，深入细究，兼他证者，当视其病状找出有余之邪，先治其标，标祛则本易医。每见医者低烧即用青蒿鳖甲，见血虚必四物、二至，虽不效亦不改辄，以致药不离口，病势日增，直至不救。

3. 益其气兼以因表，和营卫求其汗止

自汗一般是属阳气虚，表虚津液不能内固，故自汗出，脉象虚软，舌胖苔白。面色㿠白，宜益气以固其表。若属其他原因之自汗，如肝热、湿郁、燥汗、烦汗及虚中有热等，皆不可用。

方药：黄芪 30 g，防风 6 g，白术 12 g，浮小麦 30 g，生龙牡（各）30 g。

加减法：中阳不足，气分过虚，内无郁热，服上方效而未愈者，可于原方加入党参 10 g 或红人参 3 g（另煎兑）。若患者四肢发凉，确属下元不足，可加用附子 3~5 g（先煎）。服上方汗出不减，舌红口干者，乃热郁于内，服甘温反助其热，即不可再用原方。应根据脉、舌、色、症，考虑祛其热，热祛则不蒸汗，则汗自止。若服上方汗出似属见轻，夜梦增多，乃胆火上扰之象，于原方加入竹茹 10 g，黄芩 10 g 即可。若汗出已轻，胸闷如痞，脉濡苔腻，此属湿邪郁于中焦之象，方中加陈皮 10 g，半夏 6 g，苍术 6 g、厚朴 6 g。

4. 滋肾阴以泄虚热，折虚火求其汗止

阴虚热炽，迫津外出，睡中尤甚，舌红心烦，脉象弦细，必当滋阴泻火，热除则汗自止，切不可固涩止汗，防其敛邪。

方药：黄芪皮 10 g，生地黄 15 g，白芍 15 g，黄柏 9 g，黄芩 10 g，黄连 3 g，知母 6 g，生蛤壳 30 g。

加减法：若属肝气气机不畅，当先调肝郁，待郁解热清，再缓用滋水方法。若为阴虚之体兼湿邪阻遏，中阳不宣，脘痞胸闷，乏力气短，脉象沉软，最易错认阳虚，如用补阳则阴更伤，热必加重。一定要解除湿邪，调整中焦，待其湿祛，则诸症皆解。

故认为肾虚阴伤之体，最易饮水求救，水乃阴类，多则中阳难以运化，湿邪由此产生，先人医案中，常有"虚在肝肾，湿阻中宫"之记载，确实道出此类疾病之关键，启迪后人，滋肾阴兼顾湿邪，切不可专事滋腻，不唯病不能除，反助湿邪。

治疗痨瘵在辨证论治的基础上，一定配合抗痨药物，增强体力锻炼，适当注意饮食，才能求得早愈。

十六、曾立昆

硅沉着病是由于人体长期吸入含有二氧化硅粉末的空气，使肺泡壁产生纤维结节性变化，逐渐引起呼吸功能减退的一种慢性病。硅沉着病常常可因失治或治疗不妥，使肺部的结节状阴影逐步增多增大，并发肺结核。曾氏根据硅沉着病肺郁、阴虚、气虚、血热等不同情况分别采用宣肺、养阴、固气、凉血等法进行辨证治疗，取得了较好效果。其中不乏硅沉着病合并肺结核病例，本文摘要如下。

1. 肺郁咳嗽治宜宣肺止咳

吴某，男，57岁。从事井下炮工20年，1964年开始咳嗽，1965年被海口市某医院检查诊断为"Ⅲ期硅沉着病合并结核""肺气肿"，远道来我院住院治疗。现症：咳嗽气促，呼吸困难，痰黏而稠，咳甚时夜不能寐，胸痛如刺，口渴饮冷，小便黄赤，脉弦滑带数。病系吸入粉尘后，肺郁失宣，肺气壅阻所致。治宜宣肺止咳，清热软坚，方拟麻贝散，药用麻黄绒6g，川贝母6g，白前9g，桑白皮10g，地骨皮10g，夏枯草10g，鸡内金6g。水煎分3次服，每天1剂。2个月后，咳喘减轻，胸痛停止，唯口渴未减，舌有裂痕，病属燥火伤阴，乃于前方去麻黄绒、地骨皮，加麦冬30g，天花粉30g，白参1g（另包磨汁药液调服），继续服药3个月，各种燥热症状消失，1976年8月4日复查报告显示："硅沉着病稳定，结核病灶吸收。"患者现仍健在。

2. 阴虚肺燥治宜养阴润肺

易某，男，47岁，井下风钻工6年。咳喘甚急，被诊断为"Ⅱ期硅沉着病合并空洞型肺结核"，曾做抗痨治疗无效，1983年4月16日入院。现症：

咳嗽气促，胁痛胸闷，咳黄稠痰，潮热盗汗，舌质干、苔黄，脉细数。此系肺痨伤阴，立养阴润肺法。投自拟黄及散：黄精 20 g，白及 20 g，百部 10 g，夏枯草 10 g，玄参 10 g，杏仁 10 g，麦冬 30 g，沙参 10g，甘草 6 g。每天 1 剂，水煎分 3 次服，并配合口服黄及糖浆 100 mL，开水冲服。共服 20 剂后，咳嗽减轻，但痰中带血，晚上盗汗，唇红口干。病系阴虚血热，拟凉血养阴法。上方去沙参、夏枯草，加生地黄、牡丹皮各 10 g，浮小麦 20 g，共服 150 剂，症状基本消失，胸片对比结核吸收，空洞闭锁。

3. 热迫血行治以泄热凉血

李某，男，50 岁，井下炮工 10 年。被诊断为"Ⅱ期硅沉着病合并右上肺空洞型肺结核"，住某医院采取系统抗痨治疗 3 年，但仍咳喘，并反复咯血，逐步加重，1983 年 10 月 10 日，转来我院住院治疗。住院第 3 天，忽发高热并大咯血。检查：体温 39.6 ℃，脉搏 96 次/分，呼吸 24 次/分，血压 13.33/8 Kpa；听诊：心率 96 次/分，心音亢进，两肺干湿性啰音，以右肺为甚；化验：血红蛋白 70 g/L，白细胞 14 × 10⁹/L，中性粒细胞百分比 0.80，淋巴细胞百分比 0.20；红细胞沉降率 60 mm/h，血小板 100 × 10⁹/L。

诊断："硅沉着病合并结核，肺部感染"采用犀角地黄汤合止嗽散并结合西药抗生素、脑垂体止血、补液治疗后，咯血未止。

刻诊：患者不敢稍咳，咳则咯血，高热口渴，脸色苍黄，嘴唇干燥，大便秘结，性情急躁，顾虑重重，舌苔老黄，脉弦滑带数。证属胃家实热，阳明腑气不通，邪热迫血妄行所致。乃以釜底抽薪法。

急疏清胃通腑方：生石膏 50 g，知母 10 g，大黄 10 g，番泻叶 10 g，羚羊角 5 g（磨调），前胡 10 g，杏仁 10 g，桑白皮 10 g，藕节 10 g。每天 2 剂，水煎服。另用生石膏 150 g，米泔水磨调，配生地汁（生地黄用冷开水浸出黑汁）做饮料，并配合曼陀罗散（曼陀罗花 50 g，生石膏 100 g，白及 100 g，共研细末）30 g，用浓茶调成浆糊状，外敷于膻中穴，每天换药 1 次。服上方 4 剂，并配合针刺经穴 2 次后，已不发热，咯血减轻，仍宗原方，续服数剂，咯血停止，但下肢水肿及腹，小便短少，脉弦滑带数。改用麻杏五皮饮：麻黄绒 6 g，杏仁 10 g，茯苓皮 10 g，桑白皮 20 g，大腹皮 10 g，陈皮 6 g，冬瓜皮 20 g。服 5 剂，肿消喘平。后立清肺润燥法坚持治疗数月，照片对比，硅沉着病稳定，肺结核空洞明显减少，1 年后追访，患者康复。

十七、沈炎南

对肺结核治疗，一是要燮理阴阳，使之恢复平衡，根据阴虚程度、有无兼火热亢盛，以及有无耗气伤阳等情况来决定治疗大法；二是要抓五行生克乘侮规律调理脏腑，使之恢复正常关系。遵循《难经》治疗劳损的法则："损其肺者益其气；损其心者调其荣卫；损其脾者调其饮食，适其寒温；损其肝者缓其中；损其肾者益其精。"以调理五脏之虚。其中以调理肺、脾、肾三脏为主，正如绮石《理虚元鉴》所言："治虚有三本，肺脾肾是也。肺为五脏之天，脾为百骸之母，肾为性命之根。"并指出清金保肺，毋犯中州之土；培土调中，不损至高之气；金行清化，不觉水自流长，乃合金水于一致。确为经验之谈。沈老在吸收前人经验基础上，结合自己临床心得创立了治疗肺结核的 7 法。

（1）清金保肺法：主要用于肺阴虚者，选用北沙参、明党参、麦冬、玉竹、元参、生地、百合、桑叶、枇杷叶、百部、川贝、生牡蛎之类。如阴虚有火可选加黄芩、桑白鲜皮、鱼腥草、知母、天花粉之类；如兼肺气虚，可选加党参、太子参、茯苓、北芪、五爪龙之类；如有自汗、盗汗可据情酌加糯稻根、浮小麦、五味子、麻黄根、煅龙骨、煅牡蛎之类。

（2）培土生金法：脾气虚者，选用异功散、参苓白术散；脾阴虚者选用太子参、西洋参、怀山药、黄精、茯苓、扁豆、石斛、麦冬、薏苡仁、莲子、芡实、甘草之类。少食可酌加麦芽、谷芽、山楂叶之类运脾化滞。

（3）滋肾固精法：主要用于肾阴虚，选用三才封髓丹、二仙丹，酌加冬虫夏草、黄精、山萸肉、枸杞子、沙苑子之类。遗精梦泄者，可酌加龙骨、牡蛎、莲子、莲须、莲心、白果、夜交藤、五味子之类；阴损及阳，阴阳两虚者，可酌加人参、胡桃、紫河车、山萸肉、肉苁蓉、蛤蚧尾之类助阳生精，但应注意勿过用温燥动火之剂。

（4）养阴柔肝法：主要用于肝阴虚者，选用白芍、甘草、阿胶、黄精、首乌、枸杞子、女贞子、旱莲草、桑椹子、生地、石决明等。如肝火偏亢可酌加黄芩、栀子、丹皮、夏枯草、水牛角、羚羊角之类清泻肝火；如肝木横逆犯上，则重用芍药以平肝木。

（5）养心安神法：主要用于心阴虚、心神不交之证，用生脉散酌加柏子仁、酸枣仁、茯神、百合、珍珠母、夜交藤之类；如心火上炎，可合导赤散加灯心草以导火下泻。

（6）滋阴降火法：用于阴虚火旺之证，选用知柏地黄丸、犀角地黄汤；如骨蒸劳热者，可选加地骨皮、银柴胡、白薇、秦艽、青蒿、鳖甲、龟板之类。

（7）宁络止血法：用于咳血、咯血之证，选用桑叶、元参、麦冬、生地、旱莲草、仙鹤草、侧柏叶、茜草根、紫珠草、艾叶、大小蓟、藕节、白及、茅根、参三七、花蕊石之类，止血兼化瘀。如为肺络灼伤，与清金保肺法合用；如为肝火上逆，与犀角地黄汤合用；如大量咯血，止血药炒炭用，并饮用新鲜童便以济急；气随血脱者，用独参汤以救脱。

以上7法以清金保肺、培土生金、滋肾固精为基本法，其余4法为辅助法。7法既可单独使用，又可相互为用。往往是以1法为主，参以他法。根据辨证灵活变通，自可收良效。

罗某某，男，30岁，1959年1月23日初诊。

患者于1956年始患慢性纤维空洞型肺结核，先后2次住院用链霉素、异烟肼、对氨基水杨酸钠等抗结核药治疗，反复不愈，且病情有所发展，乃转请中医治疗。见潮热气喘，遗精（每周四五次），脉弦数，舌紫绛，苔微黄。

属肾阴不足，阴虚火亢，先以滋阴降火为主，佐以滋肾固精。

方药：生地、熟地、山萸肉、丹皮、茯苓、泽泻、黄柏、知母各9g，怀山药、百合、麦冬、百部、沙苑子、龙骨、莲须、莲子各12g，地骨皮18g，白及末18g（分2次吞服），牡蛎60g，鳖甲30g，白果肉6粒。

服7剂，潮热减退，气喘亦平，唯遗精尚频。拟以滋肾固精为主，佐以滋阴降火。熟地、天冬各15g，沙苑子、龙骨、莲须、桑叶各12g，莲肉、百部、黄柏各9g，牡蛎18g，莲心、炙甘草各3g。服17剂。药后2周已无遗精，潮热退净，上方改龙骨30g，牡蛎60g，加白果肉6粒，白及末18g（分2次冲服）。以上方为主加减进退调理至4月7日，诸症大为好转。拟清金保肺合滋肾固精法，以资巩固。方药：党参、熟地、天冬各15g，百合12g，生地、北沙参、麦冬、黄柏各9g，白及18g，玉竹、龙骨各30g，牡蛎60g，炙甘草3g。服11剂，诸症消失，X线检查结核吸收好转，空洞消失。

丁某，女，25岁，1983年9月5日初诊。

患者干咳少痰，胸闷，时有低热，经广州市某医院X线胸透检查，诊为右上肺浸润性肺结核，用抗结核药治疗3个月，效果不显，经人介绍来诊。患者形体瘦削，面白颧红，时有干咳，自诉每天下午低热，胸闷，口苦，舌质略红、苔薄微黄，脉弦细略数。证属阴虚火亢，拟清金保肺、滋阴降火法。

方药：北沙参、生牡蛎各 15g，桑叶、麦冬、玉竹、百部、北杏仁各 9g，桑白皮、地骨皮各 12g，黄芩、甘草各 6g。水煎服，每日 1 剂。以此方为主加减进退，治疗 3 个月，下午已不发热，干咳大减，胸部较舒畅，体重增加 2.5kg。

1983 年 12 月 8 日复诊，因近来伤食腹泻，泻止后胃纳欠佳，倦怠乏力，口干，胸内有热感，舌淡红、苔略黄腻，脉细软。属气阴两亏，土不生金。拟培土生金、益气养阴运脾法。

方药：党参、北沙参、薏苡仁、麦芽各 30g，怀山药、牡蛎各 15g，百部、白术各 9g，陈皮、黄芩各 6g，甘草 3g。以此方为主，加减进退治疗月余，诸症消失，胃纳佳，X 线检查病灶已基本吸收钙化，恢复正常上班。

十八、何任

治咳血宜顺气

咳血由肺而来，常因肺阴素虚，热伤肺络血随咳出。然而，引起血热的原因，既有阴虚内热，也有痰壅气阻郁而化热，两者相兼，使热势更剧，因而肺阴更伤，于是痰血陆续随咳而出（不咳而咯出者谓之咯血）。既然阴虚血热气逆呛咳是咳血的主要原因，那么，治咳血之法，就应在养阴凉血止血的同时，降气化痰，痰去则气顺，气顺火亦降，而咳（咯）血可止。

马某，男，30 岁。

初诊（1965 年 1 月 5 日）：肺结核。经常咳嗽、咳痰，痰中带血，久而不已。以润肺凉血、化痰顺气为治。方药：旋覆花（包）9g，代赭石 9g，白茅根 12g，海浮石 12g，浙贝母 9g，藕节 12g，茜根炭 6g，仙鹤草 12g，蛤粉炒阿胶 9g，粉丹皮 4.5g，生谷芽 15g。共 5 剂。本例为肺结核咳血，肺阴久虚，痰热郁阻，肺失清肃，损伤肺络而致。其证虽无明显呛咳、气急，但治法仍应配合降气化痰，方在养阴凉血止血的同时，兼用旋覆花、代赭石，使气平血和，痰血即止。方药对证，见效亦快。据患者来信说："第一次见净痰。"从患者喜悦的心情来看，足见疗效之满意。

十九、邵长荣

耐药结核"久病必虚，久病必瘀"

肺结核是慢性传染病，本病的治疗，大凡病情在稳定阶段从"扶正"着手；在活动期则以"祛邪"为主。关于扶正方面，《内经》有"劳者温之""损者温之"的治则，金元以后，滋阴、清金保肺之学说盛行。朱丹溪、喻嘉言等所谓"痨瘵主于阴虚"及"阴虚者十之八九"之说，从虚证角度看，也有一定的道理。《理虚元鉴》强调清金保肺的重要性，创造了不少甘寒养阴的方药，充实了甘温补虚之不足，使补虚方面逐渐健全起来。我们早期随机调查了各类肺结核 1000 例，结果阴虚者占 60.5%，阴虚中又以肺阴虚为多见，605 例中占 461 例（76.2%），基本符合历代不少医家认为的本病以清养肺金为常法的观点。20 世纪 60 年代初，有关结核病防治专业单位已开展了用中医中药治疗本病的实践活动，以养阴法为主的治疗，也取得了一定疗效，但多数学者认为，咳嗽、盗汗、痰血等临床症状有改善，对痰菌的阴转、空洞的关闭等尚乏有关资料说明。这就需要我们进一步结合各方面资料详加辨证分析，尤其肺结核既是一种慢性病，有"久病必虚"的一个方面，又有传染病这个病因病理的基础，需要考虑到"祛邪"的重要性。

任何一种疾病，没有绝对的"虚"和"实"，对于属慢性传染病的本病来说，尤其如此，无非在不同阶段有所偏重而已，我们先对阴虚内热咳嗽较频的患者用百部、黄芩等清肺止咳，佐以丹参、桃仁行瘀生血作为协定处方。反复的临床实践发现，用该协定方治疗对西药抗痨药物已产生耐药性的开放性肺结核患者，除可使临床症状好转外，痰菌阴转率可达到 47%，部分病例空洞关闭。后来为了方便服用及推广应用，经过剂型改良，制成"芩部丹"，为耐药性肺结核患者的再治疗，提供了新的方法和途径。

从"养阴保肺"到"泻火行瘀"，看起来提高了疗效，那么是否就说明"泻火行瘀"比"养阴保肺"更有效呢？事实上也不尽如此。"阴虚"与"火旺"本来就有内在联系而互为因果。滋阴可以降火，降火也可以保津，何取何舍，要视疾病的具体情况及病情的轻重缓急而定。当然，在肺结核发病过程中，往往是"虚实夹杂"，有时需要"攻补兼施"。我们体会到任何一种疾病，都有其各自的病因、病理和证候三个环节，如果观察到的现象和本质是一致的，治疗效果就好，否则往往得不到理想的效果。从自然科学的发展规律来看，中医辨证论治的内容，必将随着时代的前进而不断充实提高。在多年临床诊断中，我们看到一些不规则治疗或用药不足的病例，虽然一时痰菌转阴，病灶吸收，可是往往容易复发，尤其是有咳声低怯、动则喘促、头昏腰酸等肾虚证候者，更易旧病重犯。如果及时补肾保肺，提高机体免疫功能，则可增强抗病能力，这为后来我们试制"保肺片"及"八宝养肺汤"提供了依据。

以此为基础，选择有明显阴虚证的肺结核患者，以肺阴虚基本方玄参、南北沙参、麦冬、黄芩、百部、丹参、夏枯草治疗。兼肺肾阴虚者加黄精、首乌、女贞子。观察临床症状及淋巴细胞转化率，结果表明，在中医治疗后，不仅症状好转，淋巴细胞转化率亦明显提高。

对肺结核具有急性症状者，我们在辨证用药中进行探索，根据同病异治的法则，在临床上遇到某些肺结核胸痛、发热、痰黄或带腥臭者，X线胸片常呈现厚壁空洞或有液平的所谓"张力性空洞"者，用"芩部丹"治疗往往效果不显，根据辨证，其近似中医的"肺痈"，我们就用鱼腥草、鹿衔草、夏枯草等来治疗，进而试制了"三草片"，收到了较好的效果。

近年来，我们在"三草片"治疗肺结核并发化脓性疾病的经验上，加入野荞麦根、黄芪等托脓排毒，用于比较难治的结核性脓胸，初步看到可喜的苗头。在咯血病例中加入了具有抗痨兼有止血功能的侧柏叶，制成"新芩部丹"而提高了疗效。通过不断的临床科研实践，为结核病患者提供了一系列具有中医特色的治疗新药，而且一般没有不良反应，于西医疗法取长补短，充实了结核病治疗学的内容。

二十、任继学

任老认为肺结核是一种慢性消耗性传染病。病因多以先天禀赋有亏，或由后天饮食失调、七情所伤、房室太过等，损伤于肾，造成正气不足，卫气不能御外，营气不能守内，结核杆菌借助六淫之邪，由呼吸道侵入人体，首先犯肺，蕴结生毒。日久邪毒伤其肺阴，阴伤津必亏，不能养敛肺阳，阳动于外而生热，致毒热内炽外焚。症见咳嗽，咯血，胸痛，潮热，盗汗，面红颧赤，气短形消，口渴饮冷，五心烦热，舌红赤少津，脉虚数。治必养阴清热为主，佐以润肺。药用青蒿、生鳖甲、黄芩、山慈菇、猫爪草、葎草清热解毒；天门冬、白及、麦门冬补肺润肺以济燥；百部、川贝母、桔梗镇咳祛痰。此为治阴虚火旺之方药。若病久不愈，必定肺气大伤，营阴虚馁，肺体受损，更因相火内结，毒热内炽，热胜肉腐，而成空洞之疾。其证必见形体羸瘦，咳喘，痰红，咽干口燥，身热如焚，喜食冷物，面红颧如涂妆，皮肤甲错，甚则大骨枯槁，大肉下陷，大便多溏或秘。治必补阴救阳为主，佐以血肉有情之品。药用蛤蚧、守宫、紫河车、光燕菜补虚益损，止咳定喘；生鳖甲、天门冬、胡黄连、山慈菇清热解毒，除骨蒸敛阴液；白及、川贝母、茜草、龟板胶、生地炭补肺活络，止血祛痰散结；生白术、化橘红、春砂仁理中焦，培土生金；用蜂蜜为丸，冬虫夏草粉为衣，善和诸药，内润肺胃，外滋皮毛，宣达内外，正复邪除，其病可痊。

二十一、李可

李老为扶阳学派医家。关于肺痨的病因病机，李老认为肺痨为慢性消耗性疾病：①本病病灶虽在肺，但上下四旁皆受波及，损及肝脾肾。②甘寒养阴伤脾阳，导致不能饮食，大便则稀。苦寒泻火、清热退蒸，致上盛下虚之戴阳格局，可用参附龙牡救逆汤合来复汤治疗。③久病气血大虚，脾肾元气动摇。因久病气血耗伤过甚，损及脾肾元气，生命根本动摇。④肺痨潮热，乃肝脾肾虚极之假热。肺痨阴阳气血耗伤殆尽，潮热乃肝（肝虚失敛则寒热往来）、脾（气虚则发热）、肾（元阳外越）虚极之假热。下面是一则苦寒泻火致戴阳的案例。

李老曾治 1 例肺痨，宗丹溪"阴虚火旺"立论，结果险遭不测。这一深刻的教训，使他终身不忘，并毅然脱离古人"滋阴降火"的巢穴，确立了"劳者温之、理血痨"治肺痨的大法。培土生金法治痨病，常用于肺痨后期，即脾胃虚弱为食呆、消化不良、大便溏泄；肺虚则气短、干咳，或痰中带血。此时补肺气则易生胀满，养肺阴又虑加腹泻。只有侧重脾胃甘平补中法，使后天生气充沛，肺脏才可得到滋养，方如参苓白术散。李老之补土生金法，是宗仲景"劳者温之"之旨，师东垣《脾胃论》之精义，以补中益气汤为基础方，以固护脾胃为第一要义，探讨治痨新径，取得临床疗效。

其补土生金有以下"新"义。①治痨有四本：病灶虽在肺，但上下四旁皆波及，故治痨有四本，即肺肝脾肾；虚劳极期，亢热熏蒸，肝之疏泄太过，元气欲脱，以大剂山萸肉敛火固脱救之。②"劳者温之"佐化瘀：治痨病当遵"劳者温之"之旨，师仲景血痹虚劳之意，在温补脾肾之中，佐以活血化瘀之法；如"干血痨案"中加红参、灵脂益气化瘀，缓通血痹便是明证。③甘温除大热：肺痨潮热，从久病气血大虚、肝脾肾虚极之假热立论，以补中益气汤之大剂黄芪60g，山萸肉90g，乌梅、龙牡各30g，三五日转轻，半月退净。④欲行补土生金，先得补火生土。李老认为，肺痨为久病气血耗伤过甚，损及脾肾元气，则根本动摇，危及生命。如何着手，颇费踌躇。万病不治，求之于肾。且肾中元阳是釜底（脾胃）之火，若非此火，脾胃何以蒸化？欲行补土生金，先得补火生土。⑤用药三禁一慎：用药一禁燥烈，不得用燥剂治痰；二禁伐气，不得用青枳、肉蔻、苏子破气之剂；三禁苦寒，不得用知柏、芩连、栀子泻火；慎用甘寒，阴分有亏者，李氏不用传统甘寒养阴药，而从补气、敛火药中筛选微温、平和兼养阴者，如山药、山萸肉、乌梅酸甘化阴、敛火固脱之品。

李老总结多年临床经验，研制黄芪保肺膏，通治各期肺结核。方以黄芪鳖甲散（去鳖甲）合百合固金汤化裁，药：生芪300g，猫爪草250g，百合、百部、白茅根、山药、山萸肉各200g，党参、二地、二冬、鸡内金、杏仁、茯苓、沙参、玉竹、煅龙牡、功劳叶、三七粉各100g，紫菀、五味子、甘草、川贝粉各70g，龟鹿、阿胶各50g，油桂粉10g，冰糖1500g，梨2500g，姜汁100g。本方以顾保胃气为先，重用生芪为君，甘温益气而退虚热，合山萸肉、煅龙牡之敛固元气，止盗汗，定喘息，退骨蒸；以肉桂之辛甘大热补肾命真火，引浮越之假热归肾，更加姜汁暖脾胃，二药合力，养阴之寒凉腻膈，养肺阴而不伤脾阳。

二十二、洪广祥

洪老认为，一般而言，肺结核的活动期，多属阴虚；静止期多属气虚、阳虚；结核病灶损坏肺组织，有严重肺功能障碍者，多属阴阳两虚。从整个病程而言，多以阴虚为主。在治疗大法上，洪老主张早期重在滋养肺阴，中晚期突出补益脾肾。临床上要本着"补虚以复其本，杀虫以绝其根"的原则，采取补虚与杀虫，局部与整体相结合的方法，以达增强机体抗病能力和抑制或杀灭结核杆菌的目的。一般情况下，常以下列药物组成基本方：百部30g，十大功劳叶、夏枯草、猫爪草各15g，怀山药30g，黄精、百合各15g。水煎服，每日1剂，总疗程为6个月。本方对浸润性肺结核有较好效果。如低热，加银柴胡、青蒿、白薇各15g；盗汗，加稽豆衣15g，浮小麦30g，知母10g；纳呆，加鸡内金10g，白蔻仁6g，炒麦芽15~30g；胸痛，加瓜蒌皮、郁金各15g；慢性纤维空洞型肺结核可加生黄芪或棉花根30g，羊乳、党参30g，白及30g，酥鳖甲15g，田三七6g。个人体会，肺结核用药,不宜过于甘寒,因甘寒药久服亦能腻胃。保护胃气,振奋脾胃,实属肺结核治疗的重要环节。

咳嗽是肺结核的主要症状,而且也是引发或加剧咯血的重要诱因。既往用常规治咳方药,有时疗效不甚理想,咳嗽不易控制,洪老主要从三个方面用药来提高疗效。一是在辨证论治的基础上酌情选用天浆壳 10~15 g,天竺子 10~15 g,瓜子金 15~30 g,矮地茶 15~30 g。必要时,可配合使用炙麻黄6~10 g 以宣畅肺气,常可明显提高镇咳效果。二是因痰液黏稠,咯痰不利,常为咳嗽不易缓解的重要原因之一,临床应根据下列情况,选用针对性较强的利痰药,如痰少而黏,或粘连成丝者,可选用川贝母、北杏仁、瓜蒌仁等以滑痰;痰黄稠黏,咯吐不爽者,可选用海蛤壳、金荞麦根、鱼腥草等以清痰;痰浊稠厚,胸满气急者,选用葶苈子、牡荆子、枳实以涤痰。部分肺结核病作咳嗽者,极易合并支气管感染,临床虽无痰热见症,也可适当配合鱼腥草、黄芩、金荞麦根之类清肺药,有助于提高疗效。三是肺结核患者之呛咳,有时与合并慢性咽喉炎有关,此种情况易被医者所疏忽。其特点是呛咳或干咳,伴咽喉不舒、干燥、喉痒等咽喉症状,局部可见充血、滤泡增生。此时可酌情选京元参、麦冬、桔梗、藏青果、瓜子金、木蝴蝶、薄荷之类药品,有助于咳嗽症状的缓解。

祛痰药在肺结核治疗中用之得当,常可收到较好效果。一是祛瘀活血,主要用于对抗痨药产生耐药性的病例。这部分病例的特点是病程长,病灶多呈纤维收缩,干酪样坏死,周围淋巴血管瘀塞不畅,因而结核病灶不易修复,另外,这部分患者常有不同程度的瘀血证候,如胸痛、面暗、肌肤甲错、舌质暗红、舌下静脉延伸扩张等。祛瘀活血药,可改善血脉运行,有利于推陈出新,促使硬结钙化或空洞闭合。常用药为桃仁、赤芍、地龙、鳖甲、郁金、丹参、土鳖虫等,并与辨证论治药结合使用。二是因瘀血留滞,而致反复咯血,或血止之后以祛瘀生新,可用祛瘀止血药,如田三七、蒲黄、茜草、大黄、桃仁、赤芍等。对此类患者适时使用祛瘀止血药,是控制或减少反复咯血的重要一环。

二十三、李凫坚

李老认为,肺痨的产生是"痨虫和气血虚弱"两种原因相互作用的结果。而"气血虚弱"是发病的基础,尤其是耐多药肺结核患者,病程相对偏长,邪气盛且正气已衰,或经攻补治疗后,正气衰而未复,此时"气血虚弱"更加突出。因此，李老师在临证中提倡"补其虚，以复其真元"，治法当以扶正补虚为主，具体治法当为补肺肾以复其元、调肝脾以充其气、全身调护以固其本，酌情佐以滋阴润肺、化痰止咳或泻火止血之法。

1. 补肺肾以复其元

肺主呼吸，肾主纳气，人体的呼吸运动由肺肾二脏相互配合，共同完成。肺肾二脏之阴液相互资生，若其中之一受损，必会影响另一方。肾阴为全身诸阴之本，肾阳为全身诸阳之根，五脏六腑之阴，非肾阴不能滋助，五脏六腑之阳，非肾阳不能温养。肺痨经久不愈，阴损及阳可致阴阳两虚。李老认为，治疗耐多药肺结核之法在于肺肾双补，以复其真元。临证常以十全大补汤去肉桂加天冬为底方，大补元气。肉桂性大热，为辛热耗阴之品，朱丹溪云"阳常有余，阴常不足"，相火易升易动，一旦有余，便为壮火贼邪，肆虐为害，诸症丛生，所以临证之时一定要注意"火象"，不可轻易使用辛热之品；加用天冬合方中熟地黄、人参取三才汤之意，天冬上以补肺阴，人参中以益脾气，熟地黄下以壮肾水，故气虚、血虚与阴虚均因得补而渐复；肺阴虚甚者加百合、川贝母清心滋阴润肺，肾阴虚者，则多加生地黄凉血滋阴，山药补气养阴，墨旱莲、女贞子等药都归肝肾两经，肝肾同源，此亦是补肾阴良药；热甚加栀子、连翘以清热泻火；咳嗽、咳痰较剧者，可用瓜蒌、紫菀、杏仁之品止咳平喘，竹沥、半夏、陈皮燥湿化痰；伴有畏寒怕冷者，可加用黄芪、桂枝等温阳补气之药，以鼓动全身阳气；盗汗者可加浮小麦、麻黄根、（煅）牡蛎等以敛阴止汗。自汗者用麦冬、五味子合方中人参取生脉散之意，以益肺养阴，并收敛耗散之肺气；对于"大骨枯槁，大肉陷下"的久病患者，应注意顾护全身津液，常加用玄参、麦冬等滋养全身津液。

2. 调肝脾以充其气

肝脾与疾病发生有着密切关系，"五脏六腑皆禀气于胃"，病虽重然有胃气乃生。脾胃之运，尤需木气之条达，且肝属"罢极之本"，凡病虚损，必耗血伤肝，药食伤中者肝脏亦损。李老师认为，木郁可致土壅，肝郁必致气滞，木气横逆，乘其所胜，故脾胃为病。治脾胃之病必肝胃同治，一荣俱荣，一损俱损。因此，在临证中多以补中益气汤加减化裁，在健脾益胃之时，不忘柔肝养阴，常以黄芪、人参为调补脾胃之基础药对，山药、白术、薏苡仁、白扁豆益气健脾，山药补脾气，还可滋脾阴，薏苡仁和白扁豆兼有祛湿作用，在补气时要注意补而不滞，酌加木香、砂仁、陈皮等醒脾和胃之品。常选用柴胡、郁金、香附等作为调节肝气之基础药，白芍、当归相配，芍药酸苦微寒，可以滋阴养血，还可滋脾阴；当归苦辛甘温，可以疏肝郁、补肝血、散肝热，二药相伍一寒一温，一收一散，既可调肝气又可补肝阴；在治疗时切勿妄投大寒、大热之药，免伤中土；又因"肝者体阴而用阳"，辛香燥烈之品易致肝阴受损。"治杂病最宜调肝，理中焦必先畅气"正是此意。

3. 全身调护以固其本

大多数患者由于病情缠绵，往往导致情绪低沉，顾虑重重。因此，在临床中应根据各类患者的不同心理特点，分别给予不同的疏导和个体化治疗。由于耐多药结核目前缺少有效的抗结核药物，正气恢复后，仍有患者痰菌无法阴转，因此要鼓励患者坚持治疗，平时重视摄生，改变不良生活习惯，并配合适当体育锻炼。同时，对久病体虚需要调护者，应告其饮食之宜忌，宜多食补肺润燥生津之品，如百合贝母粥、贝母梨膏等，忌辛辣刺激动火燥液之品。

二十四、廖濬泉

廖老认为肺结核是一种慢性消耗性传染病，起病缓慢，初起往往仅见咳嗽，类似感冒，以后体温逐渐上升，身体日渐消瘦，精神不宁，食欲减退，干咳不畅，胸部隐痛，或痰中混有血丝，或咳嗽剧烈而见咯血不止，面色苍白，午后两颧发赤，五心烦热，稍稍劳累即觉心慌气短，妇女则见月经不调等象。在治疗方面，总结清金宁肺法，适用于肺结核初期，潮热咳嗽口渴，痰色黄稠，食少神疲，脉象细数，舌质淡红，苔薄腻微黄者。常用沙参、麦冬各 12 g，桑叶、杏仁、川贝母、天花粉各 10 g，桔梗、荆芥、橘皮络、甘草各 6 g。口干咽痛，舌边尖赤者，加生地黄、党参。痰中带血者，加茜草根、侧柏叶、白茅根、藕节等。

二十五、吴圣农

吴老认为本病病灶虽然在肺，但是病情的轻重进退，却与肾、脾、肝三者密切有关。而肾阴虚损又是肺阴不足、肝火偏盛、脾胃受克而致正不胜邪的总机枢，所以治疗本病，虽然辨证分型各有侧重，而滋肾、泄肝、健脾需随时照顾。

1. 肺阴不足，邪火内炽型

证见入暮身热，睡中汗出，咳嗽少痰，偶带血星、血丝，口干唇燥，颧红，脉细数，舌尖边红，苔薄黄，皮肤与手心热。当以益气养阴、清化痰热为主。用黄芪鳖甲合百合固金汤加减：蜜炙黄芪、南沙参、银柴胡、青蒿、地骨皮、生地、熟地、玄参、黛蛤散、知母、川贝粉（蜂蜜和服）、鲜茅根。痰多而稠黏，大便不畅者，加瓜蒌霜；汗多，加乌梅、川石斛；痰血较多者，加盐水炒怀牛膝、十灰丸。并嘱患者长服百合糯米粥，寓药于食，肺与脾胃同调。

2. 肾阴亏损，木火刑金型

证见身热绵绵，汗出涔涔，时或轰热大汗，五心烦热，头目眩晕，善感易怒，神情急躁，喜静恶烦，合目汗出，寐短梦多，阵阵呛咳，胸胁引痛，痰中带血，甚或大口吐血，梦遗滑泄，口干，咽燥，颧红，形瘦神疲，女性则经少或经闭，脉细数，舌红少津。以益气养阴、清肝泻火为主，固表敛汗、清化痰火为辅。用当归六黄汤加减：蜜炙黄芪、鲜沙参、生地、熟地、知母、盐黄柏、寒水石（先煎）、麦冬、黛蛤散、蒸百部、生龙牡（先煎）、生谷芽。痰血多者，加瓜蒌霜、鲜僵蚕、生蒲黄；咯吐痰紫、胸痛、大便干结者，加生大黄、花蕊石（先煎）、三七粉，分吞；痰出臭秽，加鱼腥草（后入）、冬瓜子，夏季用新鲜者更好；遗精者，另服金锁固精丸。同时常食百合糯米粥。

3. 脾胃虚弱，土不生金型

证见形体消瘦，面白无华，神疲气怯，懒于言语，时或洒洒恶寒，时或隐隐发热，口淡无味，不欲饮食，大便溏泄，绕脐隐痛自汗恶风，咳嗽气促，痰出白黏，脉细濡，舌淡胖，苔薄滑。治以益气健脾、培土生金为主。药用清炙黄芪、炒白术、潞党参、怀山药、生扁豆、生熟薏苡仁、五味子、化橘红、蒸百部、海浮石、鹿衔草。夏季加鲜佛手、鲜藿香、佩兰；秋、冬、春季节或形寒，色萎，脉沉，舌白者，加肉桂、黑附块、干姜、益智仁，补火以生土。

参考文献

［1］袁立人.中国百年百名中医临床家丛书：袁鹤侪［M］.北京：中国中医药出版社，2001：14.

［2］张菊人.菊人医话［M］.北京：人民卫生出版社，1960：40-43.

［3］陶永，徐经世.徐恕甫肺痨诊治六法［J］.安徽中医临床杂志，2001，13（5）：385-387.

［4］徐寅，徐方镇，吴成.徐汉江治疗梅核气、肺结核医话两则［J］.陕西中医函授，1991（6）：38-39.

［5］徐寅.徐汉江老中医治疗肺痨病的用药经验［J］.广西中医药，1983（1）：10.

［6］章太炎.章太炎医论［M］.北京：人民卫生出版社，2006：47.

［7］中国中医研究院.岳美中论医集［M］.北京：人民卫生出版社，2005：47.

［8］邢锡波.邢锡波医案集［M］.北京：人民军医出版社，1991：173.

［9］朱步先.朱良春用药经验集［M］.长沙：湖南科技出版社，2022：24.

［10］邱志济，朱建平，马璇卿.朱良春治疗肺结核及后遗症特色选析：著名老中医学家朱良春教授临床经验（29）［J］.辽宁中医杂志，2002，29（5）：254-255.

［11］王鱼门.万友生医案选［M］.北京：中国中医药出版社，2016：84-87.

［12］甘肃人民出版社.中医医案医话集锦［M］.兰州：甘肃人民出版社，1981：332.

［13］曾立昆.浅谈硅沉着病病的辨证论治［J］.湖南中医学院学报，1990，10（1）：28-29.

［14］杜同仿.沈炎南治肺结核经验［J］.江西中医药，1999，30（2）：7.

［15］何若苹.何任医论选［M］.北京：人民卫生出版社，1985.

［16］邵长荣.肺结核病辨证论治的探讨［J］.中医文献杂志，1996（4）：27-29.

［17］邵长荣.继承与发扬中医药学优势：从事中西医结合工作40年回顾［J］.上海中医药大学学报，2002，14（4）：24-26.

［18］孙其新.肺痨阴阳气血虚：李可学术思想探讨之六［J］.中医药通报，2007（5）：16-20.

［19］王鹏程，李凫坚.李凫坚治疗耐多药肺结核经验［J］.中医杂志，2012，53（10）：882-883.

［20］徐正福，毛月丽.吴圣农老中医的学术经验初探［J］.辽宁中医杂志，1984（3）：3-6.

附录　肺结核诊断标准 WS 288—2017

肺结核诊断

1. 范围

本标准规定了肺结核诊断依据、诊断原则、诊断和鉴别诊断。

本标准适用于全国各级各类医疗卫生机构及其医务人员对肺结核的诊断。

2. 术语和定义

下列术语和定义适用于本文件。

2.1

肺结核　pulmonary tuberculosis

发生在肺组织、气管、支气管和胸膜的结核病变。肺结核病原学参见附录 A。

2.2

结核分枝杆菌　mycobacterium tuberculosis

简称结核杆菌，是人类结核病的病原菌。结核分枝杆菌的形态为细长直或稍弯曲、两端圆钝的杆菌，长 1 ~ 4 μm，宽 0.3 ~ 0.6 μm。

3. 诊断依据

3.1　流行病学史

有肺结核患者接触史。

3.2 临床表现

3.2.1 症状

咳嗽、咳痰≥2周，或痰中带血或咯血为肺结核可疑症状。

肺结核多数起病缓慢，部分患者可无明显症状，仅在胸部影像学检查时发现。随着病变进展，可出现咳嗽、咳痰、痰中带血或咯血等，部分患者可有反复发作的上呼吸道感染症状。肺结核还可出现全身症状，如盗汗、疲乏、间断或持续午后低热、食欲不振、体重减轻等，女性患者可伴有月经失调或闭经。少数患者起病急骤，有中、高度发热，部分伴有不同程度的呼吸困难。

病变发生在胸膜者可有刺激性咳嗽、胸痛和呼吸困难等症状。

病变发生在气管、支气管者多有刺激性咳嗽，持续时间较长，支气管淋巴瘘形成并破入支气管内或支气管狭窄者，可出现喘鸣或呼吸困难。

少数患者可伴有结核性超敏感症候群，包括：结节性红斑、疱疹性结膜炎/角膜炎等。

儿童肺结核还可表现发育迟缓，儿童原发性肺结核可因气管或支气管旁淋巴结肿大压迫气管或支气管，或发生淋巴结–支气管瘘，常出现喘息症状。

当合并有肺外结核病时，可出现相应累及脏器的症状。

3.2.2 体征

早期肺部体征不明显，当病变累及范围较大时，局部叩诊呈浊音，听诊可闻及管状呼吸音，合并感染或合并支气管扩张时，可闻及湿性啰音。

病变累及气管、支气管，引起局部狭窄时，听诊可闻及固定、局限性的哮鸣音，当引起肺不张时，可表现气管向患侧移位、患侧胸廓塌陷、肋间隙变窄、叩诊为浊音或实音、听诊呼吸音减弱或消失。

病变累及胸膜时，早期于患侧可闻及胸膜摩擦音，随着胸腔积液的增加，患侧胸廓饱满，肋间隙增宽，气管向健侧移位，叩诊呈浊音至实音，听诊呼吸音减弱至消失。当积液减少或消失后，可出现胸膜增厚、粘连，气管向患侧移位，患侧胸廓可塌陷，肋间隙变窄、呼吸运动受限，叩诊为浊音，听诊呼吸音减弱。

原发性肺结核可伴有浅表淋巴结肿大，血行播散性肺结核可伴肝脾肿大、眼底脉络膜结节，儿童患者可伴皮肤粟粒疹。

3.3 胸部影像学检查

3.3.1 原发性肺结核

原发性肺结核主要表现为肺内原发病灶及胸内淋巴结肿大，或单纯胸内淋巴结肿大。儿童原发性肺结核也可表现为空洞、干酪性肺炎及由支气管淋巴瘘导致的支气管结核。

3.3.2 血行播散性肺结核

急性血行播散性肺结核表现为两肺均匀分布的大小、密度一致的粟粒阴影；亚急性或慢性血行播散性肺结核的弥漫病灶，多分布于两肺的上中部，大小不一，密度不等，可有融合。儿童急性血行播散性肺结核有时仅表现为磨玻璃样影，婴幼儿粟粒病灶周围渗出明显，边缘模糊，易于融合。

3.3.3 继发性肺结核

继发性肺结核胸部影像表现多样。轻者主要表现为斑片、结节及索条影，或表现为结核瘤或孤立空洞；重者可表现为大叶性浸润、干酪性肺炎、多发空洞形成和支气管播散等；反复迁延进展者可出现肺损毁，损毁肺组织体积缩小，其内多发纤维厚壁空洞、继发性支气管扩张，或伴有多发钙化等，邻近肺门和纵隔结构牵拉移位，胸廓塌陷，胸膜增厚粘连，其他肺组织出现代偿性肺气肿和新旧不一的支气管播散病灶等。

3.3.4 气管、支气管结核

气管及支气管结核主要表现为气管或支气管壁不规则增厚、管腔狭窄或阻塞，狭窄支气管远端肺组织可出现继发性不张或实变、支气管扩张及其他部位支气管播散病灶等。

3.3.5 结核性胸膜炎

结核性胸膜炎分为干性胸膜炎和渗出性胸膜炎。干性胸膜炎为胸膜的早期炎性反应，通常无明显的影像表现；渗出性胸膜炎主要表现为胸腔积液，且胸腔积液可表现为少量或中大量的游离积液，或存在于胸腔任何部位的局限积液，吸收缓慢者常合并胸膜增厚粘连，也可演变为胸膜结核瘤及脓胸等。

3.4 实验室检查

3.4.1 细菌学检查

检查方法见附录 B。检查结果如下：

a）涂片显微镜检查阳性；

b）分枝杆菌培养阳性，菌种鉴定为结核分枝杆菌复合群。

3.4.2 分子生物学检查

结核分枝杆菌核酸检测阳性。

3.4.3 结核病病理学检查

结核病组织病理改变见附录 C。

3.4.4 免疫学检查

3.4.4.1 结核菌素皮肤试验，中度阳性或强阳性见附录 D。

3.4.4.2 γ–干扰素释放试验阳性。

3.4.4.3 结核分枝杆菌抗体阳性。

3.5 支气管镜检查

支气管镜检查可直接观察气管和支气管病变，也可以抽吸分泌物、刷检及活检。

4 诊断原则

肺结核的诊断是以病原学（包括细菌学、分子生物学）检查为主，结合流行病史、临床表现、胸部影像、相关的辅助检查及鉴别诊断等，进行综合分析做出诊断。以病原学、病理学结果作为确诊依据。

儿童肺结核的诊断，除痰液病原学检查外，还要重视胃液病原学检查。

5 诊断

5.1 疑似病例

凡符合下列项目之一者：

a）具备 3.3 中任一条者；

b）5 岁以下儿童：具备 3.2 同时具备 3.1，3.4.4.1，3.4.4.2 任一条。

5.2 临床诊断病例

经鉴别诊断排除其他肺部疾病，同时符合下列项目之一者：

a）具备 3.3 中任一条及 3.2 者；

b）具备 3.3 中任一条及 3.4.4.1 者；

c）具备 3.3 中任一条及 3.4.4.2 者；

d）具备 3.3 中任一条及 3.4.4.3 者；

e）具备 3.3 中任一条及肺外组织病理检查证实为结核病变者；

　　f）具备 3.3.4 及 3.5 者可诊断为气管、支气管结核；

　　g）具备 3.3.5 和胸腔积液为渗出液、腺苷脱氨酶升高，同时具备 3.4.4.1，3.4.4.2，3.4.4.3 任一条者，可诊断为结核性胸膜炎；

　　h）儿童肺结核临床诊断病例应同时具备以下 2 条：

　　1）具备 3.3 中任一条及 3.2 者；

　　2）具备 3.4.4.1，3.4.4.2 任一条者。

5.3　确诊病例

5.3.1　痰涂片阳性肺结核诊断

　　凡符合下列项目之一者：

　　a）2 份痰标本涂片抗酸杆菌检查符合 3.4.1.a 者；

　　b）1 份痰标本涂片抗酸杆菌检查符合 3.4.1.a，同时具备 3.3 中任一条者；

　　c）1 份痰标本涂片抗酸杆菌检查符合 3.4.1.a，并且 1 份痰标本分枝杆菌培养符合 3.4.1.b 者。

5.3.2　仅分枝杆菌分离培养阳性肺结核诊断

　　符合 3.3 中任一条，至少 2 份痰标本涂片阴性并且分枝杆菌培养符合 3.4.1.b 者。

5.3.3　分子生物学检查阳性肺结核诊断

　　符合 3.3 中任一条及 3.4.2 者。

5.3.4　肺组织病理学检查阳性肺结核诊断

　　符合 3.4.3 者。

5.3.5　气管、支气管结核诊断

　　凡符合下列项目之一者：

　　a）具备 3.5 及气管、支气管病理学检查符合 3.4.3 者；

　　b）具备 3.5 及气管、支气管分泌物病原学检查，符合 3.4.1.a 或 3.4.1.b 或 3.4.2 者。

5.3.6　结核性胸膜炎诊断

　　凡符合下列项目之一者：

　　a）具备 3.3 及胸腔积液或胸膜病理学检查符合 3.4.3 者；

　　b）具备 3.3 及胸腔积液病原学检查，符合 3.4.1.a 或 3.4.1.b 或 3.4.2 者。

6　鉴别诊断

肺结核的症状、体征和影像学表现同许多胸部疾病相似，在诊断肺结核时，应注意与其他疾病相鉴别（参见附录 E.1），包括与非结核分枝杆菌肺病鉴别（参见附录 E.2）。经鉴定符合非结核分枝杆菌者按非结核分枝杆菌肺病处理。

附录 A　（资料性附录）肺结核病原学

A.1　结核分枝杆菌的形态与染色特性

结核分枝杆菌细长略弯曲，聚集呈分枝状排列增殖。因其细胞壁含有大量脂质，不易着色，经蔓-尼氏抗酸染色呈红色，无菌毛和鞭毛，不形成芽孢（胞），现证明有荚膜。单在，成双，间或成丛排列。在人工培养基上，由于菌型、菌株和环境条件不同，可出现多种形态，如近似球形、棒状或丝状。在电镜下观察其具有复杂结构：由微荚膜、细胞外壳的三层结构、胞浆膜、胞质、间体、核糖体及中间核质构成。

典型的结核分枝杆菌的形态为细长稍弯曲或直的，两端圆钝的杆菌，长 1 ~ 4 μm，宽 0.3 ~ 0.6 μm，单个散在，有时呈 X 形、Y 形或条索状。痰标本涂片经过抗酸染色后在 100 倍的生物显微镜下可以看到。

结核分枝杆菌在体内外经青霉素、环丝氨酸或溶菌酶诱导，可影响细胞壁中肽聚糖的合成，异烟肼影响分枝菌酸的合成，巨噬细胞吞噬结核分枝杆菌后溶菌酶的作用可破坏肽聚糖，均可导致其变为 L 型，呈颗粒状或丝状。

A.2　结核分枝杆菌的培养特性

结核分枝杆菌为专性需氧菌，营养要求高，最适 pH 以 6.5 ~ 6.8 为宜，生长缓慢，初次分离需要营养丰富的培养基。常用的有罗氏固体培养基，内含蛋黄、甘油、马铃薯、无机盐和孔雀绿等。孔雀绿可抑制杂菌生长，便于分离和长期培养。蛋黄含脂质生长因子，能刺激生长。根据接种菌多少，一般 2 ~ 4 周可见菌落生长。在固体培养基上菌落呈灰黄白色，干燥颗粒状，显著隆起，表面粗糙皱缩，呈菜花状的菌落。在液体培养基内，于液面形成粗纹皱膜，培养基保持透明。若加吐温 80 于培养基中，可使结核杆菌呈分散均匀生长，一般 1~2 周即可生长。临床标本检查液体培养比固体培养的阳性率高数倍。菌体为细长略弯的杆菌，经抗酸染色染成红色。对干燥的抵抗力特别强，对酸碱有较强的抵抗力，易产生耐药性变异及 L 型细菌。

A.3 结核分枝杆菌的生化特性

结核杆菌不发酵糖类，能产生过氧化氢酶。对人致病的结核分枝杆菌现一般认为有人型、牛型、非洲型。人型与牛型菌形态相似，对豚鼠皆有较强致病力，但人型菌对家兔致病力远较牛型菌为弱。人型结核杆菌能合成烟酸，还原硝酸盐，耐受噻吩-2-羧酸酰肼，牛型结核杆菌都不具备上述特性。人型和牛型的毒株，中性红试验均阳性，无毒株，则中性红阴性且失去索状生长现象。热触酶试验对区别结核分枝杆菌与非结核分枝杆菌有重要意义。结核分枝杆菌大多数触酶试验阳性，而热触酶试验阴性，非结核分枝杆菌则大多数两种试验均阳性。热触酶试验检查方法是将浓的细菌悬液置 68 ℃水浴加温 20 分钟，然后再加 H_2O_2。观察是否产生气泡，有气泡者为阳性。牛型结核分枝杆菌可经饮用未消毒的带菌牛乳引起肠道结核感染。显微镜下均为抗酸杆菌，细长稍弯，有时见人型、Y 型分枝，培养生长经生化试验可以鉴别菌型。

A.4 结核分枝杆菌的抵抗力

结核分枝杆菌对酸、碱、自然环境和干燥有抵抗力，但对湿热、乙醇和紫外线敏感，对抗结核药物易产生耐药性。结核分枝杆菌细胞壁中含有脂质，故对乙醇敏感。75％乙醇作用 5~30 分钟死亡，液体中加热 62~63 ℃，30 分钟死亡。结核分枝杆菌对紫外线敏感，直接日光照射 2~7 小时可被杀死。紫外线可用于结核患者衣服、书籍等的消毒。

结核分枝杆菌在干燥痰内可存活 6~8 个月，对抗结核药物易产生耐药性。结核分枝杆菌的抵抗力与环境中有机物的存在有密切关系，如痰液可增强结核分枝杆菌的抵抗力。因大多数消毒剂可使痰中的蛋白质凝固，包在细菌周围，使细菌不易被杀死。5％石炭酸在无痰时 30 分钟可杀死结核分枝杆菌，有痰时需要 24 小时；5％来苏儿无痰时 5 min 杀死结核分枝杆菌，有痰时需要 1~2 小时。

结核分枝杆菌对酸（3％ HCl 或 6％ H_2SO_4）或碱（4％ NaOH）有抵抗力，15 分钟不受影响。可在分离培养时用于处理有杂菌污染的标本和消化标本中的黏稠物质。结核分枝杆菌对 1 : 13 000 孔雀绿有抵抗力，加在培养基中可抑制杂菌生长。结核分枝杆菌对链霉素、异烟肼、利福平、环丝氨酸、乙胺丁醇、卡那霉素、对氨基水杨酸等敏感，但长期用药容易出现耐药性。

A.5　结核分枝杆菌的变异性

结核分枝杆菌变异性包括。

a）耐药性变异：结核分枝杆菌对抗结核药物较易产生耐药性，造成耐药菌株增多，给治疗造成困难。

b）毒力变异：将有毒的牛分枝杆菌培养于含甘油、胆汁、马铃薯的培养基中，经 230 次移种传代，历时 13 年而获得了减毒活菌株，即卡介苗，目前广泛用于人类结核病的预防。

A.6　结核分枝杆菌的致病性

结核分枝杆菌不产生内、外毒素。其致病性可能与细菌在组织细胞内大量繁殖引起的炎症，菌体成分和代谢物质的毒性及机体对菌体成分产生的免疫损伤有关。致病物质与荚膜、脂质和蛋白质有关。

A.6.1　荚膜

荚膜的主要成分为多糖，部分脂质和蛋白质。其对结核分枝杆菌的作用有：①荚膜能与吞噬细胞表面的补体受体 3（CR3）结合，有助于结核分枝杆菌在宿主细胞上的黏附与入侵；②荚膜中有多种酶可降解宿主组织中的大分子物质，供入侵的结核分枝杆菌繁殖所需的营养；③荚膜能防止宿主的有害物质进入结核分枝杆菌，甚至如小分子 NaOH 也不易进入。故结核标本用 4% NaOH 消化时，一般细菌很快杀死，但结核分枝杆菌可耐受数十分钟。结核分枝杆菌入侵后荚膜还可抑制吞噬体与溶酶体的融合。

A.6.2　脂质

据实验研究，细菌毒力可能与其所含复杂的脂质成分有关，特别是糖脂更为重要。①索状因子：是分枝菌酸和海藻糖结合的一种糖脂。能使细菌在液体培养基中呈蜿蜒索状排列。此因子与结核分枝杆菌毒力密切相关。它能破坏细胞线粒体膜，影响细胞呼吸，抑制白细胞游走和引起慢性肉芽肿。若将其从细菌中提出，则细菌丧失毒力。②磷脂：能促使单核细胞增生，并使炎症灶中的巨噬细胞转变为类上皮细胞，从而形成结核结节。③硫酸脑苷脂（sulfatide）：可抑制吞噬细胞中吞噬体与溶酶体的结合，使结核分枝杆菌能在吞噬细胞中长期存活。④蜡质 D：是一种肽糖脂和分枝菌酸的复合物，可从有毒株或卡介苗中用甲醇提出，具有佐剂作用，可激发机体产生迟发型超敏反应。

A.6.3　蛋白质

有抗原性，和蜡质 D 结合后能使机体发生超敏反应，引起组织坏死和全身中毒症状，并在形成结核结节中发挥一定作用。

A.7　结核分枝杆菌的免疫反应

结核分枝杆菌是胞内感染菌，其免疫主要是以 T 细胞为主的细胞免疫。T 细胞不能直接和胞内菌作用，先与感染细胞反应，导致细胞崩溃，释放出结核分枝杆菌。机体对结核分枝杆菌虽能产生抗体，但抗体只能与释出的细菌接触起辅助作用。

A.7.1　免疫反应

一直以来认为在天然免疫中巨噬细胞是结核感染的主要的靶细胞，也是机体抗结核感染的最早起作用和最具有代表性的细胞群。但随着研究的深入，发现在结核感染的发展中有重要作用的其他细胞群，如中性粒细胞，是最早被征集到炎症部位，通过氧依赖的杀菌物质和胞外捕获机制来杀病原微生物。而且有研究者在感染实验动物前，将中性粒细胞去除，结果结核分枝杆菌生长增加；反之，实验前用刺激中性粒细胞增殖的试剂，则结核分枝杆菌生长率降低，以及后来在中性粒细胞中发现了防御素。然而，中性粒细胞不只是有这种对机体的保护作用，还有些报道显示由于不同宿主对结核分枝杆菌的敏感性的不同，中性粒细胞的病理损伤作用会超过其保护作用。细胞免疫反应针对结核分枝杆菌，如同其他胞内感染菌一样，细胞介导的免疫反应比抗体介导的免疫反应更重要。于是通常会认为结核分枝杆菌存在胞内不能与抗体结合，因此体液免疫反应对结核感染的机体没有保护作用。但是事实并非如此，抗体对于胞内菌感染的作用越来越得到研究者们的关注，以期得到有关结核免疫机制的更深入理解。在抗结核的细胞免疫反应中，主要参与的细胞是 CD4＋和 CD8＋T 细胞。巨噬细胞中结核杆菌通过 MHC Ⅱ类分子的抗原提呈给 CD4＋T 细胞，被早期细胞因子如 IL－12、IL－18 等诱导向 Th1 型细胞分化。这种 CD4＋T 细胞能够产生大量的 IFN－r 等细胞因子，激活巨噬细胞，加速吞噬和杀灭结核分枝杆菌。另外有研究说明 CD4＋T 细胞还参与被感染的细胞的凋亡。抗原特异的溶细胞性 CD4＋T 细胞杀灭吞噬了结核分枝杆菌的巨噬细胞，其中对细胞的溶解会导致细菌的扩散，但是释放出的细菌又会被机体中的其他巨噬细胞吞噬，这样形成一个恶性循环；只有调节巨噬细胞和溶细胞性 T 细胞活化之间平衡才能利于感染的控制。总的来说，CD4＋T 细胞在机体抗结核感染中起着重要作用，例如：HIV 感染的患者，当缺乏 CD4＋T 细胞时，结核感染便不能控制。对于 CD8＋T 细胞对结核感染的控制作用主要是产生颗粒溶素（granulysin）和穿孔素来直接杀灭结核分枝杆菌；还有 r/δT 细胞，在天然免疫和适应性免疫起连接作用，其作用不仅是产生细胞因子和细胞毒性作用，还可以维持宿主细胞的完整性和内环境的稳态。另外还有些调节性 T 细胞和单核细胞都能产生免疫抑制性的细胞因子 TGF－β，可以被 manLAM 刺激分泌增加，下调调节炎症反应，利于结核杆菌的生存。

A.7.2　免疫与超敏反应

结核分枝杆菌所致免疫应答的特点，是机体对结核分枝杆菌产生特异性免疫的同时，产生了迟发型超敏反应。随着机体对结核分枝杆菌产生保护作用，也可以看到有迟发型超敏反应的产生，二者均为 T 细胞介导的结果。从郭霍现象（Koch phenomenon）可以看到，将结核分枝杆菌初次注入健康豚鼠皮下，10～14 日后局部溃烂不愈，附近淋巴结肿大，细菌扩散至全身，表现为原发感染的特点。若以结核分枝杆菌对以前曾感染过结核的豚鼠进行再感染，则于 1～2 日局部迅速产生溃烂，易愈合。附近淋巴结不肿大，细菌亦很少扩散，表现为原发后感染的特点。可见再感染时溃疡浅、易愈合、不扩散，表明机体已有一定免疫力。但再感染时溃疡发生快，说明在产生免疫的同时有超敏反应的参与。近年来，研究表明结核分枝杆菌诱导机体产生免疫和超敏反应的物质不同。

A.7.3　免疫学检测

1976 年 Bassau 等首次用结核分枝杆菌培养滤液，即 PPD（结核菌素纯蛋白衍生物）作抗原，以 ELISA 法检测 89 例肺结核患者及 48 例正常人血清中的结核抗体敏感性为 57％，特异性为 98％。由于 ELISA 法简便易行快速，且无须精密仪器，在结核病血清学诊断方面应用最多应用最广。据报告 ELISA 法检测结核抗体的敏感性为 62.0%～94.7%，但结核分枝杆菌 L 型感染者 OT 或 PPD 实验常呈阴性。目前可以采用免疫荧光法和胶乳凝集试验检验，两者在抗体稀释度很高时，仍呈阳性反应，这与非结核分枝杆菌 L 型或其他细菌 L 型的表现明显不同。

A.8 结核分枝杆菌的耐药机制

目前，对于结核分枝杆菌耐药机制的研究很多，但主要有以下 3 种观点：细胞壁结构与组成发生变化，使细胞壁通透性改变，药物通透性降低，产生降解或灭活酶类，改变了药物作用靶位；结核分枝杆菌中存在活跃的药物外排泵系统，外排泵将菌体内药物泵出，使得胞内药物浓度不能有效抑制或杀死结核杆菌，从而产生耐药性；结核分枝杆菌基因组上编码药物靶标的基因或药物活性有关的酶基因突变，使药物失效从而产生耐药性，这是结核分枝杆菌产生耐药性的主要分子机制。

附录 B （规范性附录）分枝杆菌细菌学检查

B.1 痰标本的采集、运送和保存

B.1.1 痰标本的采集

采集步骤如下：

a）即时痰为患者就诊时深呼吸后咳出的痰液，清晨痰为清晨晨起立即用清水漱口后深咳出的痰液，夜间痰为送痰前一日夜间咳出的痰液；合格的痰标本应是脓样、干酪样或脓性黏液样性质的痰液，痰量以 3～5 mL 为宜。

b）痰标本应由检验人员或经培训合格的专人验收，痰液不合格者，要求重新送检；当难以获得合格标本时，也应进行细菌学检查，但应注明标本性状，以便分析结果时参考。

c）留取痰标本的容器应采用国际通用螺旋盖痰瓶，或选用直径 40 mm、高 20 mm 有螺旋盖可密封的塑料盒，容器上应注明患者姓名、编号、检查项目、痰标本序号及送检日期。

B.1.2 痰标本的运送

留取痰标本后，应将容器密封，切勿倒置，以防痰液外溢；需外送检查的标本应认真核对痰盒上的标注是否正确清晰，是否与检验单一致，痰容器应采用专用的运输盒运送。

B.1.3 痰标本的保存

当天不能检查的痰标本应置 4 ℃冰箱内保存。

B.2 萋-尼氏抗酸染色显微镜检查

B.2.1 检验目的

检测样本中有无分枝杆菌，用于结核病的诊断。

B.2.2 方法原理

分枝杆菌的染色镜检可以使用不同的染料，但均是依据分枝杆菌细胞膜含脂质较多，其中主要成分为分枝菌酸，菌酸具有抗酸性，染料将分枝杆菌染色后，分枝杆菌细胞膜能抵抗盐酸乙醇等脱色剂作用，使分枝杆菌能保持染料的颜色。分枝杆菌抗酸性是菌体内的分枝菌酸、RNA 蛋白及其细菌壁的完整性相结合的综合反应，即抗酸性的强弱除与细菌壁的完整性有关以外，还与其细菌成熟和衰老程度有关。

萋-尼氏染色法，是复红染色液在石炭酸的协同作用下，并对标本加热促进染色剂同被染细胞的结合，将抗酸杆菌染成紫红色，随后使用酸性酒精脱色，抗酸杆菌能保持紫红色，而其他脱落细胞或标本中的非抗酸杆菌被酸性乙醇脱去颜色，后经复染剂亚甲蓝复染为蓝色，光学镜下观察，可在蓝色背景下看到紫红色的杆状抗酸菌。

B.2.3 检测样品

B.2.3.1 痰

B.2.3.2 其他类型临床标本

包括胸腔积液、腹水、尿液、脑脊液、胃液、脓液（分泌物、穿刺液等）、病理组织或干酪块、粪便和咽喉棉拭子、支气管灌洗液等临床标本。

B.2.3.3 分枝杆菌培养物

液体和固体分枝杆菌培养物（形态学鉴定）。

B.2.4　检测设备仪器

生物安全柜、离心机、天平、高压灭菌器、冰箱、显微镜、涡旋振荡器。

B.2.5　检测试剂材料及配制方法

材料如下。

a）0.8%碱性复红染液。

1）碱性复红乙醇储存液：8 g 碱性复红溶于 95%乙醇溶液 100 mL 中，充分振荡使复红溶解，避光保存。

2）5%石炭酸水溶液：50 ℃水浴加热溶解石炭酸，5 g 石炭酸溶于 90 mL 蒸馏水中，待溶液冷却至室温，补充蒸馏水至 100 mL。

3）碱性复红染色应用液：10 mL 碱性复红乙醇储存液与 90 mL 5%石炭酸水溶液混合，用定性滤纸过滤。

b）5%盐酸乙醇脱色液：

35%浓盐酸 5 mL 缓慢加入 95%乙醇 95 mL 中混合。

c）0.06%亚甲蓝复染液。

1）亚甲蓝储存液：0.3 g 亚甲蓝溶于 95%乙醇 50 mL 中，完全溶解后加蒸馏水至终体积 100 mL；

2）亚甲蓝复染液：以蒸馏水 5 倍稀释 0.3%亚甲蓝储存液，用定性滤纸过滤即得亚甲蓝复染液。

d）磨砂载玻片、竹签、2B 铅笔、镜油、染色架、玻片盒等。

B.2.6　操作步骤

B.2.6.1　涂片制备

B.2.6.1.1　直接涂片法，步骤如下：

a）使用一端有磨砂面的无划痕的新玻片，经 95%乙醇脱脂、干燥、清洁后备用；

b）用 2B 铅笔在磨砂面上注明实验序号及标本序号；

c）确保玻片的编号与痰盒上的编号相同；

d）生物安全柜中，小心打开承载痰标本的容器，防止产生气溶胶或使标本外溢；

e）仔细观察标本，使用折断的竹签茬端，挑取痰标本中干酪样、脓样或可疑部分约 0.05 mL，于玻片正面轻轻环状均匀涂抹成 10 mm × 20 mm 的卵圆形痰膜；

f）痰膜朝上静置在生物安全柜中，自然干燥后（一般约需要 30 分钟）进行染色镜检；

g）涂抹完毕后的痰标本，在结果报告前应暂时保留。

B.2.6.1.2　离心沉淀集菌涂片法

留取的痰标本，经高压蒸汽（$1.0\,kg/cm^2$，121 ℃ 15 ~ 20 分钟）液化和灭活处理，取出放冷后，取 5 ~ 10 mL 盛于容积为 50 mL 的离心玻管中加灭菌蒸馏水 20 ~ 30 mL，振荡器上振荡 5 ~ 10 分钟，3000 g 离心 15 ~ 30 分钟，使结核分枝杆菌集中于试管底部，取沉淀物涂片。

B.2.6.1.3　其他类型临床标本，步骤如下。

a）脓液：同痰液涂片；

b）病理组织或干酪块：先用组织研磨器研磨后再进行涂片；

c）尿液：送检标本应首先静置 2 ~ 4 小时，取沉淀部分约 20 ~ 50 mL，3000 g 离心 20 ~ 30 分钟，取沉淀涂片；

d）胸、腹水标本：参照尿液涂片；

e）脑脊液：无菌操作收集脑脊液，置冰箱或室温 24 小时，待薄膜形成后进行涂片；或将脑脊液经 3000 g 离心 20 ~ 30 分钟，取沉淀涂片检查；

f）粪便：标本与生理盐水混合后，充分振荡使之成为混悬液；定性滤纸过滤后，滤液经 3000 g 离心 20 ~ 30 分钟，沉淀进行涂片检查；

g）咽喉棉拭子：棉拭子放入无菌试管中，加入适量生理盐水浸泡，并强烈振荡，取出棉拭子后，液体在 3000 g 离心 20 ~ 30 分钟，沉淀进行涂片检查。

B.2.6.2　抗酸染色

步骤如下。

a）固定：涂片自然干燥后，放置在染色架上，玻片间距保持 10 mm 以上的距离；加热固定（在 5 秒内将玻片经过火焰加热 4 次）。

b）初染：滴加石炭酸复红染液盖满痰膜，加热至出现蒸气后，停止加热，保持染色 5 分钟。染色期间应始终保持痰膜被染色液覆盖，必要时可续加染色液。加热时勿使染色液沸腾。高海拔地区应适当增加加热次数和染色时间。

c）水洗：流水自玻片一端轻缓冲洗，冲去染色液，沥去标本上剩余的水。

d）脱色：自痰膜上端外缘滴加脱色剂盖满玻片，脱色 1 分钟；如有必要，流水洗去脱色液后，再次脱色至痰膜无可视红色为止。

e）水洗：流水自玻片一端轻缓冲洗，冲去脱色液，沥去玻片上剩余的水。

f）复染：滴加亚甲蓝复染液，染色 30 s。

g）水洗：流水自玻片一端轻缓冲洗，冲去复染液，然后沥去标本上剩余的水。待玻片干燥后镜检。

h）效果：一张染色合格的玻片，痰膜肉眼观为亮蓝色，无红色斑块。

B.2.6.3 显微镜检查

步骤如下：

a）使用 10 倍目镜双目显微镜读片；

b）取染色完毕且已干燥的玻片，痰膜向上放置在玻片台上并以卡尺固定；

c）首先使用 40 × 物镜，转动卡尺移动玻片至痰膜左端，将光线调节至适当亮度，调节焦距至可见细胞形态；

d）移开 40 × 物镜，在玻片上滴 1 ~ 2 滴镜油，使用 100 × 油镜进行细致观察，应避免油镜镜头直接接触玻片上的痰膜；

e）读片时，首先应从左向右观察相邻的视野，当玻片移动至痰膜一端时，纵向向下转换一个视野，然后从右向左观察，依此类推。通常 20 mm 的痰膜，使用 100 × 油镜，每横行约有 100 个视野；

f）在淡蓝色背景下，抗酸菌呈红色，其他细菌和细胞呈蓝色；

g）仔细观察完 300 个视野，一般需要 5 分钟以上，每个工作日，一位镜检人员的玻片阅读量不应超过 25 张，且连续阅读 10 ~ 12 张玻片后，应休息 20 分钟左右。

B.2.7 结果判读

姜-尼氏染色抗酸杆菌阴性：连续观察 300 个不同视野，未发现抗酸杆菌；

姜-尼氏染色抗酸杆菌阳性抗酸杆菌菌数：1 ~ 8 条/300 视野；

姜-尼氏染色抗酸杆菌阳性（1+）：3 ~ 9 条/100 视野，连续观察 300 个视野；

姜-尼氏染色抗酸杆菌阳性（2+）：1 ~ 9 条/10 视野，连续观察 100 个视野；

姜-尼氏染色抗酸杆菌阳性（3+）：1 ~ 9 条/1 视野；

姜-尼氏染色抗酸杆菌阳性（4+）：≥ 10 条/1 视野。

报告 1+ 时至少观察 300 个视野，报告 2+ 至少观察 100 个视野，3+、4+ 时至少观察 50 个视野。

不典型抗酸菌（如颗粒体、丝状体、巨球体等），按实际观察情况描述报告结果。例如：萋-尼氏染色阳性颗粒体（2+）。

B.2.8 质量控制

涂片镜检的质量保证要按照《中国结核病防治规划·痰涂片镜检标准化操作及质量保证手册》要求的程序和频度执行。

B.3 荧光染色显微镜检查

B.3.1 检验目的

检测样本中分枝杆菌，用于结核病的诊断。

B.3.2 方法原理

分枝杆菌在金胺"O"染液染色后，在含有紫外光源的荧光显微镜下发出橘黄颜色，高倍镜（物镜 40 倍目镜 10 倍）下，可见分枝杆菌产生黄绿色荧光，呈杆状或分枝状。

B.3.3 检测样品

同萋-尼氏抗酸染色。

B.3.4 设备仪器

荧光显微镜。

B.3.5 试剂材料

B.3.5.1 荧光染色液配制

材料如下：

a）金胺"O"染液：

金胺"O"	1 g
石炭酸	50 mL
乙醇	100 mL
补蒸馏水至	1000 mL

b）脱色剂：5% 盐酸乙醇（配制方法参照萋-尼氏染色）；

c）复染剂：0.5%高锰酸钾水溶液。

B.3.5.2 涂片制备

同萋-尼氏抗酸染色法。

B.3.6 操作步骤

B.3.6.1 荧光染色

步骤如下。

a）染色：涂片经火焰固定后，滴加金胺"O"染色剂盖满玻片，染色30分钟，流水自玻片一端轻缓冲洗，洗去染色液，沥去玻片上剩余的水；

b）脱色：痰膜上端外缘滴加脱色剂，盖满玻片，脱色3分钟或至无色，流水自玻片一端轻洗，洗去脱色剂；

c）复染：加复染剂复染1分钟，沥去复染液，流水自玻片一端轻洗，自然干燥后镜检。

B.3.6.2 显微镜检查

有涂膜面向上放置玻片于荧光或LED显微镜载物台，并以卡尺固定后，首先以10×目镜、20×物镜进行镜检，发现疑为分枝杆菌的荧光杆状物质，使用40×物镜确认。在暗背景下，分枝杆菌发出黄色荧光，呈杆状略弯曲。

B.3.7 结果判读

荧光染色镜检结果分级报告标准：

荧光染色分枝杆菌阴性（－）：0条/50视野；

荧光染色分枝杆菌阳性（报告分枝杆菌数）：1～9条/50视野；

荧光染色分枝杆菌阳性（1+）：10～49条/50视野；

荧光染色分枝杆菌阳性（2+）：1～9条/1视野；

荧光染色分枝杆菌阳性（3+）：10～99条/1视野；

荧光染色分枝杆菌阳性（4+）：100条及以上/1视野。

报告2+至少观察50个视野，3+及以上的阳性结果至少观察20个视野。

B.3.8 质量控制

痰涂片应保存近期3个月，年涂片量不足500张的实验室痰涂片应保存1年，3月痰涂片量超过1000张的，保存近期1000张痰涂片，供上级结核病实验室（或质量控制机构）进行质量控制复验。

B.4　痰标本分枝杆菌固体培养基培养检查

B.4.1　检验目的

分离临床标本的分枝杆菌。

B.4.2　测定方法

目测法。

B.4.3　实验原理

分枝杆菌因其较厚的细胞壁而具有耐受酸碱的特点，能耐受碱性消化液的处理，而酸性培养基能中和碱性标本处理液，碱消化液消化后标本可直接接种于酸性培养基上，用以分枝杆菌的分离培养。

B.4.4　标本要求

B.4.4.1　患者准备
不需要特殊准备。

B.4.4.2　标本类型
痰标本。

B.4.4.3　标本采集
具体步骤如下：

a）当患者咳嗽、咳痰时，易产生含有结核分枝杆菌的气溶胶，感染周边人群的概率较高，故采集痰标本时应在远离人群的开放空间，或通风良好的留痰室内进行；

b）深吸气 2 ~ 3 次，每次用力呼出，从肺部深处咳出，将打开盖的痰盒靠近嘴边收集痰液，拧紧盒盖；

c）如果患者刚吃过东西，应先用清水漱口，装有义齿的患者在留取痰标本之前应先将义齿取出；

d）标本量：2 mL；

e）不可接受样本：唾液；

f）标本储存与标本稳定性：标本在 2 ~ 8 ℃可保存 5 日。

B.4.5 设备和试剂

B.4.5.1 设备

二级生物安全柜、恒温培养箱、涡旋振荡器。

B.4.5.2 试剂

前处理管（50 mL 离心管）、无菌吸管（每份标本需要 2 支吸管：1 支前处理吸标本，1 支接种）、试管架、斜面培养架、培养管架、废液缸（注意：内盛不腐蚀高压灭菌器的消毒液）、废弃物袋。

4% 氢氧化钠（NaOH）溶液，酸性改良罗氏培养基。

B.4.6 操作程序

B.4.6.1 准备

具体准备如下：

a）将酸性改良罗氏培养基从冷藏环境中取出，室温下放置；

b）接通生物安全柜电源，开风机保持预热 15 分钟；

c）按照标本上的信息，将患者姓名或实验序号标记在前处理管上；

d）待酸性改良罗氏培养基恢复至室温，在培养管斜面的背面标记患者姓名、实验序号、接种日期。

B.4.6.2 标本处理

具体步骤如下：

a）对照标记的患者姓名，在生物安全柜内使用无菌吸管吸取约 2 mL 标本于相应标记的前处理管中；

b）旋紧痰标本容器螺旋盖；

c）视痰标本性状，使用吸管，将 1～2 倍痰标本体积的 4% NaOH 加入前处理管中；

d）旋紧处理管螺旋盖，将前处理管置于试管架内；

e）接通涡旋振荡器电源，在生物安全柜内将前处理管在涡旋振荡器上涡旋振荡 30 s 左右至痰标本液化；

f）如果以手持拿前处理管，持拿方法是以拇指、无名指分别持拿处理管外壁，示指、中指按处理管螺旋盖；

g）将前处理管置于试管架内，置于生物安全柜内，室温静置 15 分钟。

B.4.6.3 接种

具体步骤如下：

a）拧开酸性改良罗氏培养管螺旋盖，检查培养基斜面底部的冷凝水，如果冷凝水过多，则沿着斜面相对的一面的培养管内壁，将冷凝水弃去；

b）以无菌吸管吸取前处理后的痰标本，吸取接近结束时，将吸管口移出液面，使吸管前端一段不含液体，避免液体意外滴落；

c）保持培养基斜面水平或底端略低，均匀接种至酸性改良罗氏培养基斜面上，每支培养基使用接种 2 滴（0.1 ~ 0.15 mL），接种时第一滴液体接种至斜面中部，第二滴接种到培养基上部；

d）将用过的吸管置于生物安全柜内的废液缸内；

e）旋上培养管螺旋盖，不要太紧；

f）轻轻转动并放低培养管底部，使接种的液体均匀的在斜面上铺开；

g）将培养基放置在斜面培养架上，保持培养基斜面水平向上；

h）重复步骤 a）~ g），直至全部培养基接种完毕。

B.4.6.4 观察报告

具体步骤如下：

a）将接种后的培养基连同斜面培养架置于恒温培养箱内，36 ± 1 ℃孵育；

b）24 小时后，再拧紧培养管螺旋盖，放置于直立的培养管架上，（36 ± 1）℃条件下继续孵育；

c）接种后第 3 天和第 7 天观察培养情况，此后每周观察一次，直至第 8 周周末。每次观察后要在培养结果记录本上记录观察结果。

B.4.7 结果判读

结核杆菌的典型菌落形态为：不透明淡黄色、粗糙、干燥、凸起于培养基、有的呈菜花样。如果发现培养基液化，或者长霉菌，则报告污染。

分枝杆菌分级报告标准：

无菌落生长	报告培养阴性
菌落生长不及斜面面积 1/4 时，	报告实际菌落数
菌落占斜面面积 1/4	报告（1+）
菌落占斜面面积 1/2	报告（2+）
菌落占斜面面积 3/4	报告（3+）
菌落布满培养基斜面	报告（4+）

B.4.8　质量控制

参照《分枝杆菌分离培养标准化操作程序及质量保证手册》进行质量控制。

附录 C　（规范性附录）结核病病理学检查

C.1　结核病病理学特征

病理学改变表现为上皮细胞样肉芽肿性炎症，光学显微镜下可见大小不等和数量不同的坏死性和非坏死性的肉芽肿。肉芽肿是由上皮样细胞结节融合而成。典型的结核病变由融合的上皮样细胞结节组成，中心为干酪样坏死，周边可见郎罕多核巨细胞，外层为淋巴细胞浸润和增生的纤维结缔组织。证明结核性病变，需要在病变区找到病原菌。组织病理学通常可采用抗酸染色方法。切片染色后显微镜下常常可以在坏死区中心或坏死区与上皮样肉芽肿交界处查见红染的两端钝圆并稍弯曲的短棒状杆菌；用金胺罗达明荧光染色，在荧光显微镜下也可查见杆菌。利用 PCR 技术能对石蜡包埋组织中结核杆菌 DNA 进行检测并与其他抗酸杆菌相鉴别。对一些陈旧性结核病变，仅有凝固性坏死和纤维化病变，在抗酸染色未找到结核杆菌情况下，应用 PCR 对结核杆菌 DNA 检测，敏感性和特异性高，对于确定诊断有较好帮助。

C.2　临床病理学诊断

C.2.1　穿刺物涂片检查

穿刺物涂片检查是利用细针穿刺，吸取病变部位的少量体液及细胞标本，通过对穿刺物涂片行萎–尼氏抗酸染色法染色、镜检查找抗酸阳性杆菌，方法简便易行，结果较为可靠，广泛应用于临床。

C.2.2　活检组织病理学诊断

结核分枝杆菌引起慢性感染属于特殊性炎症，可引起细胞免疫反应和Ⅳ型变态反应，具备一般炎症的渗出、坏死和增生 3 种基本变化，亦有其特殊性，详见如下。

　　a）渗出性病变：主要表现为浆液性或浆液纤维素性炎症。病变早期局部有中性粒细胞浸润，但很快被巨噬细胞所取代，在渗出液和巨噬细胞中可查见结核杆菌。

　　b）增生性病变：形成具有诊断价值的结核结节，由上皮样细胞、郎罕多核巨细胞及外周聚集的淋巴细胞和少量增生的成纤维细胞构成，典型者结节中央有干酪样坏死。

　　c）变质性病变：上述以渗出为主或以增生为主的病变均可继发干酪样坏死，结核坏死灶由于含脂质较多呈淡黄色、均质细腻，质地较实，状似奶酪，故称干酪样坏死。干酪样坏死对结核病病理诊断具有一定的意义。显微镜下为红染无结构的颗粒状物，干酪样坏死物中常见少数结核杆菌渗出、坏死和增生。3种变化往往同时存在而以某一种改变为主，而且可以互相转化。

　　典型结核（结核结节）的病理诊断较容易，而不具备典型结核病理变化的病例则常需借助抗酸染色找到结核杆菌从而明确诊断。多数结核病灶特别是干酪样坏死组织中及其周围组织内可查到结核杆菌。还可采用现代分子生物学检测手段，如聚合酶链反应（PCR法）、原位杂交和基因测序等作辅助诊断。尽管如此，仍有少数病例可能因组织取材以及处理不当等因素不能明确诊断，还需参考临床表现、结核菌素试验、影像学及诊断性治疗等才能明确诊断。

附录 D　（规范性附录）结核菌素皮肤试验

D.1　结核菌素皮肤试验方法

在左前臂掌侧前 1/3 中央皮内注射 5 IU PPD，以局部出现 7～8 mm 大小的圆形橘皮样皮丘为宜。

D.2　查验反应

72 小时（48～96 小时）检查反应。以皮肤硬结为准。

阴性（－）：硬结平均直径＜5 mm 或无反应者为阴性。

阳性反应（＋）：硬结平均直径≥ 5 mm 者为阳性。硬结平均直径≥ 5 mm，< 10 mm 为一般阳性；硬结平均直径≥ 10 mm，< 15 mm 为中度阳性；硬结平均直径≥ 15 mm 或局部出现双圈、水泡、坏死及淋巴管炎者为强阳性。

D.3　结核菌素皮肤试验的假阴性反应

结核菌素皮肤试验假阴性反应如下。

a）变态反应前期：从结核分枝杆菌感染到产生反应约需 1 个多月，在反应前期，结核菌素试验无反应；

b）免疫系统受干扰：急性传染病，如百日咳、麻疹、白喉等，可使原有反应暂时受到抑制，呈阴性反应；

c）免疫功能低下：重症结核病、肿瘤、结节病、艾滋病等结素反应可降低或无反应，但随着病情好转，结核菌素试验可又呈阳性反应；

d）结核菌素试剂失效或试验方法错误，也可出现结核菌素试验阴性。

D.4　结核感染判断标准

判读结核感染标准如下：

a）一般情况下，在没有卡介苗接种和非结核分枝杆菌干扰时，PPD 反应硬结≥ 5 mm 应视为已受结核菌感染；

b）在卡介苗接种地区和（或）非结核分枝杆菌感染流行地区，以 PPD 反应≥ 10 mm 为结核感染标准；

c）在卡介苗接种地区和（或）非结核分枝杆菌流行地区，对 HIV 阳性、接受免疫抑制剂 > 1 个月，PPD 反应≥ 5 mm 为结核感染；

d）与涂片阳性肺结核有密切接触的 5 岁以下儿童，PPD 反应≥ 5 mm 为结核感染；

e）PPD 反应≥ 15 mm 及以上或存在水泡、坏死、淋巴管炎等为结核感染强反应。

附录 E （资料性附录）肺结核鉴别诊断、非结核分枝杆菌肺病

E.1 肺结核鉴别诊断

E.1.1 影像呈浸润表现的肺结核鉴别

影像呈浸润表现的肺结核应与细菌性肺炎、肺真菌病和肺寄生虫病等感染性肺疾病相鉴别。细菌性肺炎常有受凉史，多伴血白细胞升高，抗感染治疗病灶吸收较快；肺真菌病常有长期应用抗生素、免疫抑制剂或患有免疫疾病史，痰真菌培养阳性，血 G 试验及 GM 试验阳性，抗感染、抗结核治疗无效，抗真菌治疗有效；肺寄生虫病患者常有在流行地区居住史，食污染食物及饮生水史，痰内或胸腔积液查到虫卵，血清特异性抗体检查有助于诊断。

E.1.2 肺结核球鉴别

肺结核球与周围性肺癌、炎性假瘤、肺错构瘤和肺隔离症等相鉴别。周围性肺癌患者常以咳嗽、胸痛就诊或体检发现病灶，病灶多有分叶、毛刺，多无卫星病灶，患者痰中可找到瘤细胞，经皮肺穿刺活检或经支气管镜肺活检病理检查常能确诊；炎性假瘤是一种病因不明炎性肉芽肿病变，患者以前曾有慢性肺部感染史，抗感染治疗病灶逐渐缩小；肺错构瘤常为孤立病灶，呈爆米花样阴影；肺隔离症以 20 岁年轻人较多，不伴肺内感染时可长期无症状，病变好发于肺下叶后基底段，以左下肺多见，密度均匀、边缘清楚，很少钙化，血管造影及肺放射性核素扫描可见单独血供，可确诊。

E.1.3 血行播散性肺结核鉴别

血行播散性肺结核与支气管肺泡细胞癌、肺含铁血黄素沉着症和弥漫性肺间质病相鉴别。肺泡细胞癌患者多无结核中毒症状，胸闷、气短症状明显，可以有较多泡沫样痰液，病灶多发生于双肺中下肺野，分布不均匀，痰中检查可查到癌细胞，经皮肺活检、经支气管镜肺活检常能确诊；肺含铁血黄素沉着症患者常有反复咳嗽、咯血及缺铁性贫血症状，有过敏、二尖瓣狭窄、肺出血-肾炎综合征等病史，阴影中下肺野分布较多，患者痰巨噬细胞

内发现含铁血黄素颗粒可助诊断，确诊通常依靠经皮肺组织活检或经支气管镜肺活检病理检查；弥漫性肺间质病患者病史较长，进行性呼吸困难，部分患者有粉尘接触史，阴影以中下肺野、内中带较多，患者未并发感染时，多无发热，低氧血症明显，确诊通常需肺活检病理检查。

E.1.4　支气管淋巴结结核鉴别

支气管淋巴结结核与中央型肺癌、淋巴瘤和结节病相鉴别。肺癌患者年龄多在 40 岁以上，患者早期可有刺激性干咳、血痰，多无结核中毒症状；淋巴瘤为淋巴系统的恶性肿瘤，可表现单侧或双侧肺门淋巴结肿大，患者多伴血色素降低、浅表部位淋巴结肿大；结节病是原因不明的全身性肉芽肿疾病，影像学表现双侧肺门或纵隔淋巴结肿大，结核菌素试验多为阴性，Kveim 试验阳性，血管紧张素转化酶升高，肾上腺皮质激素治疗有效，以上疾病确诊通常需支气管镜检查或超声内镜检查与病理检查。

E.1.5　肺结核空洞鉴别

肺结核空洞与癌性空洞、肺囊肿和囊性支气管扩张相鉴别。肺癌性空洞洞壁多不规则，空洞内可见结节状突起，空洞周围无卫星灶，空洞增大速度较快；肺囊肿为肺组织先天性异常，多发生在肺上野，并发感染时，空腔内可见液平，周围无卫星灶，未并发感染时可多年无症状，病灶多年无变化；囊性支气管扩张多发生在双肺中下肺野，患者常有咳大量脓痰、咯血病史，薄层 CT 扫描或碘油支气管造影可助诊断。

E.1.6　结核性胸膜炎鉴别

结核性胸膜炎与各种漏出性胸腔积液、癌性胸腔积液和肺炎旁胸腔积液相鉴别。胸腔积液诊断的一项必要工作是鉴别是渗出液〔来自侵及胸膜的疾病或导致血管通透性增加和（或）胸腔淋巴回流减少的疾病〕还是漏出液（起因与正常胸膜系统胸内流体静力压和胶体渗透压的紊乱），其鉴别目前仍采用 Light 标准检测胸液（PF）、血清乳酸脱氢酶（LDH）和总蛋白。如果符合下列一项或多项标准，胸液可能是渗出性的：

a）PF 的蛋白/血清蛋白比值＞0.5；

b）PF 的 LDH/血清 LDH 比值＞0.6；

c）PF 的 LDH＞2/3 正常血清 LDH 上限。

胸腔积液脂质和胆固醇的测量一般用于怀疑乳糜胸或假性乳糜胸的诊断。

当胸腔积液总三酰甘油（TG）> 110 mg/dL，胸腔积液 TG/血清 TG > 1，胸腔积液胆固醇/血清胆固醇 < 1 时，可诊断乳糜胸。胸腔积液 TG < 50 mg/dL 可排除乳糜胸的诊断。心源性胸腔积液、肝性胸腔积液和肾性胸腔积液，临床上积液多为双侧，有原发病病史，无结核中毒症状，胸腔积液密度 1.016，蛋白含量 < 30 g/L，通常为漏出液，原发病好转后胸腔积液很快吸收。肿瘤胸膜转移及胸膜间皮瘤，患者常有剧痛，胸腔积液多为血性，胸腔积液瘤细胞及胸膜活检特别是胸腔镜下直视活检病理检查可助诊断。肺炎旁胸腔积液患者有感染史，抗感染治疗后胸腔积液很快吸收。

E.1.7 肺结核与非结核分枝杆菌肺病鉴别

非结核分枝杆菌肺病临床表现酷似肺结核病。多继发于支气管扩张、硅沉着病和肺结核病等慢性肺病，也是人类免疫缺陷病毒（HIV）感染或获得性免疫缺陷综合征（AIDS）的常见并发症。常见临床症状有咳嗽、咳痰、咯血、发热等。胸片可表现为炎性病灶及单发或多发薄壁空洞，纤维硬结灶、球形病变及胸膜渗出相对少见。病变多累及上叶的尖段和前段。但亦有 20% ~ 50% 的患者无明显症状。痰抗酸染色涂片检查阳性，无法区别结核分枝杆菌与非结核分枝杆菌，只有通过分枝杆菌培养菌型鉴别方可鉴别。其病理组织学基本改变类似于结核病，但非结核分枝杆菌肺病的组织学上改变以类上皮细胞肉芽肿改变多见，无明显干酪样坏死。胶原纤维增生且多呈现玻璃样变，这是与结核病的组织学改变区别的主要特点。目前尚无特效治疗非结核分枝杆菌肺病的化学药物和标准的化疗方案，且多数非结核分枝杆菌对抗结核药物耐药，故主张抗结核药物与其他抗生素联合使用，方案中药物以 3 ~ 5 种为宜，一般情况下，非结核分枝杆菌肺病在抗酸杆菌阴转后仍需继续治疗 18 ~ 24 个月，至少 12 个月，与肺结核化疗方案明显不同。

E.2 非结核分枝杆菌肺病

E.2.1 非结核分枝杆菌（NTM）定义

NTM 指除结核分枝杆菌复合群和麻风分枝杆菌以外的其他分枝杆菌总称。NTM 感染指感染了 NTM，但未发病；NTM 病指感染了 NTM，并引起相关组织、脏器的病变。

E.2.2 NTM 分离培养和菌种鉴定方法

NTM 分离培养和菌种鉴定方法包括以下几种：

a）传统方法：包括液体和固体培养基培养；

b）高效液相色谱法；

c）分子生物学方法。

E.2.3 NTM 肺病的临床表现

NTM 病的全身中毒症状和局部损害表现与结核病相似，在无菌种鉴定结果的情况下，可长期被误诊为结核病。女性患病率明显高于男性，老年人居多。大多数患者肺部已有基础疾病，如 COPD、支气管扩张症、囊性纤维化、尘肺病、肺结核和肺泡蛋白沉着症等。患者的临床表现差别较大，有的人没有明显症状，由体检发现；有的人已进展到肺空洞，病情严重；多数人发病缓慢，常表现为慢性肺部疾病的恶化，也可有急性发病；可有咳嗽、咳痰、咯血、胸痛、气急、盗汗、低热、乏力、消瘦和萎靡不振等症状。

X 线胸片显示炎性病灶及单发或多发的薄壁空洞，而纤维硬结灶、球形病变及胸膜渗出相对少见。病变多累及上叶尖段和前段。胸部 CT，尤其是高分辨 CT 可清楚显示 NTM 肺病的肺部病灶，可有结节影、斑片及小斑片样实变影、空洞（尤其是薄壁空洞）影、支气管扩张、树芽征、磨玻璃影、线状及纤维条索影、胸膜肥厚粘连等表现，且通常以多种形态病变混杂存在。由于 NTM 病程较长、肺组织破坏较重及并发症的存在，一般 NTM 肺病患者的肺通气功能减退较肺结核更为明显。

E.2.4 NTM 肺病的诊断

E.2.4.1 NTM 感染

NTM 皮肤试验阳性及缺乏组织、器官受到 NTM 侵犯的依据，符合上述条件者即可诊断为 NTM 感染。

E.2.4.2 疑似 NTM 病

符合以下条件之一即可考虑为疑似 NTM 病：

a）痰抗酸杆菌检查阳性而临床表现与肺结核不相符者；

b）痰液显微镜检查发现菌体异常的分枝杆菌；

c）痰或其他标本中分枝杆菌培养阳性，但其菌落形态和生长情况与 MTB 复合群有异；

d）接受正规抗结核治疗无效而反复排菌的患者，且肺部病灶以支气管扩张、多发性小结节及薄壁空洞为主；

e）经支气管卫生净化处理后痰分枝杆菌不能阴转者；

f）有免疫功能缺陷，但已除外肺结核的肺病患者；

g）医源性或非医源性软组织损伤，或外科术后伤口长期不愈而找不到原因者。

E.2.4.3　NTM 肺病

具有呼吸系统症状和（或）全身症状，经胸部影像学检查发现有空洞性阴影、多灶性支气管扩张及多发性小结节病变等，已排除其他疾病，在确保标本无外源性污染的前提下，符合以下条件之一者可做出 NTM 肺病的诊断：

a）痰 NTM 培养 2 次均为同一致病菌；

b）支气管肺泡灌洗液（BALF）中 NTM 培养阳性 1 次，阳性度为＋＋以上；

c）BALF 中 NTM 培养阳性 1 次，抗酸杆菌涂片阳性度为＋＋以上；

d）经支气管镜或其他途径的肺活组织检查，发现分枝杆菌病的组织病理学特征性改变（肉芽肿性炎症或抗酸染色阳性），并且 NTM 培养阳性；

e）肺活组织检查发现分枝杆菌病的组织病理学特征性改变（肉芽肿性炎症或抗酸染色阳性），并且痰标本和（或）BALF NTM 培养阳性 ≥ 1 次。